Marina
Diese Welt hat keinen Platz für mich

Marina

Diese Welt hat keinen Platz für mich

Wie ein Mädchen in der Psychiatrie zerbricht

edition fischer

Aus datenschutzrechtlichen Gründen werden im Buch keine Namen
und keine Orte genannt.

Bibliografische Information der Deutschen Nationalbibliothek
Die Deutsche Nationalbibliothek verzeichnet diese Publikation in
der Deutschen Nationalbibliografie; detaillierte bibliografische
Daten sind im Internet über http://dnb.d-nb.de abrufbar.

© 2014 by edition fischer GmbH
Orber Str. 30, D-60386 Frankfurt/Main
Alle Rechte vorbehalten
Schriftart: Times 11 pt
Herstellung: ef/bf
ISBN 978-3-89950-819-2

Gewidmet allen Menschen,
die durch Mobbing, Ausgrenzung
oder psychiatrische Behandlung
menschenunwürdige Erfahrungen
gemacht haben.

INHALT

VORWORT

Unsere Tochter hat in den letzten Wochen ihres Lebens ihre Geschichte geschrieben. Wir fanden den Text nach ihrem Tod, gespeichert in ihrem Computer. Es ist die Ursachenbeschreibung und Schilderung des Weges in ein tiefes Leid, dem sie letztlich nur durch den Tod entkommen konnte.

Sie erwähnt in ihrer Geschichte nicht mehr die guten Seiten ihres Lebens, nicht die Freunde, nicht ihre vielen Hobbys, nicht ihre zahlreichen Stärken. Sie schreibt nicht über ihre guten Erlebnisse, nicht über ihre frühere große Lebenslust, nicht über ihre ehemalige intensive Lebensfreude und ihren guten Charakter. Sie berichtet nicht darüber, dass sie einmal körperlich gesund war, gut aussehend, ein herzensguter Mensch, kreativ, hochsensibel, hochbegabt und voller Potenzial.

Sie berichtet über ihr Innenleben.

Wir haben einen Prolog vorangestellt, damit auch ihr Außenleben einen Platz erhält. Nach Marinas Geschichte folgt ein Kapitel mit ihren Gedichten, danach der Erfahrungsbericht der Mutter.

Unsere Tochter wurde nur etwas über 16 Jahre alt.

Wir möchten an dieser Stelle allen danken, die uns seit dem Tod unserer Tochter zur Seite stehen und uns helfen.

In unendlicher Trauer
ihre Eltern

PROLOG

Marinas Weg beginnt an einem Sonntag im April 1996, drei Wochen früher als vorausberechnet.

Zu diesem Zeitpunkt hat sie außer ihren Eltern zwei Großväter, eine Großmutter, drei Tanten, einen Onkel, zwei Cousinen und drei Cousins sowie viele weitere entfernte Verwandte.

Sie entwickelt sich rasch. Mit elf Monaten beginnt sie zu laufen. Mit 18 Monaten spricht sie ihre ersten Wörter und mit zwei Jahren Fünf-Wort-Sätze. Im Kindergarten löst sie Puzzles, die für ihre älteren Kameraden gedacht waren. Sie kann es kaum erwarten, in die Schule zu gehen. Sie ist dann enttäuscht über das langsame Lerntempo. Um die Langeweile auszugleichen, besucht sie die Musikschule, in der sie Klavier spielen lernt, und die Schule der Fantasie, in der sie malt und bastelt. Nachmittags spielt sie altersgerechte Spiele am Computer. Marina beginnt in der zweiten Klasse mit Freude, Bücher zu lesen. Das wird für sie ein wichtiger, schöner und dauerhafter Zeitvertreib. Zu jeder Zeit hat sie Freunde und Freundinnen, mit denen sie spielt und Spaß hat.

Die Vorfreude auf das Gymnasium ist groß. Auch hier fühlt sie sich aber nach kurzer Zeit unterfordert. Als zusätzliches Hobby wählt sie das Hallenklettern und nimmt an der Theaterspielgruppe teil. Sie liest sehr viele Bücher, was dazu führt, dass sie in eine andere Stadtbibliothek wechseln muss, um weiterhin Lesestoff zu erhalten. Am Computer spielt sie nun anspruchsvollere Simulationen und Strategiespiele.

Ihre Freundinnen aus der vierten Klasse wählen einen anderen Zweig oder ziehen weg. Ihre Freundin aus der fünften und sechsten Klasse schafft den Übertritt in das nächste Jahr nicht, so dass sie ab der siebten Klasse keine Freundin mehr in ihrer Klasse hat. Sie verbringt die Schulpausen mit Freundinnen aus der Parallelklasse.

In den Ferien der sechsten Klasse lernt sie im Englisch-Camp ein Mädchen kennen, mit dem sie sich eng anfreundet. Marina trifft sich jedes Wochenende mit ihr und telefoniert unter der Woche fast täglich meist stundenlang mit ihr.

Nachmittags und am Wochenende nutzt sie ihre tägliche Internetzeit, um mit ihrer Freundin an einem Online-Rollenspiel teilzunehmen.

In der siebten Klasse gerät Marina durch andauernde Ausgrenzung immer mehr ins Abseits, worüber sie sehr unglücklich ist und oft weint.

Es wird mit der Schule gesprochen, ob sie eine Klasse überspringen kann, weil sie sich unterfordert fühlt und in der Klasse ausgegrenzt wird. Das wird abgewehrt mit dem Hinweis, dass die Hochbegabung alleine nicht ausreiche und sie mehr Zweier als Einser habe. Ein Wechsel in die Parallelklasse, in der ihre Freundinnen sind, ist aufgrund der Sprachenfolge nicht möglich. Die parallel stattfindende Suche nach einem freien Platz in einer Hochbegabten-Klasse scheitert ebenfalls an der Sprachenfolge, so dass sie sich in Absprache mit ihren Eltern entschließt, in der Klasse zu bleiben. Sie hofft auf bessere Akzeptanz in der Klasse im nächsten Jahr.

Das achte Schuljahr verläuft unauffällig, aber sie wird weiterhin ausgegrenzt. Im Sportunterricht will niemand mit ihr in eine Gruppe, im Segellager ist sie mit den Freundinnen aus der Parallelklasse in einem Zimmer. Mitte der achten Klasse bewirbt sie sich für einen Schüleraustausch nach Frankreich. Die letzten zwei Monate des Schuljahres kommt die Austauschschülerin nach Deutschland und nimmt am Unterricht in Marinas Klasse teil. Mit der Austauschschülerin versteht sie sich sehr gut. In den Sommerferien besucht sie, wie zwei Jahre zuvor, mit Freundinnen eine Spielstadt. Das ist ein modellhaftes Abbild einer wirklichen Stadt, in der die Jugendlichen studieren, arbeiten und Geld verdienen.

Zu Beginn der neunten Klasse ist sie zwei Monate in Frankreich bei ihrer Austauschschülerin, die selbst die zehnte Klasse besucht. Sie wird von der Gastfamilie und deren Freundeskreis sehr gut aufgenommen. Marina kommt selbstbewusst und gereift aus Frankreich zurück.

Den versäumten Stoff lernt sie schnell nach. Von Anfang an hat sie nur sehr gute bis gute Noten. Parallel beschäftigt sie sich mit den Aufgaben des Bundeswettbewerbs für Mathematik. Sie liest nun mit Vorliebe Bücher mit logischen und mathematischen Rätseln. In der Klasse wird sie weiterhin ausgegrenzt. Es gelingt ihr nicht, in die Klassengemeinschaft zu kommen. Die große Wertschätzung und Anerkennung der Lehrer ist dabei eher hinderlich. In den Weihnachtsferien berichtet Marina, dass sie sich schlecht fühle und nicht verstehe, warum. Auf Nachfrage meint sie, sie könne sich nicht vorstellen, dass es am Mobbing in der Klasse liege. Sie klagt nun häufig über starke Kopfschmerzen.

Zum Jahresbeginn wird sie zusehends energieloser. Sie geht zwar zur Schule und liest nachmittags, aber ihr Antrieb ist gedämpft. In einem umfangreichen medizinischen Check wird eine organische Erkrankung ausgeschlossen. Es wird eine leichte Depression diagnostiziert. Der Schulbesuch fällt ihr zunehmend schwerer und sie klagt nun morgens über Kopfschmerzen, Schwindel und Übelkeit.

Vor den Osterferien wird sie krankgeschrieben. In dieser Zeit wird klar, dass sie die Schule wechseln möchte. Die Anmeldung in eine Hochbegabtenklasse an einer außerhalb der Stadt gelegenen Schule gibt ihr neuen Lebensmut.

Zu dieser Zeit beginnt sie eine ambulante Therapie bei einer Kinder- und Jugendtherapeutin. Nach drei Wochen ohne wesentliche Besserung ihres inneren Zustands wird sie ungeduldig und ist vom Gedanken der Therapeutin, sich Hilfe in einer therapeutischen Klinik zu suchen, begeistert. Die Bedenken der Eltern überwindet sie mit der Argumentation, dass in einer Klinik durch den intensiven Kontakt mit den Jugendlichen, die Gruppentherapien und eine 24-Stunden-Betreuung alles schneller verlaufen und sie schneller gesund werden würde. Marina will zu Beginn des neuen Schuljahres wieder gesund sein.

Die Suche nach einem Klinikplatz ist schwierig. Wartezeiten von mehreren Monaten werden von allen Kliniken angekündigt, was zu erneuter Frustration führt. Umso überraschender ist es, dass eine psychiatrische Klinik nach ca. drei Wochen kurzfristig einen Platz anbietet.

Den Tag vor ihrem Klinikaufenthalt verbringt sie mit ihrer Freundin in einem Klettergarten. Im Juni 2011 geht Marina im Alter von 15 Jahren voller Erwartung und Hoffnung auf Heilung in die offene psychiatrische Station. Entgegen ihrer Erwartung erfolgt keine Psychotherapie. Die Beschäftigungstherapien helfen nicht. Die Depression verschlimmert sich.

Als sie am Ende der vorgesehenen Zeit in der offenen Klinik Suizidgedanken äußert, wird sie Mitte August 2011 in die geschlossene Abteilung verlegt. Hier soll sie stabilisiert werden. Aber Marinas Zustand verschlimmert sich Woche um Woche, Monat um Monat. Der Wunsch der Eltern, Marina auf der geschlossenen Station Unterstützung durch einen Psychologen zu geben, wird von den Ärzten stets abgelehnt, vielmehr erfolgt Isolierung und Druck.

Als sie schließlich die Nahrungsaufnahme und künstliche Ernährung verweigert, wird sie fixiert, das heißt auf einem Rollbett an Armen, Beinen und Bauch festgebunden.

Marina wird nicht nur während der Zwangsernährung, sondern drei Tage lang dauerfixiert.

Laut Klinikberichten weint sie während dieser Zeit viel. Danach folgen vier Tage komplette Isolation. Besuche der Eltern werden wäh-

14

rend dieser sieben Tage nicht erlaubt. Es erfolgt in dieser Zeit keine psychologische Betreuung und sie erhält keinen seelischen Beistand.

Nach dieser Tortur verspricht sie, sich nicht mehr selbst töten zu wollen, ist bereit, alles zu tun und bettelt darum, aus der Klinik entlassen zu werden. Während ihrer Klinikaufenthalte bekommt sie sieben verschiedene Psychopharmaka, von denen nur eines für Jugendliche zugelassen ist.

Nach ihrer Entlassung Anfang April 2012 ist sie nicht mehr der Mensch, der sie einmal war. Marina hatte Hilfe und Heilung gesucht, doch es endet damit, dass sie vollkommen zerbrochen ist.

Es geht ihr unfassbar schlechter als zu Beginn des Klinikaufenthaltes. Ihre Lebenslust und Energie sind erloschen. Sie sagt, man habe ihr ihre Menschenwürde genommen.

Sie berichtet von einem permanenten inneren, unerträglichen Schmerz, der nun ihr Erleben bestimmt, dessen Unterdrückung fast ihre ganze Kraft beansprucht.

Die nachfolgenden ambulanten Hilfen und Therapien ermöglichen es ihr, einen Teil ihres Selbstbewusstseins zurückzugewinnen und wieder eine begrenzte Freude am Leben zu empfinden. Es gelingt ihr, Kontakt zu anderen aufzunehmen. Sie versucht, zu gesunden und träumt davon, ein normales, schönes Leben führen zu können.

Leider verliert sie in den letzten Wochen ihres Lebens die Hoffnung, dass ihr geholfen werden kann. Und damit stirbt die Hoffnung auf ein erfülltes Leben, auf ein Leben ohne Schmerz.

Sie dokumentiert ihre Leidensgeschichte, die wir nach ihrem Tod in ihrem Computer gefunden haben.

Einer Freundin schreibt sie:
»Kann man diesen Schaden jemals wieder heilen? Ich glaube nicht, dass das möglich ist. Das ist eigentlich traurig für mich, denn eine Sache ist mir klar geworden: ich will mein Bewusstsein nicht auslöschen. Ich mache mir keine Vorwürfe, ich hasse mich nicht, nein ich mag mich eigentlich und ich finde, dass ich meinen Traum verdient hätte ...«

Einem Freund schreibt sie am 10. August 2012: »... Ich kann nicht mehr ... Meine Zeit geht zu Ende ... Ich habe gut geplant ... Ich weiß, was ich tue ... Ich habe kein schlechtes Gewissen, weil ich aufgebe ...«

Marina beendet ihr Leben am 17. August 2012 im Alter von 16 Jahren, um sich von ihrem Leid zu erlösen.

Manche Menschen glauben, dass man an einem
absoluten Tiefpunkt im Leben angelangt ist, wenn
man sterben möchte. Aber das stimmt nicht.
Man kann tiefer fallen. Viel, viel tiefer.

(Aus Marinas Aufzeichnungen)

MEINE GESCHICHTE

(Geschrieben von Marina in der Zeit von Mitte Juli bis Mitte August 2012. Dieser Text wurde nicht bearbeitet, um seine Authentizität nicht zu verletzen.)

Das hier ist meine persönliche Lebensgeschichte. Sie beginnt, als ich ein kleines Kind war. Damals war die Welt für mich noch in Ordnung.

Natürlich hatte ich auch schon schlechte Erfahrungen gemacht, an die ich mich allerdings nicht mehr erinnern kann und die, denke ich, auch keine große Rolle spielen, da mein damaliges Verhalten nicht darauf hinweist, dass es mich belastet hat und ich glaube, dass das emotionale Gedächtnis kleiner Kinder nicht so gut ist, wenn auf negative Erfahrungen ausgleichende positive (auf ähnliche Situationen bezogene) Erfahrungen folgen.

Auch damals schien mir und anderen schon aufgefallen zu sein, dass ich irgendwie anders war als die meisten Kinder, aber es hat sich nicht einschneidend auf mein Leben ausgewirkt.

Mit der Einschulung hat sich das geändert. Ich kann mich daran zwar kaum bzw. überhaupt fast nur indirekt (weil ich noch weiß, wie es später in meinen Erinnerungen war) erinnern, aber ich glaube, dass ich in der Schule (nachdem die Kontakte, die ich ganz am Anfang z. B. von vor der Schulzeit noch gehabt hatte, auseinandergegangen waren) dieses »anders sein« zum ersten Mal als stark negativ erlebt habe.

Anders sein, alleine sein, unverstanden sein. Diese Dinge müssen

17

eine große Rolle gespielt haben. Ich bin still geworden, nachdenklich, in einem Alter, in dem man sich normalerweise sofort langweilt, wenn man nichts zu tun hat.

Ich war irgendwie verletzlich, habe oft geweint und konnte oft kaum mehr aufhören, wenn es mal angefangen hatte.

Als ich etwas älter geworden bin, hat sich die Situation etwas verändert. Ich habe irgendwie doch ein paar Freunde gefunden und wollte mich ändern, meine Schwäche hinter mir lassen, stark sein, mich durchsetzen und in der Umsetzung war ich eigentlich auch ganz gut.

Klar, war es wohl nur mein Weg, die Dinge mit denen ich nicht klar kam, unten zu halten und auch wenn ich nach außen vielleicht manchmal hart war, war ich innen wahnsinnig verletzlich.

Ich bin irgendwie auch etwas aggressiv und leicht provozierbar geworden. Ich kann mich sicher noch daran erinnern, auch mal einen Jungen unter mir auf dem Boden gehabt zu haben, auch wenn ich mir genauso sicher bin, dass ich nie jemanden wirklich verletzt hätte.

Aber na ja, ich war schließlich auch höchstens zehn …

Den Ärger habe am Ende auch dann meistens ich bekommen, wenn mich andere absichtlich dazu provoziert hatten, was mich nur noch wütender gemacht hat.

Ich habe öfters geheult vor Wut (oder vielleicht auch eher von der Trauer und dem Schmerz, die eigentlich dahinter standen, aber das konnte mir natürlich nicht klar sein).

Da das Ganze aber wie gesagt gewisse Grenzen hatte und ich ja eigentlich auch eine gute Schülerin war usw. (auch wenn mich die Schule in meiner Erinnerung gerade gegen Ende so gelangweilt hat, dass ich sicher nicht immer aktiv dabei war), hat es auf jeden Fall nie irgendwelche Probleme gegeben.

Zu dieser Zeit habe ich auch um mehr Unabhängigkeit von meinen Eltern gekämpft. Die Zeit auf der Grundschule ging schließlich zu Ende und der Wechsel aufs Gymnasium stand an.

Für mich war es wieder an der Zeit, meine Persönlichkeit zu ändern.

Ich wollte meine Wut, meine Aggressivität, meine Reizbarkeit hinter mir lassen, denn ich stufte sie als Schwäche ein und war der Ansicht, dass es unoptimale Verhaltensweisen waren.

Gleichzeitig hatte ich hohe Erwartungen an die neue Schule und vor allem an meine neuen Mitschüler. Reifer sollten sie sein, erwachsener, intelligenter. Es sollten Kinder sein, mit denen man reden konnte und zwar nicht nur über die neuesten Lieder und Fernsehserien. Kurz gesagt, ich dachte, ich würde auf Kinder treffen, die mir ähnlicher waren.

Dementsprechend geschockt war ich, als ich plötzlich in einer Klasse gelandet bin, deren Niveau gefühlt niedriger war als das meiner Grundschulklasse.

So was wie reden gab es gar nicht mehr, in der Pause wurde Fangen gespielt. Es war laut und chaotisch und als sie älter wurden, wurden die Mädchen immer zickiger und die Jungs mussten unbedingt die Coolsten sein. Typisch jugendliches Verhalten eigentlich, aber auch etwas, was ich weder sein konnte noch wollte. Für mich so irrational, so unsinnvoll, nicht vereinbar mit meinem Geist. Ich wollte in diesem Alter die Welt verstehen.

Die Veränderungen an mir selbst habe ich natürlich trotzdem umgesetzt. Ich ließ mich also nicht mehr provozieren und nach einigen erfolglosen Versuchen ließ man mich weitgehend in Ruhe. Ich wurde ruhiger, war einigermaßen selbstbewusst. Wesentlich weniger, als ich es jetzt bin, aber dazu zu stehen, anders zu sein, ist auch schon etwas, was viele in diesem Alter nicht schaffen.

Ich wurde also zum Außenseiter. Am Anfang war es noch nicht ganz so krass und ich kam bei Sitzordnungen und Gruppenarbeiten noch einigermaßen durch. Zu Beginn war ich den Lehrern gegenüber noch recht unsicher, aber mit der Zeit (eher mit den Jahren, als gleich mit den ersten Monaten) wurde ich immer sicherer und spätestens in der 7. Klasse, als ich mich komplett von der Gruppe entfernt hatte, war mir eigentlich jeder Kontakt zu den Lehrern angenehmer, als zu den Schülern. Allgemein kam ich mit Erwachsenen besser klar als mit Jugendlichen, aber eigentlich waren sie nicht das, was ich gebraucht hätte. Eigentlich hätte ich Jugendliche gebraucht, die mir ähnlich waren, aber gefunden habe ich niemanden.

All die Gefühle waren viel zu nah an mir dran. Altes kam hoch, Neues kam dazu. Ich war völlig überfordert, es ging mir schlecht.

Jeden Tag war ich bis spät in die Nacht wach, habe gefühlt und geheult und mich vor psychischen Schmerzen gewunden. Meine lautlosen Schreie sind im Nichts verhallt.

Ich habe versucht, mit meinen Eltern zu reden, mit wem auch sonst, aber sie konnten natürlich nicht verstehen. Ihre Reaktionen haben mich abgeschreckt. Ich hielt es für sinnvoller, sie soweit wie möglich aus dem Ganzen herauszuhalten und das Ganze selbst zu »lösen«.

Meine Ansprüche an mich waren, dass ich weiter funktionieren musste, egal wie scheiße es mir ging. Andere hätten einen Schulbesuch unter diesen Umständen verweigert, ich nicht.

Jeden Morgen, wenn ich aufgestanden bin, hatte ich heftige Kopfschmerzen (die über den Tag zwar schwächer wurden, aber nie weggingen). Mir war total übel. Ich habe es kaum geschafft aufzustehen und damit meine ich nicht einfach, dass ich lieber liegen geblieben wäre und Probleme hatte, mich aufzuraffen. Damit meine ich, dass ich so fertig war, dass ich nach dem Aufstehen das Gefühl hatte, gleich wieder zusammenzubrechen. Jeder normale Mensch, der so fühlen würde, würde sagen, er sei krank und er könne heute nicht, aber es war jeden Tag so und nicht zur Schule gehen kam nicht in Frage, also habe ich es trotzdem getan.

Man kann sich vorstellen, dass man in diesem Zustand schlicht nicht mehr in der Lage ist, sich irgendwo noch halbwegs gut zu stellen. Es ist auch offensichtlich, dass man in einem solchen Zustand, gerade dann, wenn man keine Freunde hat und sogar noch gut in der Schule ist, ein absolut perfektes Opfer abgibt und die traurige Tatsache ist leider, dass es in unsere Welt viel zu viele Leute gibt, die versuchen, sich auf Kosten anderer besser zu stellen.

Nicht, dass es jetzt besonders krass war oder so, aber es hat mich trotzdem verletzt.

Mittags war es etwas besser als morgens, dennoch war ich völlig fertig, wenn ich nach Hause kam. Ich habe nur noch etwas gegessen und bin dann erstmal in mein Bett gekrochen, aus dem ich nur schwer wieder herauskam.

Am schlimmsten aber waren die Tage, an denen wir morgens Sport hatten. Ich denke, man kann sich vorstellen, wie sich Sport anfühlt, wenn man ohne etwas zu tun schon das Gefühl hat, halb zusammenzubrechen. Wenn man zwanghaft funktionieren möchte, stellt man bald fest, dass man noch eine ganze Weile weitermachen kann, wenn man das Gefühl hat, jede Sekunde umzukippen. Man weiß, dass man die Kotze auch dann meist noch unten halten kann, wenn einem schon kotzübel ist.

Nicht, dass ich nicht wüsste, wie es sich anfühlt zusammenzubrechen und sich zu übergeben. Nicht, dass ich nicht wüsste, wie schrecklich das ist. Aber kurz davor zu sein ist eigentlich fast genauso schlimm, denn wenn man wirklich nicht mehr kann, dann ist es wenigstens erstmal vorbei. Wenn man es immer gerade so schafft, es gerade so aushält, dann funktioniert zwar alles noch irgendwie weiter, aber um welchen Preis! Um welchen Preis …

Aber es hat auch in dieser Zeit noch etwas gegeben, das mir Kraft gegeben hat. Vermutlich hätte ich es sonst auch nicht so überstanden. Ein Mädchen, das ich außerhalb der Schule etwas kennengelernt hatte, hat mir ein Onlinespiel gezeigt. Zunächst war ich nicht so begeistert, aber sie hat mich dazu überredet. Mit der Zeit aber hat es mir schließlich besser gefallen als ihr. Es wurde mein zweites Leben. Eine Möglichkeit, für ein paar Stunden am Tag (die meine Eltern fast durchgehend unumgänglich eingeschränkt haben) der hässlichen Realität zu entfliehen. In eine Welt zu gehen, die zwar vielleicht nicht perfekt, aber dennoch sehr schön sein konnte.

Jeden Tag, nachdem ich mich länger ausgeruht hatte, hat mir der Wunsch zu spielen geholfen, wieder hochzukommen und es hat mir immer gut getan, auch wenn es immer zu wenig war.

Hausaufgaben und Schule haben nicht allzu viel Zeit abbekommen. Überhaupt war ich natürlich weit weg von meiner Maximalleistung, aber das fiel nie auf, weil das Ergebnis trotzdem deutlich überdurchschnittlich war.

Ich war überzeugt davon, dass ich die Dinge »verarbeiten« würde, als ich mich Nacht um Nacht erinnert und gefühlt habe. Als ich Mal um Mal mit imaginären Personen gesprochen habe, weil niemand da war. Was ich nicht wusste, war Folgendes: Alleine kann man Dinge nicht verarbeiten. Man kann sie nur ins Unterbewusstsein verbannen und genau das habe ich getan, als ich, wie ich mir eingeredet hatte, Dinge »akzeptiert und losgelassen« habe und unangenehme Gefühle so lange für irrational und sinnlos erklärt hatte, bis ich es völlig verinnerlicht hatte und immer weniger fühlen konnte. Am besten ging es mit der Wut, die ich über ewige Zeit überhaupt nicht mehr empfinden konnte, aber auch bei allen anderen Gefühlen war ich recht erfolgreich. Sie brachen höchstens ganz selten durch, wenn irgendetwas passiert war, was mich doch sehr verletzt hatte und das kam nur sehr selten vor, denn auf das meiste reagierte ich gefühllos.

Als ich so weit war, also nach etwa einem Jahr in diesem Zustand, wurden auch die Kopfschmerzen wieder schwächer und gingen sogar komplett weg. Da ich in den Nächten nicht mehr so viel leisten musste und mehr schlafen konnte, ging es mir auch morgens besser. Natürlich war ich eigentlich unglücklich, natürlich ging es mir eigentlich einfach nur scheiße, aber ich konnte es nicht mehr fühlen. Es war komplett aus meiner Wahrnehmung verschwunden und ich war fest davon überzeugt, damit durch zu sein. Schon Wahnsinn, wie sich die Wahrnehmung verändern kann, um zu schützen, oder?

Aber man selbst sieht die Grenzen seiner Wahrnehmung nicht (jedenfalls nicht mit zwölf), was bedeutet, dass sich für einen selbst die Realität verändert.

Ich dachte also, dass es mir einigermaßen gut ginge. Nicht unbedingt super, aber deutlich besser als vorher. Ich kam gut damit klar und vielleicht würde sich die Situation ja doch etwas verbessern, wenn alle älter werden würden.

Die Zeit verging also sehr ereignislos. Ich kann mich kaum mehr an dieses Jahr erinnern. Nur dass ich mich zu einem 8-wöchigen Schüleraustausch entschied und meine Austauschpartnerin am Ende des Jahres da war und dass das gut war, das weiß ich noch.

Am Anfang des nächsten Schuljahres war ich in Frankreich. Ich denke, es war eine einmalige Erfahrung und wenn es nicht über drei Ecken direkt in die Krise geführt hätte, wäre es sicher eine gute Entscheidung gewesen.

Denn das Unterdrücken der Gefühle hat natürlich doch auch einen

Preis gehabt. Einen Preis, der für mich nicht schlimm war, weil ich ihn nicht wirklich bemerkt hatte, weil ich diesen Zustand für normal hielt.

Das Unterbewusstsein kann nämlich über den Körper dafür sorgen, dass man sich nicht wirklich gut fühlen kann. Man hat wenig Kraft, kann die Dinge, die man tut, nicht richtig genießen. Man tut sie einfach, um sich zu beschäftigen und man denkt alles sei okay, aber irgendwie lebt man nicht richtig. Du atmest, dein Herz schlägt, dein Gehirn denkt, aber deine Gefühle fehlen. Man könnte sagen, der Preis dafür, dass man die schlechten nicht mehr fühlen muss/kann ist, dass man auch die guten nicht mehr fühlen darf/kann.

Dadurch erzeugt das Unterbewusstsein eine Art Gleichgewicht. Es sorgt also zwar dafür, dass du dein Leben besser ertragen kannst, aber auch dafür, dass es dir nicht unangemessen gut geht.

Der Aufenthalt in Frankreich war wahnsinnig anstrengend. Denn wenn man eine komplett neue Welt auf einer Sprache erlebt, die man nur äußert brüchig sprechen kann, dann wird das Gehirn überflutet mit Eindrücken. Wenn dann noch dazu kommt, dass die Schule den ganzen Tag dauert, dass man versucht, überall mitzukommen, so gut es geht und einfach nicht richtig in der Lage ist, immer wegzuhören, dann bricht man abends auch dann ins Bett, wenn man körperlich kaum etwas getan hat.

Ich habe also eine wesentlich erhöhte Menge an Energie gebraucht, um durch den Tag zu kommen, die mir mein Körper auch bereitgestellt hat, weil es mir dadurch ja nicht besser ging.

Irgendwann jedoch kam ich zurück und die Energie verschwand natürlich nicht auf dem Rückflug.

Zunächst habe ich die acht Wochen Schule aufgeholt, die ich verpasst hatte. Jedenfalls das, was ich als einigermaßen wichtig empfand (also das, was nicht jeder nach einer Woche vergessen hat und nie wieder drankommt). Das meiste davon hatte ich schon nach einigen Tagen geschafft. Ich hatte also Energie im Überfluss. Da alles auf Deutsch war und die Schule, die auf Deutsch ebenfalls deutlich einfacher war, meist um eins zu Ende war, wusste ich kaum, wohin mit meiner Energie.

Ich habe gemerkt, dass mich Dinge reizen, die den Geist fordern. Zum Beispiel mathematische Probleme und physikalische Zusammenhänge, die weit über den Schulstoff hinausgingen. Ich konnte mit ausreichend fordernden Dingen ein Konzentrationslevel erreichen, das irgendwie berauschend war und mir mehr Energie zu geben schien, als es mich kostete. Natürlich war ich auch irgendwann fertig, wenn es Stunden wurden, aber das waren die ehrlichen, echten, natürlichen, körperlichen Grenzen, nicht wie vorher die psychischen. Sprich, sobald ich mich erholt hatte, konnte ich wieder weitermachen.

Ich wollte immer mehr und mehr, wenn ich keine Aufgaben hatte ging es mir nicht gut, die Schule hat mich mehr und mehr genervt, weil sie so langweilig war und irgendwann, schon kurz vorm Zusammenbruch, als ich zum Beispiel in einem Konzentrationsrausch versucht habe, Dinge wie Unendlichkeit (Dinge die über die eigentlichen Grenzen der Wahrnehmung hinausgingen) zu verstehen und es tatsächlich ein wenig begreifen und fühlen konnte, war das für mich so überwältigend, dass ich manchmal schon das Gefühl hatte, halb wahnsinnig zu werden, aber es hat mir keine Angst gemacht. Ganz im Gegenteil. Ich war süchtig nach diesen Kicks.

Ich hatte das Gefühl, praktisch direkt in die Perfektion zu gehen. Loslösung von der eigenen emotionalen und physikalischen Wahrnehmung, höhere Bewusstseinsstufe sozusagen.

Eigentlich ein totaler Scheiß. Eine extreme Art vor der persönlichen Realität zu fliehen, die nur wenigen zur Verfügung steht, aber sehr effektiv ist.

Doch ohne es zu wissen, hatte ich es also geschafft, die eigentlichen Schutzmechanismen meines Körpers so effektiv zu umgehen, dass ich ein so starkes Ungleichgewicht geschaffen hatte, dass es nur noch mit einer sehr radikalen Maßnahme wieder herstellbar war.

Das Ganze von einem Tag auf den anderen durchzumachen hätte ich sicher nicht gepackt, also ging es langsamer. Es fing an mit leichten Kopfschmerzen, damit, dass ich mich kraftlos fühlte und nichts mehr tun wollte. Obwohl Ferien waren, war plötzlich alles viel anstrengender. Als die Schule wieder anfing und ich die Zeichen meines

Körpers ignorierte, wurde es immer schlimmer. Ich war immer fertiger nach der Schule, hörte nach und nach auf, neben der Schule andere Dinge zu tun, um weiterhin genug Kraft dafür zu haben. Körperlich war ich sehr anfällig, so dass ich öfters krank wurde, aber nie lange. Bald tat ich außer der Schule nichts anderes mehr, als zu versuchen mich zu erholen und genug Kraft zu bekommen, um weiterzumachen. Ich fühlte mich völlig überfordert und als ich einen Tag vor einer Schulaufgabe schon nicht mal mehr in der Lage war, wirklich meine Hausaufgaben zu machen, obwohl es mir an Überwindung und Disziplin nicht im Ansatz fehlte, wobei ich eigentlich die Ansprüche hatte, noch zu lernen und gut zu sein …

Ich war völlig fertig und als meine Eltern, die sahen, wie schlecht es mir ging, meinten, dass ich zu Hause bleiben sollte, habe ich es sofort so gemacht. Es war ohnehin bereits die letzte Woche vor zweiwöchigen Ferien und ich hoffte, mich in diesen zweieinhalb Wochen wieder einigermaßen erholen zu können.

Doch es wurde nicht besser. Es wurde schlimmer.

Am Ende der Ferien war ich trotz der Erholung kaum fitter als die letzten Tage in der Schule. Ich wollte jedoch nicht einsehen, dass es nicht mehr funktioniert. Ich war überzeugt, dass es funktionieren musste, denn ich konnte ja schließlich nicht ewig zu Hause bleiben. Entgegen dem, was ich fühlte, ging ich also wieder in die Schule. Die erste Woche war schon total schrecklich. Dass ich es überhaupt noch geschafft habe, bis zum Wochenende durchzukommen, ist Wahnsinn, vor allem wenn man bedenkt, wie sehr ich mich wissentlich damit verletzt habe. Kein normaler Mensch sollte so etwas tun. Er sollte einsehen, dass es nicht geht und aufhören sich kaputt zu machen, aber das konnte ich nicht.

Am ersten Tag der nächsten Woche, war es schon so schlimm, dass ich auf dem Gang zusammengebrochen bin, kaum, dass ich es bis in die Wohnung geschafft hatte. Ich war völlig am Ende, hatte schreckliche Kopfschmerzen. Gegessen hatte ich auch den ganzen Tag noch nicht, weil mir viel zu übel war. Irgendwann habe ich es bis ins Bett geschafft, abends, als die Übelkeit etwas besser geworden war, habe ich ein wenig gegessen und kurz bevor ich eingeschlafen bin, bin ich mit größter Mühe noch mal aufgestanden um meine Hausaufgaben soweit zu erledigen, dass ich am nächsten Tag ohne Ärger durchkommen würde.

Dann bin ich völlig fertig eingeschlafen.

Um am nächsten Tag aufzustehen und in die Schule zu gehen …

Der nächste Tag verlief ähnlich, nur dass ich es abends nicht mal mehr schaffte, die Hausaufgaben zu machen und schließlich einsehen musste, dass es einfach nicht mehr ging.

Die nächste Zeit, ich schätze circa zwei Wochen, habe ich absolut nichts getan. Ich bin nur im Bett gelegen, habe nicht mal gelesen, war nie am Computer, obwohl ich den Laptop sogar ins Bett hätte holen können.

Irgendwann habe ich zwar dann doch wieder mit diesen Dingen angefangen, aber auch wenn meine Eltern noch meinten, ich hätte mich einfach überarbeitet und müsste mich nur wieder erholen, war mir bereits klar, dass ich nicht erwarten konnte, dass es in nächster Zeit besser werden würde.

Seit ich nicht mehr in die Schule ging, hatte ich zudem praktisch kein Selbstbewusstsein und kein Selbstwertgefühl mehr. Alle meine Stärken, alles worüber ich mich definiert hatte …

Plötzlich weg.

Nicht mal mehr in der Lage, in die Schule zu gehen.

Auch nicht in der Lage, wieder auf die Beine zu kommen.

Ich hatte Angst davor, rauszugehen. Angst davor, gesehen zu werden.

So viele Menschen. Menschen, die mich gesehen haben. Menschen die mich angeschaut haben. Menschen, die mich gekannt haben könnten. Menschen, die mich ansprechen hätten können.

Was hätte ich sagen sollen?

Nach ein paar Wochen, nachdem die nächsten Ferien vorbei waren, habe ich es noch mal versucht, obwohl das Gefühl, dass mich davon abhalten wollte, am Abend vorher schon so stark war, dass es mich völlig überwältigt hat, ich kaum mehr Luft bekommen habe und mir nur noch dachte: Ich kann das nicht!

Aber im Ignorieren meiner Gefühle war ich ja Profi …

Es war ähnlich schlimm wie das letzte Mal. Völlig sinnlos und unnötig.

Ich hätte es nicht tun sollen. Ich hatte auch gefühlt, dass ich es nicht tun sollte.

Ich hätte darauf hören sollen, aber das konnte ich damals noch nicht.

Ich war also wieder zu Hause, aber ich habe damals ganz eindeutig zur äußerst optimistischen Sorte Menschen gehört, denn ich war fest davon überzeugt, dass ich einen Weg finden würde und ich hätte mich niemals absichtlich körperlich verletzt, oder versucht, mich umzubringen, obwohl die Lage eigentlich schon ziemlich ausweglos war.

Zu dieser Zeit hatte ich dann auch schon Stunden bei einer Psychotherapeutin, allerdings nicht viele, denn sie hat mir recht bald empfohlen, auf eine offene Station zu gehen, wofür ich mich auch eigentlich fast sofort entschied, denn so wie es war konnte es ja nicht weitergehen.

Das Schlimmste für mich war: Ich hatte keine Ahnung, was los war!

Wir haben uns also bei Kliniken angemeldet und haben uns dann für die entschieden, die am schnellsten zugesagt hat. Das hat insgesamt ca. drei Wochen gedauert, ging also eigentlich sehr schnell. Die Station war eine psychiatrische Station (alternativ gibt es auch psychosomatische Stationen).

Eine solche Station ist wie eine kleine Welt, die man gerade zu Beginn praktisch nicht verlässt.

Die, auf der ich war, war von den Räumlichkeiten und der Umgebung her ziemlich schön, aber das war mir eigentlich nicht so wichtig.

Ich war meinen ganzen Aufenthalt über in einem Dreierzimmer, also kaum alleine, was gut für mich war.

Gerade zu Beginn habe ich mich ziemlich überfordert gefühlt, weil ich so viel machen musste. Viel zu tun ist ja angeblich antidepressiv.

Nun, wenn es einem danach immer schlecht geht und man sich sofort zurückzieht, um sich wieder zu erholen … eigentlich nicht wirklich … eigentlich überhaupt nicht …

Bald wollte man mir Medikamente geben. Ich war ziemlich geschockt davon. Ich hatte zwar schon davon gehört und so und ich wusste auch, dass einige Medikamente nahmen, aber ich kam einfach überhaupt nicht mit der Vorstellung klar, dass irgendjemand von außen in meine Wahrnehmung eingreifen wollte. Es erschien mir gefährlich. Es hat mir Angst gemacht. Ich wäre vermutlich gar nicht in der Lage gewesen, so was zu nehmen. Ich hatte das Gefühl, sehr unter Druck gesetzt zu werden und habe dabei jedes Vertrauen zu meinem Therapeuten und den Ärzten verloren.

Ich hatte eher Angst vor ihnen, denn sie hatten mehr Macht über mich, als mir recht war (natürlich nichts im Vergleich zur Geschlossenen, aber die kannte ich ja noch nicht und ich war auch noch nicht gut darin, für meine Rechte einzutreten).

Wenn man nicht einmal seinem Therapeuten in die Augen schauen kann und (als eigentlich doch so rationaler Mensch) nicht mal richtig erklären kann wieso, sind die Umstände schon ziemlich ungünstig.

Meine Abneigung gegen die Medikamente kam vermutlich daher, dass der unterdrückte Teil in mir Angst hatte, wieder ausgetrickst zu werden, was für mich als bewussten Teil ja eigentlich erstmal gut, aber langfristig wahrscheinlich gefährlich gewesen wäre. Inzwischen weiß ich, dass kein Medikament (das nicht abhängig und süchtig und beim Absetzen alles noch viel schlimmer macht) stark genug dafür ist, aber ich weiß auch, dass mir keines dieser Medikamente geholfen hat, davon her, war es also auch rückblickend eindeutig eine richtige Entscheidung.

Die Personen, die diesem unterbewussten Teil (meinen Gefühlen!) seine Macht nehmen wollten, wurden vermutlich von mir als unvertrauenswürdig und gefährlich eingestuft, was ich dann gefühlt habe.

Anfangs hatte ich natürlich Schwierigkeiten mich in die Gruppe zu integrieren, woher sollte ich auch wissen, wie man sich in einer Gruppe verhält, wo ich ja immer alleine gewesen war, aber die Gruppe war eigentlich nett und ich hatte auf jeden Fall keine Probleme mit ihr.

Nach etwa drei Wochen (die erste Woche hatte ich keine Schule gehabt und dann waren zum Glück zwei Wochen Ferien gewesen) begann für mich die Schule.

Für mich war eigentlich klar, dass mir das alles andere als guttun

würde, aber die Erwachsenen hatten meine Zeugnisse angeschaut und sich einfach mal entschieden, mich zu den Ältesten zu stecken, obwohl ich eigentlich nicht dazugehört hätte.
Für mich konnte es ihrer Ansicht nach ja kein Problem sein.
Dass die Schule zu Hause eigentlich auch kein Problem hätte sein dürfen, wurde natürlich ignoriert.
Abgesehen davon, dass ich mich in den ersten Tagen daran erinnerte, wie leicht mir das alles früher gefallen war, wie schön es gewesen war, wie wundervoll ... so leicht, frei, so schnell, als ob die Gedanken fliegen würden und dass es mir richtig schmerzhaft fehlte, machte mich das Ganze so fertig, bereitete es mir so starke Kopfschmerzen, dass es mich stark herunterzog und ich heilfroh sein musste, dass Übergabe war und ich mich bis zu zwei Stunden in meinem Bett verkriechen und mich ein wenig erholen konnte.
Nach einem IQ-Test (den ich nicht komplett geschafft habe, weil ich irgendwann derartig heftige Kopfschmerzen hatte, dass ich absolut nicht mehr gekonnt hatte, woraufhin ich mehrere Stunden nur gelegen bin, in denen es mir für das, was ich damals kannte, absolut schrecklich ging) und einem Konzentrationstest (der nur kurz war, nach dem ich mich aber trotzdem gefühlt habe, als ob ich gleich zusammenbrechen würde) durfte ich mir dann natürlich anhören, dass ich mich doch konzentrieren könne und dass meine IQ-Werte deutlich überdurchschnittlich wären.
Sprich, dass für mich doch alles kein Problem wäre.
Als ich daraufhin angesprochen habe, wie es mir danach ging, hieß es nur: Das sei nicht real. Das sei nur meine Wahrnehmung.
Dass ich den Test nicht fertig geschafft habe und danach völlig am Ende war, war also nicht real?
Dass ich mich in der Schule völlig kaputtgearbeitet hatte, obwohl eigentlich alles leicht für mich war, war auch nicht real, oder?
Und überhaupt: Meine Wahrnehmung schafft meine Realität. Was ich wahrnehme, ist für mich real und ich kann meine Wahrnehmung nicht umgehen. Was mich in die Depression geführt hatte, war ja mit der Versuch gewesen, genau das zu tun. Jetzt ließ mein Unterbewusstsein nichts in diese Richtung mehr zu.

Von den Erwachsenen hielt ich jeden möglichen Abstand (wobei, mit einer Betreuerin kam ich mit der Zeit besser klar und habe ich mehr gemacht), mit der Gruppe kam ich aber auf jeden Fall von Woche zu Woche besser klar. Dennoch:

Die Zeit verging.

Es ging mir schlecht.

Es wurde nicht besser.

Ich bekam das Gefühl, dass mir nichts/keiner helfen konnte.

Aber das Ganze gegen mich zu richten kam nicht in Frage. Nicht für mich. Ich ließ die Gedanken gar nicht erst zu.

Immer mehr Zeit verging.

Die Sommerferien fingen an, was eine wesentliche Erleichterung für mich war.

Noch mehr Zeit verging.

Ich musste zugeben, dass mein Ziel, bis zum nächsten Schuljahr schulfähig zu sein, nur ein Traum war.

Ich wusste, dass es nicht ewig so weitergehen konnte.

Jugendliche, die etwa mit mir gekommen waren, gingen bereits.

Es ging mir schlecht.

Es wurde nichts besser.

Keiner/nichts konnte mir helfen.

Mit der Gruppe verstand ich mich inzwischen für meine Verhältnisse wirklich gut, was mir viel bedeutet hat, aber lösen konnte es die Probleme ganz offensichtlich auch nicht.

Manche Gefühle versuchten zu mir durchzubrechen. Plötzlich fing ich an zu zittern, fühlte mich völlig überfordert, im krassesten Fall bekam ich kaum mehr Luft.

Zum ersten Mal ließ ich zu, dass Schmerz etwas Schönes sein konnte.

Nicht dass ich irgendwas getan hätte, das Narben hinterlassen hätte.

z.B. kratzen (aber nicht eitrig und blutig) oder schlagen (vielleicht ein paar kleine blaue Flecken).

Also wirklich nichts Schlimmes, aber darum geht es eigentlich gar nicht. Es geht darum, dass ich zugelassen habe, dass Schmerzen etwas Angenehmes sein durften und dass es daraufhin natürlich sofort so war, denn es hätte mir auch früher schon geholfen, aber ich habe es eben zurückgehalten, bis ich es wirklich gebraucht habe.

Außerdem bekamen wir ein neues Mädchen ins Zimmer, das etwas suizidal war und mir erzählt hat, wie es sich Suizid vorstellt.

Und als die Bilder erstmal in meinem Kopf waren, hatte ich keine Chance mehr sie wieder herauszubekommen. Die Vorstellung war so wunderschön, gleichzeitig auch sehr traurig, aber doch so wunderschön ... so leicht ... (natürlich ein völliger Irrglaube, ohne Erfahrung hat man mit einem Schnitt über den Pulsadern nämlich kaum Chancen zu sterben, aber das wusste ich natürlich nicht).

Und irgendwie ... mein Gefühl wollte sterben. Ein Teil von mir wollte auch sterben, aber der größere Teil wollte nicht einsehen, dass es so enden sollte. Zunächst haben wir uns darauf geeinigt, es noch eine Woche zu versuchen.

Ich habe mich geöffnet, jedenfalls den anderen Jugendlichen gegenüber. Sogar in der Gruppentherapie, die von einer Psychologin geleitet wurde, die ich geschätzt habe. Für mich war das sowieso die einzige Therapie, die mir (jemals!) irgendwas gebracht hat.

Was ich natürlich wissen hätte müssen und eigentlich auch wusste: Was einer weiß, weiß sofort jeder.

Na ja, ich habe versprochen, nichts zu tun, auch wenn ich mir nicht sicher war, ob ich das überhaupt versprechen konnte und habe versucht, Zeit herauszuholen.

Die nächste Woche habe ich mich permanent abgelenkt.

Ich war wahnsinnig unruhig und habe viel gelacht. Dieses kranke Lachen, das man hat, wenn man es anders nicht mehr ertragen kann.

Das andere Mädchen aus unserem Zimmer war ähnlich drauf, dadurch hat das Ganze gut funktioniert.

Doch die Woche ging vorbei und im Prinzip war völlig offensichtlich, wie sinnlos das Ganze war.

Ich fühlte mich halbwegs bereit, wollte es tun, aber als ich feststellen musste, dass nicht in jedem Rasierer scharfe Klingen waren und andere Dinge wie Scheren und Messer dann doch nicht scharf genug sind, um damit wirklich etwas anzufangen, wurde mir das erste Mal klar, dass der tatsächliche Suizid nicht so einfach war wie die Vor-

stellung. Ich wurde unruhig und angespannt, ich ärgerte mich über mich selber, wusste nicht, was ich tun sollte ...
Die Erwachsenen haben auf so was meist nicht so genau geachtet, aber einem anderen Mädchen, dem ich mich schon mal anvertraut hatte und von dem ich wusste, dass es da war, wenn man es wirklich brauchte und das ich auch einfach mochte, hat es sofort gemerkt. Als wir alleine waren habe ich angefangen zu heulen, sie hat mich aufgefangen. Irgendwann hat sie so etwas gesagt wie: Ich mach mir echt Sorgen um dich. Wenn das so weitergeht, tust du es noch wirklich. Das mit der Geschlossenen klingt echt krass und so ..., aber die können dir da echt helfen ...
(OMG, wenn ich das so schreibe, schreit gleich alles: Was für ein Scheiß! Helfen?!!! Lächerlich! Lächerlich ...! Lächerlich ...)
Aber ich meine, eins ist klar: Sie hat es gut gemeint und sie hat geglaubt, was sie gesagt hat, das Problem war nur, dass mich das Ganze wohl beeinflusst hat ...
Am Nachmittag kam das Mädchen aus meinem Zimmer vorzeitig von zu Hause zurück. Sie war ziemlich fertig, meinte, sie hätte es zu Hause nicht mehr ausgehalten, weil der Drang es zu tun so groß geworden war, sie es aber eigentlich nicht tun wollte oder so ...
Eine echt nette Betreuerin war im Dienst und sie war so ehrlich und ich dann auch ... zu ehrlich ... viel zu ehrlich ...
Es war Sonntag. Eigentlich war kein Arzt da, der Entscheidungen treffen hätte können, aber nach einer Weile kam der Dienstarzt und wollte mit uns sprechen. Natürlich mit jedem alleine. Ich glaube, ich habe so etwas gesagt wie, dass ich es wahrscheinlich eh nicht durchziehen könnte, weil ich mich so schwach und so fertig fühlte, was auch tatsächlich stimmte, denn genau dieser Zustand war eingetreten, nachdem mir klar geworden war, dass es nicht so leicht war.
Aber nun ja, sehr überzeugt war der Dienstarzt dann doch nicht ...
Er meinte, er würde später noch mal mit mir reden und ich dürfte jetzt erstmal wieder in die Gruppe gehen.
Später habe ich gesehen, dass die Oberärztin da war (Sonntagabend ...!).

32

Ich war total angespannt. Ich wusste, dass es kritisch wurde. Ich wusste nicht, was ich tun sollte.

Dann wollten sie mit mir sprechen. Ich habe mich völlig überfordert gefühlt.

Als sie mich gefragt haben, wie ich entscheiden würde, muss ich, glaube ich, so was gesagt haben, wie dass ich nicht weiß, ob ich das noch könnte.

Eine ehrliche Antwort. Man könnte denken: nicht die Beste!

Aber wenn man es genau betrachtet, dann war die Entscheidung vermutlich schon längst getroffen, bis sie mich gefragt haben und es war sowieso schon scheißegal, was ich gesagt habe ...

»Dann entscheiden wir jetzt für dich. Dieser Ort ist nicht mehr sicher genug für dich. Du musst jetzt erstmal an einen Ort, der sicherer ist. Du bist nicht blöd, du weißt, wie das läuft, wenn es dir wieder besser geht, kannst du jeder Zeit zurückkommen.

...

Dir ist schon klar, dass wir das heute Abend machen?

Du bist zwar gegen Medikamente ...«

»Das ist jetzt auch schon egal ...«

»Aha, jetzt ist es dir also egal! (Medikament, Dosis)« (war aber bestimmt noch wenig)

...

Die anderen hatten schon Zimmerruhe. Während ein Betreuer mit mir ein paar Sachen aus meinem Zimmer geholt hat, hat ein anderer meine Zimmermitbewohner abgelenkt ... nicht, dass sie es nicht gecheckt hätten, sie wussten bestimmt genau, was los war, aber es durfte halt keiner dabei sein.

Sie sind zu zweit mit mir in die Stadt gefahren. Natürlich habe ich über Abhauen nachgedacht, aber ich wusste, dass ich keine Chance hatte und ich war auch überhaupt nicht koordiniert und kräftig genug, um das wirklich durchzuziehen.

Die Stimmung war mehr als angespannt. Die Erwachsenen haben ein bisschen was gesagt, einmal hat der Arzt mich angesprochen.

»Hilft das Medikament?«

»Ich bin müde.«

»Das ist gut.«

...

Die Straßen waren leer, wir waren bald da. Wir wurden bereits erwartet, waren schnell auf der Station.

Die Türen schlossen sich, ab hier war es zu spät.

Wir hatten noch ein kurzes Gespräch, aber ich kann mich nicht mehr daran erinnern. Auch welche Dienstärztin noch dabei war, weiß ich nicht mehr.

Eine Betreuerin ist mit mir zum Filzen gegangen.

So nennt man das Durchsuchen nach gefährlichen Gegenständen.

An einen Satz kann ich mich noch erinnern:

»Ab hier übernehmen wir die Verantwortung.«

(Ab hier entscheiden wir für dich!)

Die erste Nacht war ich im Time-Out, einem leeren Raum mit Kamera (Okay, eine Matratze kriegt man dann freundlicherweise doch, wenn man drin schlafen muss ...), aber nur weil es schon Nacht war.

Am nächsten Morgen sah ich dann ein Mädchen wieder, das ich schon kannte. Sie war vor etwa neun Wochen verlegt worden.

»Sie muss jetzt für kurze Zeit in die Innenstadt.«

...

Zunächst war natürlich alles neu und ich wusste noch gar nicht so recht, was ich davon halten sollte.

Der Begriff »Geschlossen« steht natürlich nicht nur für die geschlossenen Türen, sondern auch für eine Reihe an Sicherheitsvorkehrungen. Auf dieser Station z. B. gab es nur Plastikbecher und Teller. Alles was man bei sich hatte wurde einem abgenommen und irgendwo eingesperrt. Etliche Dinge (Wertsachen, Scharfes, Schnüre etc.) sieht man erst bei seiner Entlassung wieder, aber auch Badsachen gibt es nur morgens, abends und zum Duschen. Auch an die Kleidung kommt man nur morgens und abends usw.

Zudem darf man manchmal, wenn man zum Beispiel irgendwas gemacht hat, nicht alleine ins Bad und aufs Klo (eher seltener) und/oder muss in einem Wachraum schlafen (eher häufiger).

Die Gruppe dort war gerade sehr klein (mitten in den Sommerferien gibt es nicht so viele Krisen) und ein Teil der Jugendlichen war »komisch« und nicht gruppenfähig.

Ich hatte mich inzwischen daran gewöhnt, in der Gruppe zu sein und fühlte mich dort wohler und da man auf der Geschlossenen außer reden nicht viel machen kann, ging das Ganze wesentlich schneller.

Ich weiß noch, dass mich ein Betreuer gefragt hat ob ich einen Wachraum bräuchte.

(Irgendwie komisch, denn wenn sie das gedacht hätten, hätten sie mich sicher nicht gefragt.)

Ich aber habe das Ganze komplett falsch verstanden, dachte an »wach bleiben müssen« und nicht an »Überwachung«.

Ich hatte wirklich noch überhaupt keine Ahnung, was eine Geschlossene bedeutete, aber das ist leider nicht so geblieben.

Die beste Frage war aber eher: »Fühlst du dich jetzt sicher?«

Sicher? Eingesperrt! Ich hatte nie Angst vor mir selbst.

Jedenfalls bin ich in einem normalen Zimmer gelandet.

Das einzige Mädchen, das mit mir im Zimmer war, ist dann allerdings noch an diesem Tag fixiert (ans Bett gefesselt worden), weil sie die Oberärztin angegriffen hat, was ich natürlich nicht direkt miterlebt habe, sondern was sich die Gruppe irgendwie zusammengereimt hat.

Zu beiden könnte ich einiges sagen, aber das steht mir nicht zu und eigentlich geht es ja hier auch eher um mich.

Ich habe ein wenig davon gesehen, was eine geschlossene Station sein konnte, aber es erschien mir weit weg von mir zu sein.

Meine neue Ärztin wollte das erste Mal mit mir sprechen. Auf mich hat sie eigentlich eher etwas jung und unerfahren, aber eigentlich recht freundlich gewirkt. Sie hat mich oft verletzt. Ich weiß aber nicht, wie klar ihr das war. Ich war sehr verletzlich.

Dennoch war ich, wie immer, wahnsinnig angespannt.

Ich denke, sie hat mir gesagt, dass ich erstmal dableiben sollte, aber relativ bald gehen könnte, wenn ich mich klar von Suizidalität distanzieren könnte.

Auch Medikamente waren gleich wieder ein Thema. Ich hatte das Gefühl, mich kaum dagegen wehren zu können und dachte mir, dass es bei meinem aktuellen Zustand eigentlich auch schon scheißegal wäre. Es hat jedenfalls nicht lange gedauert, bis ich mein erstes Medikament bekam, aber damals ging es ja wenigstens noch um Antidepressiva.

Am nächsten Tag bekamen wir eine Neuaufnahme. Ein Junge, der einen harten Suizidversuch hinter sich hatte.

Am Anfang war er noch etwas verwirrt, aber ich fand ihn lustig und sympathisch und er wurde schnell zu einem guten Kumpel.

In unseren ersten Tagen haben wir viel gelacht. Eher dieses unnatürliche Lachen, aber super, wenn man nicht fühlen will und noch in der Lage ist, es so unten zu halten.

Denn eigentlich ging es zumindest mir scheiße. Ich war permanent unruhig, weil ich die Gefühle, die ich nicht ertragen konnte, sonst kaum unten halten konnte. Das Antidepressiva, das als Nebenwirkung unruhig machen und Schlafstörungen verursachen kann, hat das Ganze auch sicher nicht gerade positiv beeinflusst ...

Dass ich ständig gezittert habe, war wohl kaum zu übersehen und die halben Nächte wach war ich auch, obwohl die Dosierung bestimmt niedrig war.

Und was man auch nicht vergessen darf: Die Wahrscheinlichkeit, dass der Suiziddruck steigt, ist auch nicht unbedingt niedrig. Super bei suizidalen Patienten, oder? Andererseits ist die Station ja eh geschlossen, da ist ja nichts gefährlich und der Betroffene muss es dann eben aushalten, dass ihm sein größtes Bedürfnis verwehrt wird und er von denen, die eben das tun, bis aufs Letzte abhängig ist, aber diese Abhängigkeit wird einem erst mit der Zeit wirklich bewusst ...

Auch die Möglichkeit, uns abzulenken wollte man uns schließlich nehmen.

Man hat uns vorgeworfen, dass es uns auf der Geschlossenen zu gut gefallen würde.

Ich meine: wer lässt sich nicht gerne einsperren? ^^ [*]

---

[*]   ^^ = *Grinsen mit zusammengekniffenen Augen*

Was anderes kann man dazu ja schon fast nicht mehr sagen …
Ich jedenfalls finde keine Worte, die ausdrücken könnten, was ich
von solchen Aussagen halte …
Wir sollten jedenfalls »nachdenken«.
Das heißt etwa so viel wie: einsehen, dass wir uns falsch verhalten
und unser Verhalten ändern sollten.
Ich meine, wenn man sich umbringen will …
dann liegt das schließlich sicher niemals daran …
dass man riesige Probleme hat …
und nicht mehr damit klar kommt …
nein …
bestimmt nicht …
Es heißt ganz eindeutig nur:
dass man aufmerksamkeitssüchtig ist und das Ganze gerade auslebt!
Ist doch klar, oder? ^^
Und deswegen … muss man also einsehen,
dass man sich falsch verhält …^^
Keine Sorge …
Diese Logik ist zwar in vielen Fällen weder besonders korrekt, noch
direkt logisch, aber sie werden sie schon noch verstehen ;)
Nun, in unserem konkreten Fall hat das allerdings dazu geführt, dass
wir (wir Mädchen zum Glück zu zweit) in unseren Zimmern waren,
uns aufgeregt haben, es nirgendwo auslassen konnten, abhängig
waren …
Und schließlich uns selbst verletzt haben, um uns entspannen zu
können …
Gut geht das auf der Geschlossenen nicht, aber Schmerzen zu erzeugen geht ganz einfach und wenn man weiß wie, kommt man auch an
etwas Blut.
Da ich erst begonnen hatte, war die Wirkung bei mir auch noch wirklich gut.
Und da interessanterweise auf der Geschlossenen (im Gegensatz zur
Offenen) nie jemand kontrolliert hat, ob man sich verletzt (wahrscheinlich, weil man ja ohnehin nichts Schlimmes machen kann),
gibt es da auch keine Konsequenzen.

Es ist also mehr oder weniger erlaubt. Jedenfalls solange man es verbirgt und sich nicht dabei erwischen lässt, es gerade zu tun.
Wir hatten dann mal ein Mädchen bei uns im Zimmer, das tatsächlich eher Aufmerksamkeit wollte.
Okay, ich gebs ja zu, es gibt tatsächlich immer wieder solche Kinder.
Wenn ich ehrlich bin, habe ich sie nie so richtig verstanden, gerade, weil sie mich später ziemlich genervt haben.
Aber bei ihnen wäre es sicherlich auch sinnvoller, mal zu überlegen, woher das Ganze kommt, anstatt sie zu bestrafen und/oder ihnen Medikamente zu geben.
Traurig ist aber vor allem auch, dass jeder, bei dem es sich nicht von selbst bessert, so eingestuft wird.

Für alle die sich jetzt fragen, wieso…
Nun, ich glaube ja oft, dass es einfach *einfach* ist.
Ich meine: Man muss sich das so vorstellen:
Die Erwachsenen machen alles richtig.
Und wenn es trotzdem nicht besser wird …
Dann kann es ja schließlich nicht daran liegen, dass sie nicht in der Lage sind, dir zu helfen, oder …
Nein, das ist unmöglich! ^^
Es kann folglich nur noch an dir selbst liegen.
Sprich: Es funktioniert nicht, weil:
- du gerne auf der Geschlossenen bist
(ja, wie gesagt, jeder lässt sich doch gerne einsperren, oder? ^^)
- du unbedingt Aufmerksamkeit brauchst
(ich meine, wenn man halt grade mal das Gefühl hat, zu wenig Aufmerksamkeit zu bekommen … Dann versucht man eben einfach sich umzubringen, oder?
Ist ja nicht so, als ob gesunde Menschen nicht doch irgendwie an ihrem Leben hängen würden? ^^)
Aber der beste Punkt ist ja eigentlich folgender:
- du nicht gesund werden willst
Klar, jedem gefällt es doch, wenn es ihm scheiße geht!?
Vor allem dann, wenn es so schlimm ist, dass er nur noch den Tod als

38

Ausweg sieht?!
Allein dieser Gedanke ist krank!
Einfach nur krank!
Ich kann einfach nicht verstehen, wie man daran glauben kann.
Und werde es niemals verstehen können …

Wo ich aber eigentlich stehen geblieben war:
Wir hatten mal ein Mädchen in unserem Zimmer, das tatsächlich
eher Aufmerksamkeit gebraucht hat, woraus so eine eigentlich völlig
lächerliche Aktion mit einem zerrissenen Medikamentenbecher geführt hat, was lustigerweise als Ritzmaterial gilt, obwohl es eigentlich völlig ungeeignet ist.
Die Betreuer haben es aber trotzdem irgendwie geschafft, eine Rie-
sensache daraus zu machen.
Als wir dann zu dritt mit einer Betreuerin waren, ist das Ganze dann
endgültig lächerlich geworden.
Als sie meinte, dass sie uns doch nur helfen wollten, dachte ich mir
ja noch:
Okay, die glauben das wirklich …
Inzwischen würde ich wohl genauso loslachen wie die anderen, die
schon länger in der Klinik gewesen waren …
Was ich persönlich aber mit Abstand am besten fand, war die Be-
hauptung, dass man sich damit umbringen könnte, wenn man verzweifelt genug wäre.
Umbringen …
Mit stumpfem Plastik … *hust*
Und was die Verzweiflung angeht …
Nun, wenn man an akuter Verzweiflung sterben könnte, dann wäre
ich schon ein Dutzend Male tot, aber es sieht so aus, als würde ich
noch leben …
Ich vertrete eigentlich eher die Theorie, dass gerade die, die am ver-
zweifeltsten sind, normalerweise nicht sterben, denn sie planen nicht
ordentlich, können ihre Suizidalität nicht verbergen und werden
eben einfach gegen ihren Willen am Leben gehalten.
Egal, wie sehr man sie damit quält und was dazu alles nötig ist …

Nur zu ihrem Besten, versteht sich.

...

Was ich aber eigentlich noch sagen wollte:
Das wesentlich bessere Ritzmaterial ... hat selbstverständlich ...
niemand gefunden!
Und dafür hat sich auch irgendwie nie jemand interessiert.
Ich werde sie nie verstehen.

...

Aber am Anfang haben sie uns noch nicht so absichtlich verletzt.
Erstmal ist keiner wirklich isoliert worden. Nur in verschiedenen
Zimmern waren wir, aber die konnten wir ja öfters verlassen und so
konnten wir uns wenigstens noch gemeinsam aufregen und uns ge-
genseitig bestätigen, dass viele Dinge lächerlich waren und wir im
Recht waren, was wirklich viel wert ist!

Mein Kumpel musste ebenfalls noch lange bleiben und man konnte
mit ihm nicht nur über alles reden, er war sogar noch in der Lage, für
Unterhaltung zu sorgen, denn er war irgendwie eigen, lustig und
konnte gut Geschichten erzählen und lügen wie gedruckt.

An dieser Stelle sollte ich vielleicht noch erklären, wieso ich noch
auf der Geschlossenen war, denn zu dieser Zeit hätte ich wohl schon
gehen können, wenn ich das Richtige gesagt und getan hätte.
(Also gelogen und gespielt.)

Nun ich selbst hatte damals das Gefühl so zu handeln, weil ich nicht
hätte erklären können, wieso sich meine Einstellung geändert
hatte.

Ich bin mir auch sicher, dass Leute mit Verständnis und Einfühlungs-
vermögen mir wirklich kein Wort geglaubt hätten und am Anfang
dachte ich auch tatsächlich, dass es so offensichtlich wäre, denn eigentlich war es das auch, dass selbst diese Leute es erkennen hätten
müssen.

Ich denke aber, dass es gerade später, als die Standardvorwürfe (Du
magst die Klinik, brauchst Aufmerksamkeit und willst nicht gesund
werden) immer stärker wurden, auch eine Rolle gespielt hat, dass ein
Teil von mir eben doch leben wollte und genau wusste, dass wir
draußen nicht überlebensfähig waren und sterben oder leider noch

wahrscheinlicher zurückkommen (und vermutlich schlechter behandelt) werden würden.

Außerdem hatte ich den Teil von mir, der lügen und spielen wollte, bereits ausgegliedert, weil er sich nicht mit meinem Bedürfnis für meine Hoffnungen zu kämpfen vertragen hat, wobei ich das erst gegen Ende meines Aufenthalts bewusst so wahrgenommen habe.

Dazu kam dann auch noch, dass der unterdrückte emotionale Teil einen starken Druck ausgelöst hat, die Krankheit auszuleben (um ein Gleichgewicht zu erzeugen) und dazu hat auch gehört, dass ich nicht einfach behaupten konnte, stabil zu sein.

Um aber von der Erklärungsebene wieder zu dem zu kommen, was eigentlich passiert ist …

Die nächste entscheidende Veränderung wurde im Prinzip durch eine Neuaufnahme ausgelöst.

Es war eines dieser Kinder, über die ich anfangs noch nichts gewusst hatte, außer dass sie komisch und nicht gruppenfähig waren. Genau genommen handelt es sich dabei um die, die man Psychotiker nennt.

Es gibt viele verschiedene Formen von Psychosen und ich weiß nicht so viel darüber, da man mit diesen Kindern ja im Normalfall nicht reden kann.

Stark vereinfacht könnte man sagen, dass es sich um eine (zeitweise, stark) verzerrte Wahrnehmung handelt, zu der z. B. sogar Halluzinationen gehören können.

Unsere Neuaufnahme war jedenfalls ein stark psychotischer Junge, der neben etlichen anderen komischen Verhaltensweisen eben auch die ganze Station nach Möglichkeiten abgesucht hat, sich etwas anzutun und Ähnliches und mindestens einen Großteil seiner Ideen laut ausgesprochen und uns, vor allem mich, auf Ideen gebracht hat.

Von einigen Dingen wussten wir, dass es schlechte Ideen waren oder nicht funktionieren konnte, eine Sache fand ich aber recht interessant:

Die mehr oder weniger ungesicherten Steckdosen.

Metallteile … da hatte ich gleich eine Idee.

Es ging hier aber nicht mehr um eine rationale Entscheidung.

So ein riesiges Bedürfnis!
So ein großer Druck!
Keine Kontrolle.
Damals war das in dieser Form noch etwas Neues …
Lange warten konnte ich also nicht, aber ich wollte nicht, dass es jemand sieht und habe es am Abend getan, um alleine zu sein.
Falls ein Elektroschock an der Steckdose tödlich sein könnte, was ich im Prinzip bezweifle, da die Steckdosen auf der Geschlossenen sonst vermutlich nicht ungesichert wären (aber wer weiß, vielleicht funktioniert es ja nur, wenn man zwei Steckdosen gleichzeitig nimmt xD [*]) …
Dann lag es vermutlich daran, dass das Metall zu dünn war.
Beschreiben kann ich das Ganze nur schwer.
In dem Moment, in dem man den Kontakt bekommt …
Plötzlich. Elektrisches Prickeln, von einer Hand übers Herz, bis in die andere. So heftig.
Ein Schock. Ein winziger Sekundenbruchteil. Sofort zurückgeworfen werden.
Herzrasen. Leichte Schmerzen.
Eine Art Kick.
Nicht sehr tödlich …
Den anderen habe ich vertraut, also habe ich es ihnen erzählt. Erstmal waren sie etwas geschockt.
(»Du kannst doch nicht einfach so versuchen dich umzubringen, ohne mir was zu sagen!«)
Dann aber ging es doch auch darum, wieso es nicht funktioniert hatte.
Wer Wasser vorgeschlagen hat, lag naturwissenschaftlich meiner Meinung nach etwas daneben, aber dickeres Metall war doch ein einleuchtender Vorschlag.

---

[*]   xD = *Lachen mit zusammengekniffen Augen*

Eigentlich hatte ich nichts Dickeres und das Ganze mit insgesamt vier (leicht verbogenen) Teilen zu machen war schon nicht mehr ganz einfach, sprich: viel Raum nach oben war nicht mehr drin. Im Prinzip war es ähnlich wie das erste Mal.

Nur mit erheblichen Schmerzen …

Am Herz habe ich es, glaube ich, noch etwa zwei oder drei Tage gefühlt.

Aber wie gesagt, viel stärker ging nicht mehr und auf diese Art von Schmerzen habe ich dann auch nicht so gestanden.

Ich bin mir nicht ganz sicher, aber beim zweiten Mal habe ich denen, denen ich vertraut habe, glaube ich sogar gesagt, dass ich es tun würde.

Danach haben es bestimmt einige gewusst, aber ich denke, niemand von ihnen hätte es den Erwachsenen erzählt, obwohl manche meinten, dass ich es erzählen müsste.

Tatsächlich hatte ich das Gefühl etwas Verbotenes getan zu haben und eigentlich »beichten« zu müssen.

Wie sehr ich damals noch funktionieren wollte …

Um was ich mir Gedanken gemacht habe …

Ich selbst war sowieso nicht in der Lage, es zu tun, ich hätte die Worte nie rausbekommen, so viel Angst hatte ich. So verletzlich war ich, weil es mir noch wichtig war, was die Erwachsenen von mir dachten.

Aber eigentlich wollte ich es erzählen.

Wieso?

Nun, im Nachhinein finde ich das so dumm, dass es mir schwer fällt es ganz nachzuvollziehen …

Weil ich Aufmerksamkeit wollte?

Die Erwachsenen haben mir das sicher vorgeworfen, aber auf mich, mindestens auf mich, als damaligen bewussten Teil, trifft das nicht zu.

Vielleicht auf den emotionalen Teil … Vielleicht auf Katy…

Ich denke, sie wollte schon Aufmerksamkeit, aber Katy ging es auch wahnsinnig schlecht!

Katy bestand ja schließlich mehr oder weniger aus dem, was ich nicht ertragen konnte.

Wenn sie Aufmerksamkeit wollte, dann war es eher so was wie ein Hilfeschrei.

Der Haken daran? Eine geschlossene Psychiatrie, jedenfalls auf den Stationen, die ich kenne, kann überhaupt nicht helfen. Sie sperrt ein, überwacht, bestraft und wartet ab.

Natürlich nur zu deinem Besten, also praktisch ... um dir zu helfen ...?

Das Interessante ist ja eigentlich, dass viele, die dort arbeiten, das tatsächlich glauben!

Da fragt man sich dann schon manchmal? Wie verzerrt kann Wahrnehmung eigentlich sein.

Aber die würden bestimmt sagen, dass meine Wahrnehmung verzerrt wäre.

Am Ende gibt es keine absolute Realität, denn sie ist für jeden anders.

Wo ich also eigentlich stehen geblieben war:
Mein Kumpel hat mir angeboten es zu erzählen, denn wir hatten dieselbe Ärztin.

Und ich ja ... ich habe so etwa den größten Anfängerfehler gemacht, den man überhaupt machen kann ... und habe ihn darum gebeten ...

Er hat es gemacht.

Und die Erwachsenen waren mal wieder wahnsinnig verständnisvoll ...

»Bis du uns versprechen kannst, dass du stabil bist, müssen wir dich besser überwachen.«

»Das geht so nicht weiter!«

»Ihr schaukelt euch gegenseitig hoch!«

»Ihr zieht euch runter!«

Und wer hat mich nach diesem Gespräch wieder aufgebaut, so wie nach etwa ... jedem Arztgespräch, weil ... mich Arztgespräche ... immer total runtergezogen haben?

Komisch ... Dass muss dann wohl er gewesen sein ...^^

Gerade Leute, denen es schlecht geht, haben ein Bedürfnis darüber zu reden!

Sind ja genug Erwachsene dafür da?

Blöd nur, wenn man sich gerade über die aufregt ...

Blöd nur, wenn alles was du sagst weitererzählt und aufgeschrieben wird, am Ende Konsequenzen hat …

Blöd vor allem, wenn du dort weder erwünscht bist, noch verstanden wirst …

Außerdem gilt jeder, der freiwillig mehr als notwendig mit den Erwachsenen redet, wenn es ihm schlecht geht, auf der Stelle als aufmerksamkeitssüchtig, was unter diesen Umständen vielleicht sogar stimmt, weil sich das niemand anderes antun würde …

Es scheint also so, als ob man die Jugendlichen doch bräuchte.

Sogar dringend, wenn es einem schlecht geht.

Blöd nur, dass alle zwei Wochen eine neue Gruppe da war.

Ein Segen, wenn jemand, mit dem du dich gut verstehst, über Wochen bleibt.

Das letzte, was man miteinander machen würde, wäre sich runterzuziehen.

Und was das »Hochschaukeln« angeht …

»Kann ich dir vertrauen?«

»… das ist deine Entscheidung …«

Aber tus nicht!

Tus nicht!

Tus nicht!«

… interessante Form von hochschaukeln, oder?

Okay, zugegeben, er hat dann auch mal darüber nachgedacht es zu versuchen, aber wenn man es genau nimmt … dann kam die Idee ja weder von mir noch von ihm, noch von irgendjemand anderem, der klar genug wäre, um dafür verantwortlich sein zu können.

»Ihr steht ganz kurz davor, dass wir euch komplett trennen.«

(Ja, ja …, nur zu unserem Besten … ich weiß … Aber es stimmt nun mal einfach nicht!)

Sie haben es dann erstmal zum Glück nicht durchgezogen, aber es hatte auch so schon genug Konsequenzen. Ich musste nämlich in den Wachraum, wo ich erstmal alleine war und sogar noch Zimmerzeiten hatte.

Das hat mich härter getroffen, als es jetzt im ersten Moment klingt, denn ich war ja immer noch ständig angespannt. Ich musste mich ständig ablenken können. Ich hatte riesige Probleme damit alleine zu sein, aber ich sollte ja »nachdenken« (Verhalten bereuen).

Interessant auch, wenn man bedenkt, dass es auf der Offenen immer heißt: Denk nicht zu viel nach, wenn es dir schlecht geht, das zieht dich nur runter. Geh lieber in die Gruppe und lenk dich ab. Genau das wollte ich machen. Aber ich durfte nicht.

Und was tut man dann wieder, wenn es einem scheiße geht und man alleine in einem Raum ist, den man nicht verlassen darf? Nein, da fängt man doch bestimmt nicht an, es gegen sich selbst zu richten? ^^

Und der Sinn eines überwachten Raumes, in dem man nur von einer Seite überwacht wird und es zudem noch tote Winkel gibt, die natürlich sofort zu deinen Lieblingsplätzen werden …

Darüber kann man wohl streiten.

Ich jedenfalls war weiterhin völlig überfordert. Es ging mir schlecht und ich hatte große Schwierigkeiten, die schlecht unterdrückten Gefühle unten zu halten.

Wenigstens habe ich dann ein anderes Medikament bekommen, mit dem ich zumindest schlafen konnte (sedierende Antidepressive).

Zum Glück kamen gegen Ferienende und Schulanfang auch so viele Neuaufnahmen, dass ich immer wieder jemanden bei mir hatte, auch wenn es meist höchstens ein Tag war.

Dennoch. Irgendwann zu etwa dieser Zeit muss ich das erste Mal ausgetickt sein. Es war irgendwann, als das Bedürfnis für mich einzutreten so groß wurde, dass ich nicht mehr in der Lage war, in mein Zimmer zu gehen. Irgendwie bin ich dann aber doch mit einem Betreuer in meinem Zimmer gelandet. Eigentlich kein schlechter Betreuer, aber schlechte Umstände. Ich glaube, ich habe zum ersten Mal jemanden angeschrien, aber ich erinnere mich kaum mehr.

Ich weiß nur, dass alles hochkam und ich kaum mehr die Kontrolle behalten konnte.

Ich denke, das eigentliche Problem war, dass ich eigentlich wütend war, aber nicht damit umgehen konnte, weil ich auf mein Leben gerechnet schon seit einer Ewigkeit nicht mehr in der Lage war, Wut zu fühlen.

Also musste ich unter dem Gefühlsdruck leiden. Ich lag am Ende zitternd und heulend da und habe mich geschlagen und mich gewürgt, weil ich es anders nicht mehr aushalten konnte.

Den Erwachsenen war das recht egal. Klar, sie haben mir irgendwann was zum Beruhigen gegeben und ich habe mich nicht mal dagegen gewehrt und es war sogar ein angenehmes (Tavor) …

Aber dass sie mir das angetan hatten, weil sie mich unbedingt isolieren mussten und dass das Ganze völlig unnötig war … Das war ihnen natürlich egal …

Auch dass die Schule wieder angefangen hatte, hatte für mich persönlich heftigere Folgen, denn wer natürlich mit als erstes für die Schule auf Station angemeldet war, war ich.

Die ersten zwei Stunden waren irgendwie noch nicht wirklich was. Kennenlernen, reden usw.

Da es Einzelstunden waren, hatte auch normalerweise jeder nur einmal täglich.

In der dritten Stunde hat es dann richtig angefangen.

Ich schätze, ich bin nach etwa 10 Minuten, oder etwa 5 Minuten tatsächlich etwas zu machen, komplett zusammengebrochen.

So starke Kopfschmerzen … So schrecklich fertig …

Nicht mehr können … Einfach nicht mehr können …

Völlig fertig sein … Völlig überfordert sein …

Schmerzlich einsehen wie unfähig man geworden ist.

Zusammenbrechen. Weinen. Gehen. Zurückziehen. Hinlegen.

So heftige Kopfschmerzen … So völlig fertig …

Ertragen … Warten … Warten … Warten …

Viel Zeit … Irgendwann wird es etwas besser werden …

Später haben sie mit mir gesprochen.

Lehrerin, Ärztin, Betreuerin. Drei zu eins.

Ich, wie immer völlig überfordert …

Sie denken, sie würden auf mich eingehen. Denken, sie würden mir entgegenkommen. Verstehen das Problem gar nicht.

»Du kannst auch nur eine halbe Stunde machen«

Okay … gut … ich bin zwar nach höchstens 10 Minuten zusammengebrochen … aber eine halbe Stunde schaffe ich bestimmt …

»Du kannst vielleicht Doppelunterricht (also mit jemand anderem zusammen) kriegen.«

Vielleicht besser als Einzel, aber wenn Konzentration so krasse Folgen hat, dann ist der Punkt doch auch folgender:
Um das Ganze auszuhalten müsste ich es schaffen, mich in einer »Schulstunde« nicht zu konzentrieren. Der Effekt würde dann etwa bei ... null liegen ... und auf eine richtige Schule würde mich das sicher auch nicht vorbereiten.
Zudem würde ich es nie schaffen, mich gar nicht zu konzentrieren und es würde mir jeden Tag scheiße gehen.
Während ich allerdings in diesem Gespräch saß, war ich nicht mehr in der Lage, mir solch geordnete Gedanken zu machen. Ich war völlig fertig.
Meine Probleme wurden bis aufs Letzte ignoriert.
Ich konnte das nicht!
Ich wollte mir nicht mehr jeden verdammten Tag selbst so viel Schaden zufügen!
Und das Bedürfnis, endlich für mich einzutreten und damit aufzuhören, wurde immer größer.
So groß, das ich schon gar nichts mehr dagegen tun konnte.
Ich konnte kaum etwas sagen, aber ich muss irgendwas davon gesagt haben, wie heftig das für mich war.
Die Antwort war wahnsinnig einfühlsam:
»Das musst du aushalten!«
Ich hätte nur noch schreien wollen.
Aber ich war gehemmt.
Ich hatte das Gefühl, dass es mich gleich zerreißt.
Aber ich habe damals noch nicht geschrien. Es ging irgendwie noch ohne.
Ich habe kaum mehr etwas um mich herum wahrgenommen.
Mich immer weiter verkrampft.
Sie müssen eingesehen haben, dass ich nicht mehr in der Lage war zu reden.
»Du kannst gehen.«
Nur noch weg. Fliehen.

Aber nur für den Moment, denn wenn die Türen abgesperrt sind, gibt es keine Flucht.

Sie haben Macht. Du bist ihnen ausgeliefert. Du hast keine Rechte. Du kannst nicht fliehen. Wenn es dir nicht schlecht geht, wirst du nicht darunter leiden. Aber je kranker du bist, desto mehr werden sie dich verletzen.

Ich finde: Das Kranke an diesem Ort … sind nicht die Patienten …

Aber dafür … praktisch der komplette Rest …

Ziemlich kurz danach, jedenfalls noch vor meiner nächsten Schulstunde, sind wir scheinbar durch einen unaufmerksamen Betreuer an Glas gekommen.

Nicht über mich, aber über ein Mädchen, das länger als einen Tag bei mir im Wachraum war, weil sie, nachdem sie nach einem Tag in ein anderes Zimmer gekommen war und irgendwas gemacht hatte, wieder bei mir gelandet war.

Sie hat mir erzählt, dass sie was hätte, woraufhin ich sofort die Kontrolle über meine Handlungen verloren habe. Ich muss zugeben, dass sie es alleine vielleicht nicht durchgezogen hätte, aber ich konnte nichts dafür!

Na ja, laute Musik, das Glas hat sie nach ein paar erfolglosen Versuchen doch zerbrochen gekriegt …

Die Glasscheibe zum Stationszimmer ist ja nicht besonders groß und zu zweit und nun ja …

Ich glaube, sie wollte schon fast zu den Betreuern gehen, sobald die Scherben da waren, aber ich musste sie überzeugen, es nicht zu tun.

Ich kann aber nicht genau einschätzen, ob es wirklich niemand gemerkt hat, oder ob sie mehr wussten, als sie gezeigt und uns getestet und beobachtet haben, denn sie hat später gesagt, dass sie Scherben in den Bettbezügen versteckt hat (Anfängerfehler, denn dort wird gefilzt) und direkt nach dem Filzen ist glaube ich nichts passiert …

Mein Plan, das Ganze unauffällig zu machen und zu warten, bis das andere Mädchen entlassen wurde (sie sollte am nächsten Tag gehen), so dass mich niemand mehr verraten konnte und ich wirklich eine Chance hatte, ging jedenfalls ganz definitiv nicht auf.

Ich hätte es trotzdem versuchen können, aber es ging mir noch nicht so schlecht, dass ich es tun musste, wenn ich wusste, dass ich keine Chance hatte.

Ich habe versucht Scherben zu retten … vergeblich.

Alles ging zu schnell, ich hatte nicht geplant. In der großen Angst aufzufliegen sind mir die besten Verstecke nicht eingefallen und ich konnte noch so schlecht lügen …

Einen kleinen Splitter hätte ich mir sichern und verstecken müssen, da wäre auch nicht aufgefallen, dass etwas fehlt …

Aber das ist längst vorbei und bei meinem Glück mit Suizid wäre es wahrscheinlich eh schiefgelaufen und hätte Ärger ohne Ende gegeben …

Gehen wir aber zurück zu dem, was ich erlebt habe. Zunächst stand ich zwischen dieser großen Hoffnung und diesem riesigen Druck.

Dazu kam eine heftige Angst aufzufliegen.

Als die Betreuer reagiert haben, ist erstmal alles zusammengebrochen. Die beste Chance, die man auf einer Geschlossenen überhaupt bekommen kann. Alles total verhauen.

Und dann zu den Erwachsenen. Alleine. Angeschrien werden. Mich hat noch nie sonst jemand so angeschrien und ich war so verletzlich damals und ich, ich als alle Teile der bewussten Persönlichkeit, konnte nichts dafür!

Ich hatte von Anfang an keine Kontrolle gehabt. Die Zeiten, in denen ich meine Handlungen kontrollieren konnte, waren vorbei.

Ich war völlig überfordert!

Ich hätte Hilfe gebraucht!

Ich konnte nicht mehr. Ich war total fertig.

So viel destruktive Energie. Direkt auf mich. Worte, die mir weh tun sollten.

Sie haben ihr Ziel nicht verfehlt.

Ich war kurz davor auf der Stelle loszuheulen. Ich hatte Tränen in den Augen, ich konnte sie kaum zurückhalten.

Aber ich hatte Angst, noch mehr verletzt zu werden, wenn ich meinen Schutz fallen gelassen hätte. Ich hätte es ihnen voll zugetraut.

Irgendwann durfte ich endlich gehen.

Dann war ich im Time-Out. Bin emotional komplett zusammengebrochen. Habe geweint, mich zusammengekrümmt, lautlos geschrien.

Keiner sollte kommen. Ich hatte Angst vor ihnen. Von Menschen abhängig zu sein, die einen verletzen können und nicht zögern es zu tun, wenn sie es für richtig halten, ist schlecht. Es ist sehr schlecht.

In meinem Kopf war nur noch ein Gedanke. Nur noch eine Sache habe ich gefühlt:

Ich kann nicht mehr! Ich kann nicht mehr! Ich kann nicht mehr! Ich kann einfach nicht mehr!

Ich halte das nicht mehr aus. Nicht mal mehr einen Tag. Nicht einen einzigen.

Ich will sterben!

Ich werde nicht sterben ...

Ich würde alles geben für eine Veränderung.

Alles.

Ich wusste, dass das Unterbewusstsein Möglichkeiten hatte.

Möglichkeiten für den Fall, dass es einfach nicht mehr ging.

So radikal, wie von diesem Tag auf den nächsten habe ich es aber nicht ein einziges anderes Mal erlebt.

Am nächsten Morgen war ich anders.

Die Gefühle waren viel schwächer (nicht weniger, aber weiter weg von mir). Kaum mehr Druck. Kaum mehr Unruhe. Alles leicht zu kontrollieren.

Der Preis war simpel. Meine Kopfschmerzen und meine Kraftlosigkeit waren wesentlich schlimmer geworden. Wirklich wesentlich.

Ein ordentliches Stück tiefer in die Krankheit. Eindeutig.

Und wenn ich Möglichkeiten gehabt hätte, wäre der Druck vermutlich ebenfalls noch schlimmer gewesen als vorher.

Dass ich draußen erst recht nicht mehr überlebensfähig war, war offensichtlich.

Jedenfalls für mich.

Nach außen muss das Ganze nämlich ganz anders gewirkt haben.

Ich wirkte ruhiger, kontrollierter, konnte besser mit ihnen sprechen, weil ich nicht mehr so verletzlich war und da der Tag auf der Geschlossenen im Allgemeinen ohnehin nur aus schlafen, essen und reden besteht … sind die negativen Folgen nicht wirklich aufgefallen. Dass sie das von mir dachten war für mich erstmal gut. Ich hatte mehr Freiheiten und kam sogar ins Viererzimmer, wo ich meine Zimmerzeiten selten alleine verbringen musste und da ich ja sowieso nicht mehr ganz so große Probleme damit hatte und so …

Noch eine Weile später wurden sie sogar komplett abgesetzt.

Das Problem mit der Schule war erstmal nicht gelöst. Rausgelaufen ist es auf Doppelunterricht mit meinem Kumpel, was wohl das war, was tatsächlich am ehesten ging, aber auch nur, weil wir eigentlich nichts gemacht haben, aber selbst das bisschen hat immer dafür gereicht, dass es mir danach echt schlecht ging. Irgendwann später hat die Lehrerin entschieden, nicht mehr mit mir zu arbeiten. Es kann allerdings gut sein, dass das eher daran lag, dass ich nicht richtig mitgemacht habe. Auf jeden Fall war es gut für mich.

Als ich dann aber ausgesprochen habe, dass ich dachte, dass es eigentlich schlimmer wurde und so …

Na ja, da habe ich dann das erste Mal so richtig die Vorwürfe gespürt. Eine Betreuerin, die mit mir arbeiten sollte, sagt dann voller Überzeugung (und ihrem persönlichen Humor) so was zu mir wie, sie wäre schon beeindruckt, wie ich das hinbekommen hätte. Sie hätte das nicht so spielen können.

…

Das ist einfach nur … ich weiß auch nicht … krank? Traurig?

Aber damals war es mir noch wichtig, was sie über mich gedacht haben und was sie dachte, hat mich, glaube ich, sogar noch mehr verletzt.

Carry wollte, dass wir endlich lügen, wo die Umstände schon so günstig waren, aber Carry war neu und nicht so mächtig. Ich und Yildiz, wir wollten vermutlich kämpfen.

Entscheidend waren aber eher Katys Bedürfnisse und das waren neben Sterben in erster Linie verstanden werden, Platz bekommen, die Krankheit ausleben.

Auch wenn wir immer einen Konflikt hatten und es nicht hundertprozentig klar zu sein schien, ist es im Prinzip nicht überraschend, dass ich am Ende vor allem auf Katys Bedürfnisse zu achten hatte.

Ich glaube, mir wird gerade klar, dass ich das mit Katy, Carry und Yildiz noch gar nicht erklärt habe.

Ich habe das damals selbst noch nicht ganz verstanden. Ich habe es irgendwie einfach gefühlt.

Ich habe später nachgedacht und mir überlegt, dass man die Persönlichkeit grundsätzlich in drei Teile teilen kann.

Ich muss aber dazusagen, dass sich all das eher auf meine Erfahrungen beschränkt, da ich wenig Informationen darüber habe, wie andere es empfinden und keine dabei waren, die meine eigenen Erfahrungen ergänzen. Ich denke, Persönlichkeitsteile, die den von mir beschriebenen ähneln, sind zumindest unter diesen Jugendlichen mit Abstand die häufigsten.

Das Grund-Ich, bestehend aus Erinnerungen, Erfahrungen, Wissen und Ähnlichem.

Es entwickelt sich weiter, bleibt aber als einziges immer an der bewussten Position, da es sozusagen das Bewusstsein selbst ist. (Mit diesem Teil arbeitet Psychoanalyse.)

Das Emotionale Ich besteht wie der Name schon sagt aus den Gefühlen.

Im besten Fall gehört es vollständig mit zur bewussten Persönlichkeit. Wenn Gefühle unerträglich werden, kann ein Teil im krassesten Fall sogar das gesamte emotionale Ich ins Unterbewusstsein rücken.

Unter den richtigen Umständen kann das emotionale Ich ebenso teilweise und auch komplett wieder zurück ins Bewusstsein rücken.

Auch das emotionale Ich entwickelt sich weiter, bleibt aber immer da. (Dieser Teil bekommt kaum Aufmerksamkeit.)

Der dritte Teil sind der Charakter, die Verhaltensweisen und Ähnliches.

Im Normalfall ist das alles Teil der bewussten Persönlichkeit.

Manchmal spaltet sich ein Teil davon ab, weil man bei einer wichtigen Verhaltens-/Charakterfrage sozusagen zwei Dinge gleichzeitig machen will und sich absolut nicht entscheiden kann.

Solche Teile stehen permanent im Konflikt miteinander und versuchen, sich durchzusetzen. Wenn ein Teil konstant stärker ist oder schon länger existiert, wird er oft eher als das eigene Ich empfunden

und weniger wahrgenommen, während der schwächere/neuere Teil eher als andere Macht empfunden und weggedrängt wird. Wenn sich die Umstände ändern, können solche Persönlichkeitsteile auch völlig verschwinden.
(Hier setzen Verhaltenstherapie und Stationen an.)
Konkret sah das bei mir so aus:
Ich als Grund-Ich identifiziere mich mit meinem Rufnamen.

Mein emotionales Ich hat vermutlich schon früh angefangen teilweise ins Unterbewusstsein zu rutschen, denn ich kann mich erinnern, dass mit 12/13 Jahren bereits Dinge wieder hochgekommen sind, die schon länger unten waren. Etwa in diesem Alter habe ich dann auch wirklich viel davon ins Unterbewusstsein verbannt.

Später habe ich angefangen, diesen Teil Katy zu nennen. Man kann unterschiedliche Meinungen dazu haben, solchen Teilen Namen zu geben. Ich finde es in erster Linie einfacher. Egal ob man nun darüber nachdenkt, redet oder schreibt.

Ich denke, man muss es aber nicht zwangsläufig so sehen und ich finde, dass man es als etwas Normales ansehen sollte.

Ich meine, wer führt nicht manchmal Selbstgespräche, während er eine Entscheidung trifft?

Katy war eine ganze Weile eine stille Begleiterin, die mich natürlich wesentlich beeinflusst, es aber auf eine Art und Weise getan hat, die mir damals kaum aufgefallen ist. Erst als ich mich ihrer Macht völlig entziehen wollte und schon gut dabei war, hat sie hart eingegriffen, weil das Ungleichgewicht zwischen ihrem Zustand und meinem Zustand zu groß geworden ist.

Sie hat angefangen zu verhindern, dass ich genießen konnte, was auch dazu geführt hat, dass ich nicht mehr funktionieren konnte.

Um mich zu schützen hat sie mir aber erstmal trotzdem einige heftige Gefühle, die dadurch entstanden sind, wieder abgenommen.

Auch die suizidalen Emotionen sind schließlich zu ihr gewandert.

Damit konnte sie nicht mehr nur über meine Lebensqualität, sondern potenziell sogar über mein Leben und meinen Tod entscheiden.

Gleichzeitig ist auf der dritten Persönlichkeitsebene ein Konflikt entstanden.

Ich wollte sterben und auch dafür planen und wenn es sein musste auch spielen und lügen, denn es war objektiv gesehen das Beste für mich. Aber ich war auch schon immer ein Optimist und ein Kämpfer gewesen und deswegen wollte ich versuchen weiterzuleben und für meine Hoffnung zu kämpfen.

Diese beiden Teile, die ich Carry und Yildiz genannt habe, haben ständig gegeneinander gekämpft.

Yildiz war meist stärker. Ich habe sie eher als einen Teil von mir empfunden und ihr tatsächlich erst rückblickend einen Namen gegeben, als sie gestorben ist.

Das liegt vielleicht daran, dass Yildiz das war, was schon länger zu mir gehört hat, während Carry erst kürzlich entstanden war.

Sie habe ich stärker wahrgenommen, obwohl nicht nur sie mich unter Druck gesetzt hat. Auch Yildiz hat sich oft einfach durchgesetzt, aber das habe ich mehr als »Ich weiß nicht wieso, aber ich kann einfach nicht anders, so bin ich eben« empfunden.

Carry konnte zusammen mit Katy immer dafür sorgen, dass ich bestehende Möglichkeiten genutzt habe, während Yildiz immer eher versuchte, uns am Leben zu halten, indem sie ehrlich war, wobei sie Katy auch auf ihrer Seite hatte, da diese sich nach Verständnis gesehnt hat.

Die Zeit auf meiner ersten geschlossenen Station ging schließlich zu Ende, allerdings erstmal nicht, weil ich entlassen wurde, sondern weil meine Eltern, die sich wirklich sehr für mich eingesetzt haben, dachten, dass eine andere Station besser wäre …

Das Ganze mit den Ärzten zu regeln, muss eigentlich recht gut gelaufen sein.

Und die Verlegung selbst?

Der erste Gedanke ist immer: RENN WEG!!!

Ich war angespannt, ich war unruhig, mein Herz hat gepocht, mir war heiß, was ich wollte war klar, aber …

Rational gesehen …

Sinnvoll ist es nicht, das zu versuchen, wenn jemand, der viel schneller rennt als du, direkt neben dir steht …

Das heißt, man weiß, dass es nichts bringt und wenn man es tut, dann tut man es nur, weil der Impuls so stark ist, dass es einfach nicht anders geht.

Oder natürlich weil man weiß, dass derjenige neben einem weder schnell reagiert noch schnell rennt. ^^

Ich jedenfalls war am Ende ohne Zwischenfälle auf meiner neuen Station angekommen.

Sie war viel kleiner als meine alte Station. Sie war noch neu, aber so was wie einen Garten oder eine Dachterrasse gab es auch nicht.

Ich meine, ich war natürlich schon von Anfang an angespannt und erstmal hat die Ärztin auch einigermaßen freundlich gewirkt, aber als sie mir dann mit einer Ausstrahlung von: das ist gut, du kannst dich freuen, verkündet hat, dass ich ja sogar Gruppenzeiten bekommen würde, wobei sie genau gewusst hat, dass mich das völlig fertig macht ...

Da war ich ... sprachlos. Irgendwo zwischen Unglauben, losschreien und lachen.

Es war dieser Zustand, der ausgelöst wird, wenn etwas so heftig ist, dass es einen schockt,

dass man es gar nicht glauben kann,

dass es so schlimm ist, dass man losschreien will

und so unerträglich, dass man lachen muss, um es auszuhalten.

An den Rest des Gespräches kann ich mich nicht mehr erinnern.

Doch eine kleine Sache noch, die typisch für diese Station war:

Sie benutzte niemals den Ausdruck geschlossen. Hier war es eine »geschützte« Station.

Ich jedenfalls musste also in mein Zimmer gehen.

Kameraüberwachte Einzelzimmer sind schon wahnsinnig einladend ...

Klar, ich war von Anfang an unruhig und angespannt und so, aber es hat dennoch eine Weile gedauert, bis das Ganze richtig bei mir angekommen ist.

Ich war völlig fertig.

Dann aber war ein Betreuer unvorsichtig bei meinen Badsachen.

Ich hatte Glas!

Aber auch ein verschlossenes Bad und Badbegleitung ...

Eigentlich keine tatsächliche Chance, aber in dem Zustand in dem ich war …

Wollte ich das eigentlich nicht sehen.

Am Besten bis zum Abend warten.

Kaum Erwachsene, vielleicht nur Frauen.

Erwachsene, die vielleicht Angst davor haben verletzt zu werden …

Alleine der Gedanke …

Dieses riesige Verlangen.

Die Aufregung, die Angst.

Dieses Schöne und Entspannende …

Von meinen eigentlichen Gefühlen habe ich jedenfalls nicht mehr viel gespürt.

Aber es stand so wahnsinnig viel auf dem Spiel.

Und es konnte wahnsinnig schieflaufen …

Am größten war die Angst.

Und als es langsam Abend wurde, konnte ich kaum mehr klar denken.

Spätestens im Bad der totale Adrenalinschock.

Zum Glück war es so klein, dass die Betreuerin vor der Tür stand und mich nicht gesehen hat, denn die Angst war so heftig, dass ich es nicht gepackt habe.

Jetzt bloß nicht auffallen, beruhigen …

Nicht wirklich möglich, aber egal …

Licht aus, vorm Rausgehen und dann irgendwie nicht auffallen.

Das ging.

Schließlich war ich alleine.

Herzrasen. Schneller Atem. Hitze.

Ruhig …. Morgen …

Morgen.

Der nächste Tag verlief ähnlich wie der erste.

Irgendwann war es wieder Abend.

Einem Mädchen war es sehr schlecht gegangen, irgendwas musste grade passiert sein.

Ich jedenfalls war kurz alleine.

Herzrasen, schneller Atem, Hitze.

Angst. Angst. Angst!

Der perfekte Moment.

Ausholen. So viel Kraft wie möglich.

Keine Scherben. Keine Scherben? Keine Scherben!

Scheiße!

Keine Scherben ...

Hoffentlich hat mich keiner gehört ...

Betreuer vor der Tür.

»Alles okay?«

Ruhe ...!

»Ja.«

Licht aus, nicht auffallen ...

Wieder alleine.

Was hatte ich falsch gemacht?

Damals war es mir nicht ganz klar. Jetzt natürlich schon.

Anfängerfehler. Peinlich.

Glas muss man loslassen, sprich auf den Boden werfen, nicht gegen Kanten hauen.

Vor allem, wenn es sich um kleinere Dinge handelt.

Und damit war die letzte Chance vertan, denn auch, wenn ich nicht mitbekommen hatte, was genau am vorigen Abend passiert war ...

Das Mädchen war im Krankenhaus. Sie würde heute wiederkommen.

Es war ihnen wichtiger, sie zu bestrafen, als Druck auf mich auszuüben.

Das andere Einzelzimmer haben sie für einen Psychotiker gebraucht.

Eigentlich ein ordentlicher Glücksfall für mich (auch wenn so was immer auf Kosten anderer geht ...), wären meine Sachen nicht zu diesem Anlass gefilzt worden ...

Ab jetzt gab es keine Hoffnung mehr auf ein schnelles Ende.

Leider waren die restlichen Umstände sogar noch schlechter, als ich im ersten Moment gedacht hatte.

Denn ich wurde das erste Mal mit etwas konfrontiert, was ich bis jetzt so noch nie erlebt hatte.

Die Gruppe war absolut nichts für mich.

Mit dem einen Mädchen hätte ich sicher gerne geredet, aber das war nicht mehr möglich.

Komplette Isolation. Ich habe das später auch erlebt und es ist schrecklich.

Die restliche Gruppe bestand, nach zwei Entlassungen und zwei Neu-aufnahmen, aus drei Psychotikern, die stabilste bei mir im Zimmer, einem Einzelgänger, der niemanden an sich herangelassen hat und zwei anderen, die eigentlich viel zu stabil für die Geschlossene waren. Eigentlich waren eh alle fast den ganzen Tag in ihren Zimmern ...

Das Mädchen in meinem Zimmer war gefühlte zwölf und hat wohl alles geglaubt, was die Erwachsenen ihr gesagt haben.

Als ich sie gefragt habe, was sie davon hält, dass jemand komplett isoliert wird, meinte sie nur, es geschähe ihr recht.

Ich konnte es kaum glauben.

Das ist keine Gruppe ...

Sicher nicht!

Ich selbst hatte dann schließlich das erste Arztgespräch.

Stationsarzt, Stationsärztin, Arztpraktikant. Drei zu eins.

Ich wahnsinnig angespannt, wie immer.

Es war ziemlich heftig für mich und etliches habe ich verloren, sprich: Was ich hier schreibe, ist das, was ich versucht habe zu rekon-struieren und gibt damit nicht genau das wieder, was gesagt wurde.

Dazu kommt, dass ich während diesem Gespräch wegen der starken Anspannung und den ganzen restlichen heftigen Gefühlen, die aus-gelöst wurden, wahrscheinlich weder so schnell geantwortet habe, noch so klar geredet habe, wie es sich liest.

Das Ziel des Gespräches war jedenfalls nicht mich zu verstehen, oder mir zu helfen, oder so.

Es ging darum, mich dazu zu bringen, einen Vertrag mit ihnen zu un-terschreiben.

Die Ärzte haben eigentlich sehr freundlich gewirkt, aber irgendwie ist es dadurch nur heftiger geworden.

»Du sagt ja, dass dir die Zeit im Zimmer nicht gut tut ...«

»Du kannst mehr Gruppenzeiten haben, wenn du uns unterschreibst, dass du dir nichts antust.«

»... was passiert, wenn ich es breche?«

»Dann musst du einen Tag komplett im Zimmer bleiben.«

»… Sie versuchen … mich total abhängig … von Ihnen zu machen.«
»Nein, ganz im Gegenteil, wir versuchen, dich aus der Abhängigkeit
vom autoaggressiven Verhalten zu befreien.«
»… indem Sie mich abhängig von Ihnen machen?!«
»Wir helfen dir.«
»… indem Sie mich isolieren?!«
»Die Zimmerzeiten dienen nur deinem Schutz/dem Schutz der
Gruppe.«
»… die Zimmerzeiten dienen dazu Ihnen Macht über mich zu
geben!«
»… wir wollen dich doch nur ein bisschen motivieren.«
Erstmal völlig sprachlos.
»… glauben sie eigentlich selbst, was Sie sagen???«
Arzt wirkt leicht irritiert.
»Natürlich glaube ich das.«
Ärztin redet weiter.
…
Etwas später.
»Kannst du dich von Suizidalität distanzieren?«
»… nein …«
»Willst du, dass es dir besser geht?«
»Natürlich will ich, dass es mir besser geht!«
»Du willst also sterben, aber du willst auch, dass es dir gut geht?
Aber siehst du denn den Konflikt nicht?
Wenn du sterben willst, kann es dir nicht gut gehen.
Es geht dir schlecht, weil du sterben willst.«
Diesmal bin ich verwirrt. Fühle mich völlig überfordert. Habe das
Gefühl, dass man mich manipulieren will. Habe das Gefühl, mich
kaum dagegen wehren zu können.
…
Später.
»Du musst schon mitarbeiten!
Ist dir eigentlich klar, wie viel Geld das alles kostet?
Aber nicht, dass du mich falsch verstehst, für deine Gesundheit tun
wir das natürlich gerne.«

Bin sprachlos. Völlig überfordert. Irgendwo zwischen Unglauben, Schreien und Lachen.

…

Und was für später in der Geschichte noch wichtig ist:
»Denkst du, dass es dir hier etwas bringt/bringen wird?«
»… nein … also … nicht wirklich … Ich meine … Keine Station hat etwas gebracht … nichts hat bisher irgendetwas gebracht …
Wieso sollte das hier etwas bringen …?«
»Es ist klar, dass du so denkst. Das liegt daran, dass du depressiv bist«

…

Irgendwann war es vorbei.
Ich weiß nicht mehr, wie es geendet hat.
Ich weiß nur noch, wie ich mich gefühlt habe.
Ich habe mich gefühlt, als ob ich halb wahnsinnig werden würde.
Ich war so angespannt, ich war so überfordert, ich konnte es gar nicht glauben, ich wusste nicht, was ich glauben sollte, ich wollte schreien, einfach nur schreien.
Aber ich konnte es kaum aushalten.
Am Ende habe ich gelacht.
Ich habe gelacht.
Immer diesen einen Satz im Kopf:
»Wir wollen dich doch nur ein bisschen motivieren.«
Wir wollen dich doch nur ein bisschen motivieren?!!!
Motivieren?!
Ich hatte ja eher das Gefühl gehabt …
So heftig unter Druck gesetzt zu werden, dass ich es kaum mehr ertragen konnte?!
Und ja ich weiß, ich war leicht unter Druck zu setzen.
Und ja, ich war verletzlich, sehr verletzlich, zu verletzlich.
Aber ist es nicht krank, dass gerade die, die mir helfen hätten sollen, das so krass ausgenutzt haben?
Nun, Zeit um nachzudenken und mich zu ordnen hatte ich genug.
Einige Dinge möchte ich auch hier noch mal erklären.
Die erste Frage, die man sich stellen könnte, ist folgende:
Wieso habe ich den Scheiß nicht einfach unterschrieben?

Wie auch vorher schon beschrieben, ging es hier um Katys Macht und Katys Bedürfnisse, sprich: die Krankheit ausleben und verstanden werden.

Sie hatte die Macht und sie ist einfach nur so was von unfähig zu lügen und zu spielen, was dazu geführt, dass ich es auch war.

Ich konnte es also nicht tun, auch wenn ich es tun hätte wollen. Das ist ein Preis, den man zahlt, wenn man Gefühle auslagert. Aber gleichzeitig muss man auch bedenken, dass ich wahrscheinlich spätestens am Ende der Zeit auf dieser Station ohne Katy wahrscheinlich nur noch zitternd auf dem Boden gelegen wäre und das wäre sicherlich schlimmer gewesen, als nicht lügen zu können, denn dann hätte mich erst recht niemand gehen lassen!

Und was den angeblichen Konflikt zwischen dem Wunsch nach Besserung und dem Wunsch nach Tod angeht.

Im ersten Moment, in der großen Anspannung, habe ich gar nicht genau begriffen, was ich daran so komisch fand, als ich nachgedacht habe, habe ich nicht nur verstanden, was daran falsch ist, sondern auch, wieso sie versuchen, einem das einzureden.

Erstens ist eines klar: Ich glaube jeder, der sterben will, will dass es ihm besser geht, denn er will nur sterben, weil es ihm schlecht geht und eigentlich wäre es ihm natürlich lieber, wenn es so weit besser werden würde, bis er leben wollen würde.

Und wenn sich die Situation für einen Suizidalen so verändert, dass sein Leben lebenswert wird, oder vielleicht zumindest eine Hoffnung darauf besteht, dann kann es durchaus besser werden, obwohl er suizidal ist, denn der Hauptpunkt ist eigentlich folgender: es geht einem eigentlich nicht schlecht, weil man suizidal ist, man ist suizidal, weil es einem schlecht geht.

Dass die Suizidalität häufig nochmals zu einer Verschlechterung führt, liegt nur an den Kliniken, in denen man landet und sicherlich nicht an der Suizidalität an sich, denn der Gedanke an den Tod kann das Leben durchaus erträglicher machen.

Ich zum Beispiel bin nur in der Lage, diese letzten Tage noch durchzuhalten und das hier fertig zu schreiben, weil ich den festen Plan habe, es zu beenden, wenn ich fertig bin.

Welchen Sinn aber hat es, das Gegenteil zu behaupten und mit Isolation dafür zu sorgen, dass es bis zu einem gewissen Punkt tatsächlich so wird?

Ganz einfach: Du sollst es fühlen. Fühlen, dass es dir schlecht geht, wenn du suizidal bist. Fühlen, dass es dir schlecht geht, sobald sie sehen, dass du dich verletzt hast.

Sie wollen dir abtrainieren, dass du fühlst, dass es etwas Gutes ist und dadurch stabil wirst.

Das mag bei leichteren Fällen und/oder weniger Intelligenteren vielleicht sogar funktionieren.

Genau kann ich das nicht einschätzen.

Aber spätestens wenn man es durchschaut und es ist ja doch sehr offensichtlich …

… kann es so nicht mehr funktionieren, weil du genau weißt, dass dir diese Dinge gut tun.

Die meisten können dann noch lügen und da es eh erstmal weder wirkliche Möglichkeiten noch wirklich scharfe Dinge gibt, kommen sie dann schon irgendwie raus.

Auch bei denen, bei denen es erstmal funktioniert, kann es passieren, dass sie draußen schnell merken, dass es ihnen immer noch scheiße geht.

Diejenigen, die es in der Klinik nicht so schlimm fanden, kommen dann öfters zurück, beim Rest führt es dazu, dass sie große Angst davor bekommen zu scheitern, was manchmal aufgrund mangelnder Kontrolle kaum etwas ändert, manchmal dazu führt, dass tatsächlich (erstmal) nichts passiert. Manchmal aber auch dazu, dass sehr gut geplant wird, um die Chance auf den Tod zu erhöhen und tatsächlich eine gute Todeschance zu bekommen.

(Grundsätzlich führt nämlich nur ein (gerade bei Jugendlichen wirklich) kleiner Bruchteil der Suizidversuche in den Tod.)

Was auch immer aber passieren mag.

Meiner Meinung nach ist der Grundansatz völlig falsch, denn er setzt sich nicht mit den Ursachen, sondern mit den Folgen auseinander und um zu einer tatsächlichen Verbesserung zu führen, müsste genau das Gegenteil der Fall sein.

Allerdings glauben diese Leute ja auch, dass psychische Krankheiten Stoffwechselstörungen sind.

Und für alle, die jetzt sagen: »Ja natürlich, was sonst? Dass Depressive einen anderen Hormonspiegel haben als gesunde Leute ist nachgewiesen.«

Wer Grippe hat, hat vielleicht auch Fieber, aber das ist nicht das Problem an sich, sondern nur eine Reaktion des Körpers, um mit den eigentlichen Ursachen, nämlich den Bakterien, besser klar zu kommen. Würden sie es also für sinnvoll halten, den Leuten nur etwas zu geben, das das Fieber senkt, ohne auch nur in Erwägung zu ziehen, dass ein Antibiotikum vielleicht sinnvoller wäre? ^^

Natürlich ist das nicht dasselbe, für Mediziner wohl vor allem auch deswegen, weil die Ursachen von psychischen Krankheiten körperlich nicht nachweisbar sind, aber man könnte ja mal darüber nachdenken.

Für alle, die sagen, es läge daran, dass die geschlossene Station nur der Stabilisierung dient und die Therapie erst im offenen Rahmen stattfinden kann (was an sich schon krank wäre, denn damit würde man ausgerechnet denen, denen es am schlechtesten geht, die Hilfe vorenthalten) …

Finden sie wirklich, dass Schule/Arbeit, Kunst, Musik, Werken oder Sport und einmal in der Woche »Wie geht es dir?«, »Wieso nimmst du keine Medikamente?« und »Welche Fortschritte hast du schon gemacht und was musst du noch erreichen?« wirklich hilfreich sind?

Und für alle die jetzt noch sagen, dass es doch funktionieren würde.

Nur weil jemand es durch höhere Disziplin schafft, wieder in die Schule oder in die Arbeit zu gehen, geht es ihm nicht besser.

Nur weil eine Patientin mit Anorexie während des Aufenthalts erzwungenermaßen zugenommen hat, heißt das nicht, dass sie damit besser klar kommt.

Nur weil jemand sagt, dass er sich nicht umbringt und aufgehört hat sich zu ritzen, weil ihm die Konsequenzen zu groß waren, heißt das nicht, dass er Schmerz und Tod nicht mehr schön findet.

Und der entscheidende Punkt, der daraus folgt ist doch eigentlich: Wieso kommen so viele wieder und wieso scheint es so, dass bei vielen, die nicht wiederkommen, entweder die Abneigung gegen die Klinik eine große Rolle spielt, oder die Probleme so »gering« sind, dass es auch vorher einigermaßen funktioniert hat und ohne Klinik genauso funktioniert hätte?

(Eine Ausnahme bilden hier Psychosen, die gut mit Medikamenten behandelt werden können und Jugendliche mit sozialen Ängsten und Ähnlichem, was sich durch die heilsame Wirkung der Gruppe verbessern kann und es, denke ich, auch häufig tut, da die Gemeinschaft dort häufig sehr gut ist.)

Aber zurück zu dem, was passiert ist.

Was ich damals einfach gebraucht hätte, wäre jemand gewesen, mit dem ich darüber hätte reden können, so wie es auf meiner alten Station auch möglich gewesen war, denn ohne diese Möglichkeit haben die Umstände dazu geführt, dass ich das Gefühl hatte, halb wahnsinnig zu werden.

Später, vermutlich am nächsten Tag, kamen meine Bezugsbetreuer um zu fragen, ob ich bereit wäre zu unterschreiben bzw. zu fragen, wieso ich es nicht tat. Ich konnte es zu diesem Zeitpunkt glaube ich noch nicht genau auf den Punkt bringen und sie sind glaube ich nicht darauf eingegangen und haben halt versucht, mich zu überreden und so.

Bis zum nächsten Tag hätte ich es gut formulieren können und ich, so naiv wie ich war, habe sogar noch versucht, dem etwas genervten Oberarzt (der natürlich noch Begleitung dabei hatte) zu sagen, was ich dachte.

Nun, spätestens als ich gleich zu hören bekam, dass mir doch klar sein müsste, dass das schon leicht paranoid wäre, muss selbst mir klar geworden sein, dass das niemanden interessiert hat …

Inzwischen aber war ich völlig am Ende. Spätestens jetzt, als ich auch noch an meiner Klarheit zweifeln musste und mit niemandem darüber reden konnte, hatte ich endgültig das Gefühl verrückt zu werden.

Und ganz ehrlich. Dieser ganze Druck, dieses permanente Misstrauen, mit niemandem reden können. Das ist wirklich verdammt heftig auf Dauer und spätestens wenn du anfängst an deinem Standpunkt zu zweifeln wirst du zerbrechen.

Jetzt, wo ich es schon mal durchgemacht habe, könnte ich vielleicht besser damit umgehen, aber wenn man es das erste Mal erlebt und psychisch ohnehin am Ende ist, hat man eigentlich keine Chance. Konkret sah das bei mir erstmal so aus, dass meine Kontrolle zusammenbrach. Aber meine Schreie waren damals noch lautlos. Ich lag nicht auf dem Boden, sondern im Bett und dass ich mich gewunden und gezittert habe, dass ich mich immer wieder geschlagen habe, um mich zurückzuholen, hat entweder niemand gemerkt, weil niemand auf die Kameras geschaut hat oder die Bilder so klein waren, dass man kaum etwas erkennen konnte (was lustigerweise typisch wäre, Kameras sollte man also auch nicht überschätzen), oder es hat schlichtweg keinen interessiert, was auch sein könnte …

Irgendwann hat es aufgehört.

Aber ich war anders.

Ich war so schwach! Ich hatte das Gefühl, kaum mehr aufstehen zu können, nur noch flüstern zu können. Ich hatte keine Kraft mehr mich zu wehren. Ich hatte keine Kraft mehr zu widersprechen.

Ich war auch nicht mehr in der Lage die Dinge zu hinterfragen. Das heißt nicht, dass ich alles aufs Wort geglaubt hätte. Ich hätte einfach nicht darüber nachgedacht. Es wäre mir egal gewesen. Bei akutem Druck hätte ich die Dinge einfach getan und sonst hätte ich eben so gut wie gar nichts getan. Ich war allerdings nur sehr kurz in diesem Zustand, denn schon am nächsten Tag haben mich meine Eltern besucht. Meine Eltern waren nie diejenigen, mit denen ich vorzugweise über so was geredet habe, aber in Notsituationen waren sie immer da. Als ich sie also hatte, um zu reden, ist etliches rausgebrochen und nachdem sie mir immer wieder versichert haben, dass ich recht habe und dass ich nicht verrückt werde und dass das einfach heftig ist, war ich wieder stark genug, um es ohne Schwäche auszuhalten und meinen Standpunkt zu vertreten.

Leider habe ich an diesem Tag das erste Mal gespürt, wie hart ich sie belaste.

Meine Mutter war ziemlich emotional, hat geheult und gesagt, dass sie mit ihrem Leben nicht mehr klar kommt und ständig heult und nicht mehr schlafen kann und dass sie sterben will, wenn ich sterbe ...

Ich habe versucht stark zu sein, aber wie hätte ich sie wirklich auffangen sollen, wo ich genau wusste, dass es schlecht aussah und dass ich keine Rücksicht mehr nehmen könnte, wenn ich die Chance hätte zu sterben?

Zumindest davon, wie sehr es mich belastet hat, sie so zu sehen, habe ich nichts gesagt.

Mein Vater hat stabil gewirkt.

Aber mein Vater war im Umgang mit Gefühlen eher so ähnlich wie ich (oder eher ich ihm, denn ich hatte mich an ihm orientiert), sprich sehr rational.

Wenig fühlen, gut funktionieren.

Auf den ersten Blick ist das gut.

Dass es auch dazu führen kann, dass man schwach und kraftlos wird und sein Leben nicht mehr genießen kann, wusste ich aber von mir gut genug.

Bald war ich wieder alleine.

Nicht mehr gebrochen, nein, aber das heißt auch, dass ich mehr Dinge wieder aushalten musste und zusammen mit den heftigen Schuldgefühlen, war ich auch an der Grenze von dem, was ich aushalten konnte.

Irgendwie habe ich es geschafft, noch eine Weile durchzuhalten.

An viel kann ich mich nicht mehr erinnern.

Ich weiß noch, dass es schöne große Fenster gab. Dass man die Luft und Sonne fühlen konnte, wenn die erste Scheibe geöffnet war und man auf dem Fensterbrett saß. Dass man etwas sehen konnte, was nicht zur Station gehört hat, wenn man hinausgeschaut hat und dass es Herbst war und die Blätter von den Bäumen gefallen sind. Natürlich weiß ich auch, dass ich längst nicht mehr in der Lage war so was zu genießen, aber ich denke, es kann einen davon abhalten halb verrückt zu werden, so wie es in einem fensterlosen Raum passieren kann.

Etwa eine Woche nach meinem Gespräch mit meinem Arzt, hatten meine Eltern Elterngespräch. Am Ende wurde ich dazugeholt. Die Gesprächssituation hat mich mehr als überrascht.

Nur mein Arzt gegen meine Eltern und mich.

Die Erklärung ließ nicht lange auf sich warten.

Er war bereit, mich zu entlassen.

Einfach so.

Wollte noch nicht mal ein Versprechen.

Ich war mehr als überrascht. Aber ausnahmsweise mal positiv!

Klar hatte ich sofort die Pläne im Kopf.

Klar wusste ich sofort, dass es schieflaufen würde.

Klar wusste ich, dass ich nicht die geringste Wahl mehr hatte.

Aber nach dem, was passiert war, hatte ich da sicher nichts mehr dagegen!

Und selbst, wenn ich scheitern würde.

Das war die einzige von drei Stationen in unserer Stadt, die nicht aufnehmen musste.

Ich hatte also die Chance es zu schaffen und würde im schlimmsten Fall wenigstens auf eine andere Station kommen.

Etwas Besseres hätte mir in dieser Situation schon nicht mehr passieren können.

Klar ging es dann nicht gleich auf den nächsten Tag, aber in dem Wissen, dass bessere Chancen in Reichweite waren und dass ich nach einer Entlassung nicht mehr auf diese Station kommen würde, hielt ich tatsächlich zwei Ausgänge und sogar eine Probeübernachtung durch. Letzteres zwar nur, nachdem ich feststellen musste, dass meine Eltern alle scharfen Gegenstände weggeräumt und tatsächlich alle meine Sachen durchsucht hatten …

Klar, bei Rasierklingen im Bad und der Tatsache, dass ich früher öfters stundenlang baden war, hätte ich nicht widerstehen können, aber das war meinen Eltern wohl genauso klar gewesen wie mir. Auch damals hatte ich so wie jetzt die Zeit genutzt, um alles aufzuschreiben, was ich erlebt hatte, aber inzwischen habe ich mich sehr verändert und verstehe viel mehr, weshalb ich mich entschieden habe, es noch mal neu zu machen.

An sich war die Situation damals aber ähnlich. Eigentlich habe ich die ganze Zeit zu Hause nichts anderes gemacht, als zu schreiben und das obwohl ich unruhig und angespannt war und zudem noch Kopfschmerzen gehabt hatte. Es war mir wichtig gewesen.

Mein Fazit von damals möchte ich hier noch mal so wiedergeben, wie ich es damals geschrieben habe:

Mit der Zeit haben die Ärzte begonnen mich zu fragen, was ich denke, wieso ich anders bin, wieso es bei mir nicht hilft, wieso es nicht besser wird. Nun mit Sicherheit kann ich es natürlich nicht sagen, aber ich habe dennoch meine Gedanken dazu.

Ich glaube, dass ich einfach zu der Sorte Menschen gehöre, die eigentlich eine eher geringe Wahrscheinlichkeit haben, in ihrem Leben in einer Psychiatrie zu landen, zu der Sorte Menschen, die viel aushält, viel verkraftet, das Problem an der ganzen Sache ist nur: Wenn es dann erstmal passiert, ist es umso schlimmer.

Manche Kinder hätten schon bei Erlebnissen wie ich sie in der 7. Klasse hatte an den Suizid gedacht oder sich einfach geweigert, in die Schule zu gehen. Sie wären schon viel früher aufgefallen. Dadurch wäre ihnen auch leichter zu helfen gewesen.

Viele, die in Psychiatrien landen, sagen schon bevor sie etwas versuchen, dass es nicht funktioniert. Ich tue das sehr selten. Ich versuche es eigentlich immer zuerst und gebe dann auf, wenn es wirklich nicht funktioniert. Jemandem, der es gar nicht erst versucht kann man gut zureden und dazu bringen, dass er es versucht und dann funktioniert es vielleicht auch. Bei jemandem, der es schon versucht hat, ist das natürlich sinnlos. Zumindest dann, wenn sich die Situation nicht grundlegend (in positive Richtung) geändert hat.

Hauptsächlich liegt es wahrscheinlich daran, dass es den meisten einfach nicht so schlecht geht.

Meine Überzeugung davon, dass ich sterben möchte, kommt daher, dass ich nicht mehr in der Lage bin, ein richtiges Leben zu führen.

Mal ganz abgesehen davon, dass ich weder in die Schule gehen, noch arbeiten kann, weil mir mein Körper da einen Strich durch die Rechnung macht, bin ich einfach nicht mehr in der Lage, mich gut zu fühlen. Alles was auch nur eventuell dazu führen könnte, dass es mir besser ginge löst bei mir Kopfschmerzen, Kraftlosigkeit, Schwindel und Übelkeit aus. Mein Leben ist geprägt von Schmerzen und Leiden und vor allem ist es schon seit Langem immer und immer schlimmer geworden, nie aufwärts gegangen. Ich habe nicht die leiseste Ahnung, was mir helfen könnte und ich glaube nicht daran, dass es wirklich noch etwas gibt und deswegen ist der Tod für mich der einzige Ausweg. Das mit Abstand Schönste, was ich mir vorstellen kann.

Schließlich war ich komplett entlassen und fertig.

Der Druck es zu tun, stieg bis ins Unerträgliche.

Ich habe versucht, es nach hinten zu schieben. Vor allem auch unterbewusst, weil ich so heftige Angst vorm Scheitern und vor der Zwangseinweisung hatte.

Ich habe nur noch gezittert. Ich war noch nie vorher über so lange Zeit so auf Adrenalin.

Die erste Nacht konnte ich nahezu überhaupt nicht schlafen. Und auch wenn ich nicht darauf wetten würde, ich glaube, ich habe sogar im Schlaf noch gezittert. Auf jeden Fall war es alles andere als erholsam. An essen war gar nicht zu denken und überhaupt war eins klar: Ich hatte nicht die geringste Wahl.

Die besten Möglichkeiten sind mir damals ohnehin entgangen. Wenn ich mich richtig erinnere, war damals nämlich zwar die Tür zugesperrt, aber die Fenster ließen sich öffnen, was bei einer Erdgeschosswohnung bedeutet, dass man jederzeit abhauen kann.

Die nächste U-Bahnstation z. B. wäre ein wesentlich sichererer Tod gewesen.

Gut, darauf stehe ich überhaupt nicht, wenn ich ehrlich bin, aber ich hätte alternativ genauso gut etwas zum Erhängen suchen können und in den Wald laufen können. Selbst, wenn ich keine Gürtel hatte … ich denke, ich hätte schon irgendetwas halbwegs Geeignetes finden können, wenn ich gesucht hätte.

Andererseits … kann ich es wirklich wissen?

Die Tatsache, dass es auf manchen Geschlossenen Stangen gibt, die das komplette Körpergewicht tragen können, ist jedenfalls ein Anzeichen dafür, dass es wahrscheinlich nicht ganz so einfach geht. Jedenfalls nicht die schnelle Variante mit Genickbruch.

Aber was habe ich davon, jetzt darüber zu spekulieren, was ich damals hätte tun sollen?

Damals dachte ich, dass es am besten wäre, Glas zu zerbrechen und damit war es eben so.

Ja, ich war nicht alleine zu Hause und ja, mein Vater hat verdammt schnell reagiert.

In der maximal einen Minute, die ich gehabt hatte, hatte ich mir schon ein paar tiefe Schnitte zugefügt, die ordentlich geblutet haben, aber alle nicht lange.

Als ich mich dann kaum mehr bewegen konnte und er mir die Scherbe aus der Hand gezerrt hatte, wollte ich es zunächst nicht verstehen. Ich wollte es nicht einsehen.

Ich habe versucht mich zu befreien.

Nur ein Wort im Kopf: Nein. Nein! Nein!!! NEIN!!!!!!!

Ich weiß nicht, ob dieses Wort nur in mir war, oder auch nach außen gedrungen ist.

Ich weiß auch nicht, wie lange es gedauert hat.

Irgendwann habe ich begriffen, dass es vorbei ist.

Ich bin ruhiger geworden.

Ich hab mich total fertig gefühlt.

Ich habe sogar geheult.

Irgendwann hat mich mein Vater ins Krankenhaus gebracht.

Ich habe mich nicht gewehrt. Wozu auch? Es hätte alles nur noch schlimmer gemacht.

Spätestens, als wir da waren, habe ich langsam gefühlt, wie ich schwach ich war, weil ich mich etwas entspannen konnte.

Erstmal hat jemand ein wenig die Wunden versorgt, dann war glaube ich kurz eine Psychiaterin da, aber ich kann mich nicht mehr erinnern, was ich oder sie gesagt haben.

Als ein Arzt Zeit hatte, bin ich genäht worden, was irgendwie eine Weile gedauert hat.

Jemand anderes muss mit den Kliniken telefoniert haben.

Ich wusste, was passieren würde, aber ich war trotzdem so ruhig und so entspannt, wie ich es schon lange nicht mehr gewesen war. Ich hatte getan, was Katy und Carry gewollt hatten und sie haben dafür gesorgt, dass es nicht nur in dem Moment schön war, sondern auch eine tolle Nachwirkung hatte. Es klingt komisch, aber ich weiß, dass ich sogar gelacht habe.

Irgendwann war dann ein Krankenwagen da (das ist denke ich immer so, wenn man vom Krankenhaus in die Psychiatrie kommt) und hat mich zu meiner ersten Klinik gebracht, wo ich aber auf die andere geschlossene Station gekommen bin.

Nach einem kurzen Aufnahmegespräch bin ich kurz in den großen Wachraum der Station gekommen. Es waren schon drei andere Mädchen darin, ich hatte den Platz auf dem Boden, aber so was stört mich überhaupt nicht, ich war einfach nur heilfroh, nicht alleine zu sein und als ich gesehen habe, dass ich ein Mädchen von meiner ersten Station kannte ... ich glaube, ich habe praktisch sofort angefangen zu reden. Ich hatte so ein riesiges Bedürfnis gehabt. Dass noch zwei andere mitgehört haben, die ich nicht mal kannte habe ich kaum gemerkt. Es hat verdammt gut getan und als ich das Wichtigste los geworden hatte, hat sie mir natürlich auch erzählt, was ihr passiert war. Leider war ich damals noch nicht erfahren genug, um darauf zu achten, nicht so deutlich zu zeigen, dass wir uns kannten und verstanden, denn als die Betreuer das gemerkt haben, musste ich noch am selben Abend ins Time-Out umziehen.

Das wäre nicht gut für mich und ich sollte erstmal zur Ruhe kommen und »nachdenken«.

Aber selbst damit bin ich ganz gut klar gekommen. Nach einer Zeit voller Gefühle, an der Grenze dessen, was ich damals aushalten hatte können, nach all diesem Druck, so groß, dass ich nicht mehr den Hauch von Kontrolle hatte ... plötzlich ein erträglicher Zustand. Ausnahmsweise mal nicht so verletzlich sein.

Okay, ich muss zugeben, am nächsten Tag haben die Betreuer es dann doch geschafft mich völlig fertig zu machen und das aus einer Situation heraus, die ich so lächerlich finde, dass ich kaum weiß, wie ich es schreiben soll.

Es war beim Abendessen. Ich habe trockenes Brot gegessen, was ich immer tat, ganz einfach, weil ich so ziemlich alles, was es so gibt einfach eklig finde, vermutlich, weil wir das zu Hause nie gegessen hatten.

Das ist jetzt vielleicht etwas ungewöhnlich, aber meine letzten drei Stationen hatten damit nicht das geringste Problem gehabt.

Plötzlich, laut, vor allen anderen, werde ich ziemlich unfreundlich dazu aufgefordert »richtig zu essen«.

Okay, erstmal ist das jetzt einfach nur ziemlich unangenehm …

»… das kann ich nicht.«

»Natürlich kannst du das!«

… scheiße …

Immer mehr Anspannung …

»… nein …«

»Das geht so nicht!«

»… das ging bis jetzt … auf allen Stationen…!«

»Es ist mir egal, ob das auf den anderen Stationen ging. Wir sind hier auf dieser Station und hier geht das nicht!«

Alle Augen in meine Richtung, Anspannung, Atmung wird schneller.

»… ich … kann … nicht …«

»Das ist ganz einfach, wenn du nicht tust, was wir sagen, darf heute Abend niemand rauchen und alle müssen auf den Zimmern bleiben.«

So abhängig, wie ich von der Gruppe war, hätte es echt kein größeres Druckmittel gegeben …

Ich konnte nicht damit umgehen. Ich wollte nur noch schreien. Ich wollte weg.

Ich bin aufgestanden. Ich bin rausgelaufen. Flucht für den Moment …

Auch als ich weg war, war ich komplett fertig. Ich habe kaum Luft bekommen, ich habe nur noch gezittert. Ich wollte schreien, nur noch schreien! Ich habe geheult. Ich hatte das Gefühl, nicht mehr zu können. Es war auch nicht so, dass es sich schnell abreagiert hätte, oder so. Es ging immer weiter.

Eine Betreuerin war bei mir. Was ich hier für eine Show abziehen würde, ich sollte mich doch gefälligst beruhigen.

Was soll ich zu so was eigentlich noch sagen?

Ernst nehmen, verstehen wollen, helfen wollen, zuhören …? Das wird überbewertet, oder?

Vorwürfe, Unterstellungen und Strafen sind bestimmt hilfreicher ...
bestimmt ...

Da ich vermutlich kaum oder bis gar nicht in der Lage war zu sprechen, war ich schnell wieder alleine.

Wie lange, weiß ich nicht genau, aber jetzt, wo ich darüber nachdenke ...

Wahrscheinlich etwa so lange, wie es dauert mit dem Dienstarzt zu sprechen ...^^

Das nächste Mal, als eine kam, hatte sie jedenfalls schon Medikamente dabei.

Na ja, es war eine Situation, in der man gegen angenehme Medikamente im Prinzip nicht viel einzuwenden hat, auch wenn es schon irgendwie ziemlich offensichtlich die falsche Reaktion ist, da es wahrscheinlich hilfreicher wäre, sich einfach Zeit zu nehmen, zuzuhören und möglichst freundlich und verständnisvoll zu sein, oder es ganz schlichtweg einfach nicht auszulösen!

Aber nun ja, was soll man sagen? Geschlossene Psychiatrie eben. Traurig, aber wahr.

Und danach ... na ja, es ging schon noch eine Weile weiter ... aber irgendwann muss es dann halt aufgehört haben ... und danach ... weiß ich jetzt gar nicht mehr so genau.

Doch.

Ich weiß noch, dass noch mal eine Betreuerin bei mir war.

Jetzt kommt nämlich noch der Teil, über den man sich lustig machen kann ... gut ... damals war es hundertprozentig nicht lustig, aber ... egal.

Ich glaube, sie meinte, sie hätten sich abgesprochen und hätten jetzt festgelegt, was ich ab jetzt essen sollte (weil ich das alleine natürlich nicht geschafft hätte, nicht wahr?).

Das Ganze klang irgendwie so etwa wie: Du bist doch eh magersüchtig.

Wieso mich das so umgehauen hat?

Nun ja ... ich hatte ja die letzten Wochen ... mit Mirtazapin ... doch irgendwie ... etliche Kilo zugenommen und war schätzungsweise ... etwa 4 BMI-Punkte bzw. 12 Kilo vom Untergewicht entfernt? ^^

Ich meine … Hallo?!

Ich werde diese Leute nie verstehen. Wirklich … Niemals.

Glückerweise schien es aber so, als ob ich einfach nur die falschen Betreuer erwischt hatte, denn irgendwie war das Ganze bald kein Problem mehr.

Den Stress an diesem Abend aber … hätte man sich wirklich sparen können.

Im Nachhinein habe ich mich natürlich auch gefragt, wieso das Ganze für mich so heftig war.

Es erscheint nicht angemessen und jetzt würde ich sicher völlig anders reagieren und einige Wochen früher hätte ich wohl auch ganz anders reagiert.

Ich vermute, dass meine Reaktion deswegen so krass war, weil ich schon so viele heftige Erfahrungen mit Druck gemacht hatte und alle dabei entstandenen Gefühle zwar im Moment relativ tief lagen, aber dennoch da waren und ich schätze, dass das, was passiert ist, ohne, dass ich es richtig gemerkt habe, auch dieses starke, nicht verarbeitete Gefühl wieder ausgelöst hatte.

Ach ja, von den anderen ist übrigens niemand bestraft worden, soweit ich weiß.

Auf dieser Station fängt es irgendwie schon an, dass ich mich schwer erinnern kann …

Aber ich weiß die Dinge eigentlich … ich muss nur nachdenken.

Jedenfalls weiß ich die für den Verlauf entscheidenden Dinge. Über den Rest schreibe ich im Prinzip ohnehin nicht.

Vielleicht erstmal grundsätzlich über die Station …

Von den Geschlossenen ist es die »offenste«, die ich kenne.

Wobei, meine zweite Station hatte sogar fast noch offener sein können … Aber auch viel geschlossener!

Wie auch immer, die Fenster zu den Wachräumen sind dort häufig zu.

Badsachen in den Bädern. Bäder und Toiletten da, wo nicht immer jemand ist. Begleitung nur für Essstörungen. Ausgang im Haus nicht schwer zu bekommen und sogar richtiger Ausgang (1 zu 1) für einige. Und Porzellan und Gläser!

Meine neue Psychiaterin fand ich gut. Wirklich. Ich meine klar, helfen konnte sie mir natürlich nicht, aber ich habe sie als sehr ruhig und freundlich empfunden und sie hat mir zugehört, ohne mir zu widersprechen, mich absichtlich zu verletzen, Druck auszuüben und solche Dinge …

Auch die 1 zu 1-Situation wusste ich inzwischen zu schätzen …

Dafür waren wir Jugendlichen dort aber direkt von der Oberarztvisite betroffen.

Oberarztvisite heißt: alle die etwas zu sagen haben (das Betreuerteam wird von einem Betreuer vertreten) setzen sich an einen großen Tisch und reden über jeden Patienten. Über was genau sie da reden … ich weiß es nicht und ich kenne niemanden, der es wirklich weiß und keine Station, auf der es jemand geschafft hat zu lauschen.

Das Ganze gibt es eigentlich auf allen Stationen einmal in der Woche.

Diese Station ist allerdings die einzige, die zusätzlich nachdem sie alles besprochen haben, was die Jugendlichen nicht hören sollen, auch die Jugendlichen selbst dazu holt.

Das ist dann so eine wahnsinnig gemütliche Situation von etwa … 1 zu 7?

Üblicherweise hat aber sowieso nur die leitende Oberärztin geredet. Nun, auf der anderen Station, wo man wenig mit ihr zu tun hatte, war sie eigentlich wenig aufgefallen, aber hier war das anders.

Ich und viele andere … wir hatten das Gefühl … von weit oben angeschaut zu werden. Absolut nicht ernst genommen zu werden. Belächelt, manchmal auch ausgelacht zu werden.

Wenn man dann noch dazu nimmt, in welcher Position sich solche Oberärzte oft fühlen (»Irgendjemand muss ja dafür da sein, die unangenehmen Frage zu stellen«) …

Nun ja, man könnte sagen, sofern es nicht so gut läuft, musst du im Normalfall vor der ganzen Runde Stellung zu allen Problemen beziehen, dein Verhalten rechtfertigen usw.

Ob dich das fertig macht, weil du vielleicht absolut nicht bereit bist, direkt mit deinen Problemen konfrontiert und dann auch noch unter Druck gesetzt zu werden … nun, dass ist nicht entscheidend.

Auf so was nimmt man keine Rücksicht, denn irgendwann muss es ja sein und es wird sich vermutlich ohnehin nicht ändern (wenn ich jemanden nur einsperre und so mit ihm umgehe ... nein dann wirklich nicht ...).

Klar, wenn alles gut läuft, dann ist es wahrscheinlich nicht so schlimm und du kannst es nutzen, um alle davon zu überzeugen, wie stabil du bist und um nach Ausgang zu fragen oder Ähnliches.

Ich persönlich erinnere mich aber eher an die andere Seite, auch wenn ich mich konkret an fast nichts erinnern kann ...

Eher an die Angst davor, die Anspannung und wie fertig ich teilweise danach war.

Ich könnte versuchen, noch was zusammenzukriegen, aber meine Erinnerung ist tatsächlich so schlecht, dass ich es wahrscheinlich unabsichtlich ziemlich verfälschen würde ...

Ich denke, dass das nicht so gut wäre.

Ich denke aber, dass mich schon einfache, sicher gefallene Fragen in Richtung »Wie soll denn das weitergehen?« und »Wie stellst du dir deine Zukunft vor?«, überfordert haben. Eigentlich auch kein Wunder, wenn man angesichts der persönlichen Vorstellung der Zukunft nur noch den Ausweg Tod sieht, oder?

In Bezug auf meine Unfähigkeit (sie hat es vermutlich eher als Verweigerung eingestuft) die Schule zu besuchen, habe ich zum Beispiel schon beim ersten Mal prophezeit bekommen, dass ich dann »hier einziehen« könnte und so lange es nicht ging sicher nicht rauskommen würde.

Ich muss schon sagen ... das hat mich wirklich wahnsinnig aufgebaut ...

An was ich mich ebenfalls erinnern kann, ist, dass es teilweise ein stationsweites Stimmungstief ausgelöst hat.

Wenn die Gruppe gut war und man nicht gerade isoliert war, konnte man sich wenigstens gegenseitig auffangen und sich zusammen aufregen, was wirklich wichtig sein konnte.

Und die Betreuer ... erstmal möchte ich natürlich eins betonen: es gibt überall gute und schlechte Betreuer und auch auf dieser Station gab es welche, die echt okay waren, aber alles in allem muss man trotzdem sagen: ich habe bis jetzt jedes andere Betreuerteam als besser empfunden, als dieses und auch anderen, die mehrere Stationen (teils auch mehrere Geschlossene) kannten, ging es ähnlich.

Zudem hatten wir öfters den Eindruck, dass sich unsere für alle geltenden Zimmerzeiten (die auf dieser Station ohnehin sehr großzügig angelegt waren) oft durch Reden und Kaffee trinken im Stationszimmer unnötig in die Länge gezogen haben.

Das sollte jetzt aber erstmal reichen, um sich die Umstände vorstellen zu können.

Zurück zu dem, was gerade der Stand war.

Ich war im Time-Out, aber alles hatte sich wieder einigermaßen beruhigt und da ich noch unter der Wirkung des Suizidversuches stand, kam ich eigentlich mit allem ganz gut klar.

Nach ein paar Tagen ist das Mädchen, das ich kannte, leicht ausgetickt (nicht gegen sich selbst und auch nicht so, dass es ihr direkt deswegen schlecht ging).

Dass Ganze hat sie ins Time-Out und mich in den großen Wachraum gebracht.

Schon irgendwie traurig, dass es immer auf Kosten anderer gehen muss.

Trotzdem. Ich war erstmal nicht mehr alleine, was angenehm war.

Ich liebe Viererzimmer und es waren auch Mädchen dabei, mit denen ich mich gut verstanden habe.

Auch die restliche Gruppe war teilweise gut.

Trotzdem rollte natürlich ein offensichtliches Problem auf mich zu.

Die Zeit zwischen der Gegenwart und dem Suizidversuch wurde mit jedem Tag größer.

Da die Station Möglichkeiten bot, war die Auswirkung klar: steigender Druck.

Was ich machen wollte war mir klar. Das Glas hat mich mit Abstand am meisten gereizt, denn auch, wenn es schief lief, konnte es mit viel Blut und so echt angenehm sein.

Inzwischen kann ich kaum mehr glauben, wie naiv ich war. Selbst die offenste Geschlossene würde keine derartig gute Möglichkeit bieten …

Wie auch immer.

Bis etwa zum Ziehen der Fäden hatte ich kein Problem mit der Kontrolle.

Danach wurde es schnell kritisch.

Aber es war sehr emotional. Natürlich habe ich auch geplant, aber es war keine rationale Entscheidung. Ich hatte überhaupt keine Wahl und obwohl das eigentlich völlig klar war, habe ich versucht es zu verhindern, es rauszuzögern. Man hat mir angesehen, wie angespannt ich war. Ich habe sogar gesagt, dass ich unter Druck stehe und eine Freundin, die sich Sorgen gemacht hat, hat auch mal was zu den Betreuern gesagt. Ich habe drei aufeinanderfolgende Tage Bedarf (Tavor) bekommen und im Prinzip muss jedem klar gewesen sein, was los war. Spätestens zu diesem Zeitpunkt hätte ich das Ganze in Frage stellen müssen, aber wie so vieles ist es bereits geschehen.

Irgendwann jedenfalls konnte ich es nicht mehr aufhalten. Ich stand gleichzeitig total unter Druck und hatte aber auch eine riesige Angst. Ich habe es geschafft, ein Glas unauffällig bis zu den Toiletten zu bringen. Ich habe es sogar geschafft, es zu zerbrechen, ohne dass es sofort jemand gemerkt hat. Ich hatte die Scherben und war eigentlich schon total erleichtert, dass es funktioniert hatte, als ich hart auf den Boden der Tatsachen zurückgerissen wurde, als ich versucht habe mich zu schneiden, denn was ich einfach nicht gewusst hatte: Glas ist nicht gleich Glas und die Scherben waren alles andere als scharf! Statt tiefen Schnitten nur winzige rote Striche.

Ich glaube, dass ich mich noch nie in meinem Leben so verarscht gefühlt habe, wie in diesem Moment.

Und dann stand ich da.

Mit einem Haufen Scherben, die genauso auffällig wie ungebräuchlich waren …

Sehr lange hat es nicht gedauert, bis eine Betreuerin vor der Tür stand.

Klar bin ich aufgeflogen und für mich war die ganze Geschichte ab diesem Zeitpunkt in erster Linie peinlich.

Ich hätte es vorher ahnen sollen.

Hatte ich aber nicht. Zu spät.

Am nächsten Tag erstmal Einzelzimmer und Zimmerzeit bis zur Oberarztvisite.

Was genau dabei gesagt wurde weiß ich nicht mehr.

Ich weiß nur, dass es – wie im Prinzip nicht anders zu erwarten – Konsequenzen gab.

Einzelwachraum, Zimmerzeiten, alleine essen und so …

Natürlich alles »zu meinem Schutz«.

Komisch, dass überhaupt nichts passiert war, als jeder gesehen haben musste, dass ich dabei bin die Kontrolle zu verlieren, aber jetzt, als ich schon zig Mal gesagt hatte, dass ich das bei dem Ergebnis, sicher nicht mehr machen würde … ja, jetzt musste man mich natürlich schützen …

Ich würde ja doch eher sagen, man wollte mich verletzen.

Welchen Sinn sollte es sonst schon haben, jemanden so viel Zeit alleine in ein Zimmer zu schicken?

In ein Zimmer, in dem es außer Bett, Schrank und Tisch nichts gibt, versteht sich.

An einem Wochenendtag hat das für mich schnell bedeutet, dass ich mehr alleine als in der Gruppe war.

Ich war nicht mehr so krass verletzlich wie früher. Die Vergangenheit hatte mich gelehrt, härter zu sein.

Das ist aber eigentlich gar nicht das, worum es mir geht.

Ich finde es krank, dass Konsequenzen und Medikamente das einzige sind, womit diese Leute arbeiten, vor allem wenn man bedenkt, dass es wohl so ziemlich jedem, der auf so einer Station landet auch ohne solche Dinge schon scheiße genug geht.

Einfach mal zuzuhören und die Jugendlichen ernst zu nehmen, wäre sicherlich wesentlich effektiver!

Denn solche Handlungen passieren oft entweder aus akuter Verzweiflung, die durch Bestrafung sicher nicht sinken wird, oder durch dermaßen hohen Druck, dass derjenige keine Wahl mehr hat, sprich eigentlich gar nicht zur Verantwortung gezogen werden kann und der Versuch es trotzdem zu tun, die Kontrollpersönlichkeit verletzt (Ich habe so sehr dagegen gekämpft und werde jetzt, wo ich verloren habe, auch noch dafür bestraft -.-).

Essen durfte ich zum Glück nach einigen Tagen wieder mit den anderen. Der Rest aber war eher langfristig.

Eine kleine Sache möchte ich zwischendrin auch noch ansprechen.

Man könnte meinen, dass man mit Jugendlichen redet, um sich einen Eindruck von ihnen und von ihrer Persönlichkeit zu machen, oder?

Die Psychiatrie bevorzugt aber häufig Persönlichkeitstests, die man am Computer zu machen hat.

Ich finde das alleine irgendwie schon ziemlich traurig, denn ich denke, dass jeder Mensch mit einigermaßen Menschenkenntnis im Gespräch zig Mal mehr herausfinden würde.

Man selbst hört oft nichts vom Ergebnis. Ich jedenfalls habe nichts davon gehört.

Irgendwann meinten meine Eltern dann mal, man hätte ihnen was dazu gesagt.

Das Ergebnis hätte auf eine starke Persönlichkeit hingewiesen und ich müsse auf voller Linie beschissen haben.

Dass man mir ein derartig effektives Manipulieren der Testergebnisse zugetraut hat, war anhand der Tatsache, dass ich praktisch unfähig war zu lügen, was ich leider mehrfach bewiesen hatte, aber auch aufgrund der Menge der Fragen (geht schon in den Hunderterbereich, wenn ich mich richtig erinnere) und der kurzen Zeit zu antworten (ein paar Sekunden, wenn man nicht ewig brauchen will) etwas, was mich wirklich überrascht hat.

Mein Kumpel von meiner ersten Geschlossenen hat das bei vermutlich dem gleichen Test versucht. Das Ergebnis, dass er beim unerlaubten Lesen seiner Akte erfahren hat, war so etwa: widersprach sich mehrfach selbst.

Im Grunde genommen ein wunderschönes Beispiel für: Man sieht, was man sehen will!

Ich weiß noch, dass ich mir am Anfang Hoffnungen auf eine baldige Entlassung gemacht habe, weil man mich dazu überreden wollte auf eine therapeutische WG zu gehen.

Das war an sich völliger Schwachsinn, denn eine offene WG setzt voraus, dass man voll zur Schule geht.

Dass ich das nicht konnte, war aber der Hauptbestandteil meiner Depression und stand nicht nur für fehlende Leistungsfähigkeit, sondern auch dafür, dass ich nicht genießen konnte.

Hätte ich zur Schule gehen können, wäre ich also nicht nur leistungsfähig gewesen, sondern hätte sogar genießen können, wäre also überhaupt nicht krank gewesen und hätte keine WG gebraucht, sondern hätte auch direkt nach Hause gehen und mein Leben leben können …

Was sich die Erwachsenen (in erster Linie, soweit ich weiß die Oberärztin) dabei gedacht haben, bleibt mir also bis heute ein Rätsel.

Fakt war jedoch, dass ich dachte auf diese Art und Weise möglicherweise bald gehen zu können.

Sie brach jedoch sehr plötzlich zusammen, als mir mein erster 3-Monate-Beschluss mit den Worten: »Da müssen wir mal schauen, ob das ausreicht« gegeben wurde.

Drei Monate auf der Geschlossenen LEBEN mussen, wenn es einem schon so scheiße ging wie mir damals, ist verdammt viel. Ein Standardbeschluss über 6 Wochen wird normalerweise mit den Worten »Keine Angst, 6 Wochen sind Standard, das heißt nicht, dass du so lange bleiben musst!« übergeben …

Erst war ich geschockt.

Dann war ich irgendwo zwischen Unglauben und Angst.

Ich glaube, ich habe zu mehreren Leuten gesagt, dass ich verwirrt bin und dass ich jetzt nicht wüsste, auf was ich mich einstellen sollte.

Das Ergebnis war dann so etwa, ich müsse schon noch länger bleiben, aber man wolle mir halt jetzt schon eine Zukunftsperspektive bieten …

(Für mich klingt das jetzt immer noch so absurd wie damals und was sich diese Leute dabei gedacht haben? Ich kann noch so viel verstehen, auf solche Fragen werde ich wahrscheinlich nie Antworten finden …)

Das Ganze hat zu einem kompletten emotionalen Zusammenbruch am Abend geführt.

Und plötzlich, als ich heulend und überfordert am Boden war …

Wurde eine Betreuerin »sehr freundlich« …

und hat mich gleich mal ins Stationszimmer gebracht …

und dafür gesorgt, dass ich Bedarf bekomme ... (inzwischen standardmäßig Dipiperon, ich frage mich immer, was sie damit erreichen wollen. Es ist unangenehm und ich glaube, es wirkt auch nicht so schnell, wirkt also als Bedarf tendenziell erst dann, wenn es eigentlich schon vorbei ist.

Als dauerhafte Medikation war die Indikation »anstrengender Patient« teilweise häufiger als eine Psychose, obwohl ich glaube, dass sich die meisten etwa genauso wie vorher verhalten, wenn sie sich erstmal daran gewöhnt haben.)

Diese Reaktion ist ja eigentlich wesentlich netter als andere Reaktionen, wie ich sie von dieser Station auch schon kannte, aber wenn der Unterschied so krass ist und man dieses Verhalten öfters im Umgang von Betreuern mit verwirrten Psychotikern gesehen hat, hat es irgendwie was Gruseliges ...

Ich erinnere mich nicht mehr viel an diese Zeit, aber ich glaube, dass ich danach das Gefühl hatte, dass Katy dafür gesorgt hat, dass ich noch weniger fühlen musste und auch dass sich vor allem meine Wahrnehmung der Zeit verändert hat. Ich konnte mich zum Beispiel am Abend schon kaum mehr daran erinnern, wie der Tag gewesen war, oder was ich gemacht hatte.

Gezahlt habe ich glaube ich damit, dass die Symptome wieder schlimmer wurden und ich ab jetzt auch noch mit Übelkeit nach dem Essen klar kommen musste.

Ich stand auch ziemlich unter Druck und bin verschiedene Möglichkeiten durchgegangen, um mir zu schaden, vielleicht zu sterben ...

Das Sterben nicht ganz so einfach war, wie man denkt, wenn man seine ersten Suizidgedanken hat, war mir inzwischen klar geworden ... aber gehofft habe ich trotzdem immer, dass es doch irgendwie möglich wäre.

Nach Ausschluss von Suizidversuchen mit Risiken auf bleibende Schäden bei eher geringen Chancen und dem wirkungslosen Test von eigentlich nicht zum Trinken bestimmten Dingen habe ich mich zum Sammeln meiner Medikamente entschieden.

Im Prinzip war das, denke ich, mein verzweifelter Versuch alles noch irgendwie zu kontrollieren.

Keine bleibenden Schäden, lange Vorbereitungszeit …
Ich denke, man sieht, dass damals noch der kämpfende Teil zum Bewusstsein gehört hat.
Trotzdem war Carry in Verbindung mit Katy stark. Der Druck wuchs gegen Abend (vor der Medikation) erheblich und als ich einmal versehentlich aus Angst erwischt zu werden eine geschluckt habe, ging es mir absolut schrecklich danach. Ich weiß noch, wie ich sie angefleht habe mich wieder zu schützen, wie ich immer wieder versprechen musste nie wieder einen solchen Fehler zu machen …
Ich konnte dann nach einer Weile sogar wieder in den großen Wachraum.
Der Ursache dafür war wie immer, dass sie es bei jemand anderem dringender fanden.
(Zum Glück haben sie nur einen solchen Raum und nur ein Time-Out!)
Allerdings muss man auch sehen, dass auch ich ein anderes Mädchen da raus befördert hatte.
Wir kannten uns schon länger, weil wir gleich festgestellt hatten, dass sie einen Tag nach meiner Verlegung von der Offenen auf die Geschlossene, auf meine offene Station gekommen war und dann genau wie ich direkt von dort hergekommen war. Wir hatten also genug zu reden und sie war echt nett.
Jedenfalls waren wir eine kurze Zeit zusammen in einem Zimmer und ich muss sagen, dass mich selten jemand so gut verstanden hat. Verschiedene Krankheiten, ja, aber ähnlich krass und das hat zu weit mehr Ähnlichkeiten und Verständnis geführt.
Sie war die letzte, die mich wirklich gekannt hat und auch die einzige, die wusste, was ich geplant habe.
Sie musste aber dann (als Bestrafung …) in ein anderes Zimmer und ist recht bald verlegt worden.
In der nächsten Zeit wird nicht viel gewesen sein.
Jedenfalls kann ich mich nicht mehr richtig an sie erinnern.
Irgendwann ging es dann auf Weihnachten zu und ich würde dableiben müssen.
Vielleicht besser, als wenn ich das Weihnachten meiner Familie kaputt gemacht hätte und am Ende sowieso nicht gestorben wäre …

Wie auch immer, die Menge, die ich hatte war langsam größer und wuchs stetig. Der Druck war die ganze Zeit schon hoch gewesen, aber jetzt stieg er weiter an. Ich wusste, dass diese Phase dem Ende entgegen ging.

Eigentlich wollte ich lieber noch bis nach den Feiertagen sammeln und am Freitag vor Weihnachten habe ich mich sogar noch dazu nötigen lassen zu versprechen, dass nichts passieren würde.

Ich denke, ich wusste eigentlich, dass ich das nicht konnte, aber es nicht zu tun, wenn so viele Leute auf dich einreden es zu machen, wäre ja etwa so als ob man ankündigen würde etwas zu tun und da habe ich mir dann halt lieber eingeredet, ich würde es noch ein paar Tage aushalten …

Ich hatte ohnehin schon immer so Angst, dass sie vielleicht mehr wussten, als sie gezeigt haben, dass sie mich testen wollten und so. Ich denke aber eigentlich nicht, dass es so war.

Tatsächlich hat es mich dann noch am selben Tag überrollt.

Ich habe die Menge damals glaube ich auf ca. 450 mg, also meine 15-fache Tagesdosis geschätzt.

Was das bedeutet kann ich nicht sagen.

Später bin ich mehrfach auf die Behauptung gestoßen, ab 300 mg wäre es potenziell tödlich und ein Mädchen meinte, ein Arzt hätte ihr gesagt, sie hätte eine absolut tödliche Dosis genommen. Wie viel genau das war, weiß ich nicht mehr. Aber viel mehr als 2 g waren es denke ich nicht.

Laut Wikipedia aber bräuchte man auf ein Gewicht von 55 kg ca. 45 g um zu 50 % zu sterben …

Im Endeffekt ist es aber ohnehin kaum möglich mehr auf einmal zu nehmen, da selbst ich schon extrem nah am Erbrechen war, während das andere Mädchen alles ausgekotzt hatte …

Sie hat gesagt, das liegt daran, dass in solchen Medikamenten Brechmittel sind, um zu verhindern, dass man sich damit umbringen kann. Wie auch immer. Neben der Übelkeit hat das Ganze noch Schwindel, Müdigkeit und einen sehr unangenehmen und anstrengenden, vermutlich fiebrigen Zustand ausgelöst.

Ich dachte immer, ich würde irgendetwas Reales sehen, irgendwas hören, wahrscheinlich irgendeinen Schrott, ich kann mich kaum mehr erinnern.

Immer so lange, bis ich mich irgendwie bewegt habe, weil mir heiß und alles so unangenehm war und ich plötzlich zurück in die Realität gefallen bin, um gleich in den nächsten Sekunden wieder wegzudriften …

Irgendwann habe ich wahrscheinlich auch ein wenig geschlafen.

Einmal bin ich aufgestanden, weil ich dringend aufs Klo musste. Ich hatte das Gefühl gleich umzukippen, so schwindlig war mir, alles schien sich ein wenig zu drehen, aber ich bin trotzdem hingekommen. Allerdings scheint man es mir doch schon irgendwie angesehen zu haben, denn als ich auf dem Boden vor der Toilette saß und kurz vorm Kotzen war, ist eine Betreuerin gekommen.

Ich habe nichts davon gesagt was los war. Es hat aber auch keiner direkt gefragt, ob ich irgendwas gemacht habe.

Als ich schließlich wieder gelegen bin ist es ein wenig besser geworden und ich glaube, ich habe die letzten Morgenstunden sogar noch einigermaßen geschlafen.

Am nächsten Morgen war das Schlimmste eigentlich vorbei, obwohl aufgrund der langen Halbwertszeit eigentlich immer noch einiges in meinem Körper gewesen sein müsste …

Aber wer weiß? Vielleicht verteilt sich das irgendwie ein wenig um oder so, da kenn ich mich nicht wirklich aus.

Jedem, der einen schönen Suizid sterben will, würde ich das Ganze aber ganz definitiv nicht empfehlen, denn es war schrecklich. Rein sedierende Mittel sind vielleicht besser, aber eigentlich hatte auch dieses Medikament eine sedierende Wirkung …

Jedoch, ich konnte es selbst kaum glauben, bin ich tatsächlich völlig von äußeren Konsequenzen verschont geblieben, weil keiner gecheckt hat, was los war.

Ganz ehrlich. Die Türen dieser Station mögen zu sein. Aber was die Überwachung anging, hatte man doch eine ganze Reihe an Freiheiten.

Schon alleine, dass es so einfach war Medikamente zu sammeln sagt ja auch einiges.

Leider sah es mit den emotionalen Folgen ganz anders aus ...

Was ich vorher eigentlich schon geahnt hatte, nämlich dass der Tod für mich kurz- und mittelfristig (und damit für mich eine Ewigkeit!) nicht erreichbar war, habe ich nun auch gefühlt.

Carry fiel in eine Identitätskrise. Wozu Möglichkeiten erarbeiten, wenn es ohnehin sinnlos war?

Yildiz aber hatte keine Kraft mehr.

Wir konnten alle nicht mehr. Wir konnten einfach nicht mehr.

Ich meine ja, wenn man mit allen Mitteln gezwungen wird, dann geht es immer irgendwie weiter, aber eigentlich waren wir völlig am Ende.

Katy bekam Macht. Sie würde sie nutzen.

Es war auch schnell klar wie.

Yildiz war ganz eindeutig ein Teil meines Bewusstseins, ich habe sie damals noch als »ich« empfunden.

Ich wollte also nicht einsehen, dass ich die Fähigkeit verlieren würde, mich selbst am Leben zu halten, denn ich wusste genau, wie sinnlos das war.

Ich wusste genau, dass wir alle darunter leiden werden würden.

Ich habe mit Katy verhandelt. Habe gesagt, sie soll mir nach dem Suizidversuch eine Pause gönnen;

mich heil über die Feiertage kommen lassen und mich erst danach zu dem zwingen, was sowieso passieren würde.

Es hat ganz gut funktioniert und auch wenn es sicherlich die mit Abstand schlechtesten Weihnachten meines Lebens waren ...

Im Vergleich zu dem, was danach kam, waren es wirklich gute Tage.

Aber eben nicht viele.

Drei ab der Nacht mit den Medikamenten glaube ich.

Danach kam das, was kommen hatte müssen.

Ich konnte nicht mehr essen. Ich konnte nicht mehr trinken. Ein wenig vielleicht schon ... unter großem Zwang (und Tavor), aber ... wirklich funktioniert hat es ganz definitiv nicht mehr ...

Ich wollte nicht so handeln!

Ich wusste genau, dass es sinnlos war!

Aber meine Kontrolle war über die Zeit einfach immer weiter gesun-

ken und ich konnte viele Entscheidungen einfach nicht mehr treffen!
Eigentlich konnte ich überhaupt keine richtigen Entscheidungen
mehr treffen.
Die Erwachsenen haben viele getroffen. Katy hat viele getroffen.
Vor allem gegen erstere anzukämpfen.
Ich konnte jetzt versuchen gegen ihre anzukämpfen ..., aber damit
war ich dann eben auch an meinen Grenzen.
Man kann sich das vielleicht schwer vorstellen, wenn man es nicht
erlebt hat.
Es war einfach so, dass ich es kaum mehr über mich gebracht habe.
Wenn ich einen Becher in die Hand genommen habe, habe ich ange-
fangen zu zittern und war angespannt ohne Ende. Ich hatte nur noch
den Impuls, es so schnell wie möglich wieder weg zu tun.
Klar, hatte ich inzwischen gelernt Impulse zu kontrollieren, aber
dann genau das Gegenteil zu tun ... ist ziemlich schwierig ...
Und doch weiß ich, dass ich mit Kämpfen noch ein wenig erreichen
hatte können, dass ich es ein paar Mal geschafft hatte. Klar ... über
die Mengen will ich jetzt nicht reden, aber ...
Am Ende hat es mir auf jeden Fall überhaupt nichts gebracht.
Die Erwachsenen haben ihre Drohungen wesentlich schneller wahr
gemacht, als ich es erwartet habe und meiner Meinung nach auch
wesentlich früher als es nötig gewesen wäre.
Allerdings muss ich natürlich auch zugeben, dass sich die Situation
in den nächsten Tagen nicht geändert hätte und dass ich schon auch
echt schwach geworden war und so ...
Dann ging erstmal alles ganz schnell.
Mehrere Erwachsene.
Ich natürlich alleine.
Erwachsene. Vor mir. Neben mir. Hinter mir.
Bedrohlich ...
Meine Ärztin. Mit einer Magensonde.
Scheiße!
Was passiert hier?!
Ich will hier weg!!!
Erwachsene.

Vor mir. Neben mir. Hinter mir.

Du kommst hier nicht weg …

»Das ist gar nicht schlimm.«

Nein. Nein! Bestimmt nicht! Vor allem nicht dann, wenn es um heftige Gefühle geht!

Denn ganz genau genommen … die Sache in sich ist wahrscheinlich eigentlich wirklich gar nicht so schlimm. Darum geht es aber überhaupt nicht. Es geht um all die Verzweiflung, all den Schmerz und die Wut und die Trauer und noch mehr heftige Gefühle, die dahinter stehen.

Gefühle, die so stark sind, dass man sie nicht mehr aushalten kann oder eben nur aushalten kann, wenn man einen Suizid plant oder sich nicht am Leben erhält …

Ich war schon sehr schwach, war die Medikamente noch nicht gewohnt (vor allem dauerhaft Tavor, aber auch langsam Seroquel statt Mirtazapin) und habe zudem überhaupt nicht richtig realisiert, was eigentlich passiert, weswegen das Ganze im Vergleich zum zweiten Mal noch sehr harmlos war.

Beim ersten Mal ist es einfach irgendwie passiert. Es ging total schnell. Ich war überfordert, konnte kaum reagieren. Ich kann es auch nicht genau beschreiben …

Als ich wieder alleine war habe ich überhaupt erst richtig gecheckt, was überhaupt passiert war!

Und Katy und damit ich war absolut nicht bereit, das so mitzugehen! Und da sich die Magensonden (in meiner Erinnerung wirklich ätzende und unangenehme und eklige Teile) ja doch sehr leicht ziehen lassen, lässt sich ein solches Problem dann für den Moment auch mal leicht ändern.

Die Flüssigkeit und die Kalorien, die man uns eingeflößt hatte kamen schnell bei Katy an und stärkten sie deutlich. An diesem Tag ließ man uns aber völlig in Ruhe und am nächsten Tag war dieser Effekt schon wieder ziemlich verflogen.

Am nächsten Tag war dann auch mal wieder Oberarztvisite.

Der Teil mit mir war halt etwa so: das geht so nicht weiter und deine Werte sind schlecht und wie stellst du dir das vor, oder irgendwie so.

Kann ich mich jetzt nicht mehr richtig erinnern.

Im Teil ohne mich müssen sie aber eine wichtige Entscheidung getroffen haben.

Jedenfalls waren nach der Übergabe zwei Betreuer bei mir.

Ich müsste mitkommen.

… da schießt der Adrenalinspiegel dann gerne mal in die Höhe …

Aber was tun?

Sich wehren und am Ende getragen werden?

Nur wenn es gar nicht anders geht!

Also lieber mitgehen …

Nein! Geh nicht, verdammt!

Lieber mitgehen …

»Wo gehen wir hin?«

Keine Antwort.

Bleib stehen!

Lieber mitgehen …

»Wo gehen wir hin?«

…

»Wo gehen wir hin?!«

…

»Wieso verlassen wir die Station?!«

»Wir gehen zu einer Untersuchung.«

Ja … bestimmt!

»WO GEHEN WIR HIN???«

»Zu einer Untersuchung.«

…

Komisch, dass ich das Gefühl habe, dass wir Richtung geschlossener Station gehen …

…

Vor uns wird die Tür aufgesperrt.

Geh da nicht rein!

Hinter mir: »Jetzt geh halt rein!«

Wir können wegrennen!

Neben uns steht ein Mann …

Du weißt genau, was uns da drin erwartet!

Ich will doch auch nicht! Aber wir haben doch eh keine Wahl!

…

Lieber reingehen …

»Das ist eine Verlegung auf diese Station.«

Ach ne … wirklich?

»Viel Glück.«

…

Viele Erwachsene.

Meine erste geschlossene Station.

Ich kenne sie alle schon.

Sie machen es schnell. Gleich ins Time-Out.

…

Das Fixierbett ist schon aufgebaut!

Was hast du erwartet?!

…

Bedrohlich.

Angst.

Irgendwo an die Wand drücken.

Scheiße!

»Wir wollen das alles so gut wie möglich regeln.

Je kooperativer du bist, desto weniger schlimm wird es für dich.«

Nein, verdammt! Nein!

Ich will hier weg!

»Marina.«

Schneller Atem. Herzrasen. Angst.

Handlungsunfähig.

»Marina, du solltest jetzt herkommen.«

Nein, verdammt! Nein! Nein! Nein! Nein! Nein! Nein!!!!!

»Marina…«

Ich kann das nicht verdammt. Ich kann das nicht. Ich kann das einfach nicht!

»Marina!«

»Ich … ich … ich … kann … n … nicht …«

Panik.

»Sollen wir dir helfen?«

Helfen? Helfen?! Helfen?!!!
Äh … Nein? Nein?! Nein?!!!
»Wir helfen dir jetzt.«
(Hilfe interpretiert halt auch jeder anders…
Ich habe nicht das Gefühl, Hilfe zu bekommen, wenn mich jemand
zum Fixierbett zieht …)
Angst! Panik! Zittern! Herzrasen! Keine Luft!
Wehr dich!
Wehr dich nicht!
»Setz dich hin.«
Setz dich nicht hin!
Komm, das ist doch jetzt eh schon egal!
Verdammt, es passiert gleich!
Oh mein Gott ich kann das nicht, ich will hier weg!!!!!
Panik.
Hände von hinten. Hände von links. Hände von rechts.
Ärztin mit Magensonde vor uns.
Panik. Panik!
Sie fangen an, verdammt. Wehr dich! WEHR DICH RICHTIG!
Wir können uns doch kaum bewegen!
Natürlich können wir uns bewegen, wenn wir wirklich wollen!
Damit sie uns fixieren???!!!
Dann haben wir uns wenigstens gewehrt!
Aber es ändert doch nichts!
Das ist deine letzte Chance verdammt! Es passiert schon!
Das ist so ätzend …
Es ist noch nicht zu spät!!!
»Du musst jetzt schlucken, sonst ist es noch unangenehmer.«
Tu es nicht!
Das passiert aus Reflex …
Du kannst dich immer noch wehren!
Nein!
Lass sie doch einfach gewinnen.
Wir sind frei, wir können uns immer noch wehren!
Das hätten wir schon längst gemacht.

»Wenn du dich jetzt hinlegst, fixieren wir dich nicht.«

Leg dich hin …

Wieso wehren wir uns nicht?!

Gib auf!

…

… scheiße bin ich fertig …

So … etwa da hören meine Erinnerungen dann wieder auf. Über die Zeit in diesem Zustand, ich schätze ca. 3 Tage, aber ich habe eigentlich überhaupt keine Ahnung, weiß ich noch, dass es mir sehr schlecht ging und dass mir immer übel war. Die verbleibende Kraft ist vermutlich für den inneren Konflikt draufgegangen. Alleine war ich höchstens nachts. Richtig gewehrt habe ich mich nie, auch wenn ich mir glaube ich schon mal was rausgezogen habe.

Auf jeden Fall hat es mich völlig fertig gemacht und am Ende ging es mir so schlecht, dass selbst Katy eingesehen hat, dass sie uns das nicht antun kann.

Klar musste ich am Anfang nicht richtig essen oder so. Flüssignahrung halt. Objektiv gesehen gar nicht so viel. Subjektiv war jeder Tropfen zu viel. Selbst objektiv hätte ein Becher gereicht. Finde ich jedenfalls. Ich hab eh viel gewogen und der nötige Mindestbedarf an Flüssigkeit liegt erfahrungsgemäß maximal bei 500 ml täglich. Eher niedriger.

300 ml habe ich ohnehin alleine durch die Medikamente zu mir genommen.

Ich habe später längere Zeit sonst nichts getrunken und das hat gut funktioniert.

Ich bin zwar einmal umgekippt und nach dem Aufstehen auch wieder … und es war nach der Infusion auch tatsächlich besser, aber …

ich habe es später auch schon geschafft, bei weniger Flüssigkeit im Körper nicht umzukippen.

War vielleicht ungünstig nachts aufzustehen.

Klar ist das alles nicht gut und was weiß ich, aber ist das in diesem Zustand entscheidend?

Meiner Meinung nach eindeutig nicht!

Entscheidend waren ganz andere Dinge.

Entscheidend war, dass Katy völlig überfordert war, weil inzwischen auch sie die Gefühle nicht mehr ertragen konnte.

Ich war völlig unfähig es zu verhindern. Es ist einfach passiert. Es ging sehr schnell.

Plötzlich haben wir bewusst gefühlt. Fühlen kann etwas Schreckliches sein.

In diesem Fall war es das eindeutig!

Es war so heftig und so schrecklich, dass ich praktisch nichts anderes mehr wahrnehmen konnte.

Es gab nur noch uns und ich schätze in erster Linie die Verzweiflung und den Schmerz.

Wir sind immer auf dem Boden gelegen. Wenn wir vorher irgendwo anders waren sind wir runtergefallen. Da ohnehin fast der ganze Tag aus Zimmerzeiten bestand, waren wir auch immer im Zimmer, soweit ich mich erinnern kann.

Es war so unerträglich!

Wir konnten uns nicht mehr kontrollieren.

Haben geschrien. Nur aufgehört, um Luft zu holen.

Gezittert, uns gewunden.

Den Kopf gegen den Boden. Immer wieder.

Die Hände gegen den Boden, dass danach alles geschwollen war.

Oder an den Hals und die Luft weggedrückt.

Ich glaube, wir hatten oft die Augen zu.

Oder wir haben nur verschwommen gesehen. Vielleicht weil Tränen darin waren.

Das erste Mal haben sie nur mit Medikamenten reagiert, glaube ich.

Haben mir viel Freiraum gelassen. Schließlich habe ich nur mich selbst verletzt und ich hätte nichts machen können, was nicht ohnehin nach ein paar Tagen abheilt.

Da fragt natürlich keiner auch mehr nach.

Ich meine, wenn man während dem Schreien Flüssigkeit in den Mund geschüttet bekommt, schluckt man es ohnehin aus Reflex. Auch Schmelztabletten regeln sich schnell von alleine.

Trotzdem hätte ich es verhindern können, wenn wir uns einig gewesen wären, dass wir dagegen sind.

Irgendwann ist immer die körperliche Kraft ausgegangen.

Wir haben uns sozusagen in die Erschöpfung geschrien und gezittert.

Durch mein Ess-/Trinkverhalten und die grundsätzliche Sedierung hat das bei dieser Form von maximaler Kraftfreisetzung wahrscheinlich auch nicht allzu lange gedauert.

Tavor hat zudem einen schnellen Wirkeintritt, während die unangenehmen Beruhigungsmittel eigentlich kurzfristig ohnehin wirkungslos gewesen sein müssten, weshalb ich mich eigentlich frage, wieso ich sie immer bekommen habe, aber egal (vielleicht kenne ich mich auch einfach nicht gut genug aus) …

Danach muss ich jedenfalls völlig kaputt gewesen sein.

Ich habe aber keine Erinnerungen mehr daran.

Auch über die Zeit dazwischen weiß ich praktisch nichts mehr.

Irgendwann hatte ich mal andere bei mir im Zimmer.

Ich glaube, das muss ganz am Anfang gewesen sein.

Vielleicht aber bevor es angefangen hat bis zu den ersten zwei Mal oder so?

In diesem Fall verstehe ich es aber, dass ich bald alleine sein musste.

Es ging mir zu schlecht für andere.

Wie auch immer.

Ich habe gesagt, dass sie mir beim ersten Mal, soweit ich mich erinnern kann, viel Freiraum gelassen haben. Wahrscheinlich habe ich danach doch ziemlich schlecht ausgesehen.

Jedenfalls war dann glaube ich immer jemand hinter mir.

Meine Hände festhalten und meinen Kopf entweder vom Boden fernhalten oder runterdrücken, damit ich nicht ausholen kann.

Sie haben mir immer gedroht mich zu fixieren.

Aber ich habe nie jemanden von ihnen verletzt, also haben sie es nie getan.

Einmal müssen sie aber doch näher daran gewesen sein, denn ich weiß, dass sie es mal in meinem Zimmer aufgebaut haben und ich länger darauf geschlafen habe.

Ich könnte jetzt sagen, dass man auf einem Fixierbett mit Schnallen an den Seiten und Bauchgurt unter einem nicht sonderlich gut schläft, aber in meinem Fall wäre das nicht zutreffend, denn mit den richtigen Medikamenten schläft man immer und überall prima.

Das ist schon irgendwie was wert, aber es ist tatsächlich so, dass ich mich erinnern kann mit Schmerzen aufgewacht zu sein, weil ich mich die ganze Nacht nicht bewegt hatte.

Dementsprechend fühlt man sich halt auch den ganzen Tag über …
Die ganze Situation war einfach nur schrecklich.

Eigentlich hätte jeder, der mich so gesehen hat zugeben müssen, dass der Tod das mit Abstand Beste für mich gewesen wäre …
Daran wie die Betreuer reagiert haben erinnere ich mich gar nicht mehr.

Nur die Reaktion des Klinikleiters werde ich wohl nie vergessen.

Ich schätze, es muss am Montag gewesen sein und am Tag zuvor, also am Sonntag, war es wohl so heftig gewesen, dass der Dienstarzt sich überfordert gefühlt hatte und beim Leiter angerufen hat, weil der in dieser Woche wohl zufällig die Dienstarztaufsicht hatte.

Wenn man jetzt unter diesen Umständen angesprochen wird, könnte man meinen, dass man vielleicht gefragt wird, was los war/ist oder so was in die Richtung halt.

Könnte man meinen …
Die Realität sieht allerdings etwas anders aus.
…
Ob mir eigentlich klar wäre, dass ich ihn total vor seinem Besuch blamiert hätte?

Man hätte ihn gefragt ob er auf einer Säuglingsstation arbeiten würde, weil ich so viel geschrien hätte.
…?
… ich wusste damals nicht was ich sagen sollte …
und ich weiß es auch jetzt noch nicht wirklich …
Krank, traurig, unbegreiflich?
Aber zurück dazu, wie es weiterging …
Nun ja, es gibt eine Sache, die mich mein Leben gelehrt hat:
Es geht immer noch schlimmer.
Immer!
Die nächste Veränderung meines Zustandes kam von einer Seite, an

die ich eigentlich gar nicht gedacht, die ich tendenziell eher unterschätzt hatte.

Wenn ich trotzdem noch schreien muss/kann, können angenehme/unangenehme Beruhigungsmittel ja gar nicht so stark sein?

Was das angenehme anging habe ich mir vermutlich einfach nicht vorstellen können, dass es sonst noch schlimmer wäre und was die unangenehmen angeht …

Ich glaube mit der Zeit tritt tatsächlich ein Gewöhnungseffekt auf, den man immer bei anderen sieht, aber gerade wenn man sowieso eher sehr schwach ist merkt man es die ersten Tage schon ziemlich und auch später verstärkt es die Schwäche auf jeden Fall. Ich tue mir aber oft schwer einzuschätzen, wie viel psychisch (also von mir) ist und wie viel von den Medikamenten kommt.

Die Situation war jedenfalls folgende.

Ich würde das angenehme jetzt schon so lange bekommen, dass ich abhängig und süchtig werde und deswegen würde das jetzt nicht mehr gehen.

Mal ganz abgesehen davon, dass das unter diesen Umständen im Prinzip auch schon scheißegal gewesen wäre, wenn das Absetzen weit in der Zukunft gelegen wäre, psychisch war ich schon längst abhängig und damit meine ich nicht, das man das Gefühl hat, es wäre so, damit meine ich, dass man den entspannenden Effekt braucht, weil die Gefühle sonst unerträglich werden.

Jedenfalls habe ich mich in der folgenden Zeit viel schlechter gefühlt, obwohl das Ganze im Endeffekt glaube ich drei Wochen gedauert hat.

Der Gefühlsdruck hat sich wesentlich verstärkt. Aber gerade die ersten Tage war ich völlig fertig.

Ich war unglaublich angespannt und konnte nicht mehr austicken. Ich habe mich gefühlt wie nur noch schreien, aber ich war so schwach und ich war in der Lage es unten zu halten und ich wollte auch überhaupt nicht, dass es raus kam. Sprich, ich habe mich ununterbrochen so gefühlt, als ob ich gerade am Austicken wäre, schlimmer noch!, ohne es ausleben zu können, ohne es beenden zu können. Es war absolut schrecklich und außer von dem Zeitpunkt, wo ich abends ins Bett gekrochen bin bis zum Aufwachen gab es keine Ruhepausen.

Auch als die Wirkung des anderen Medikaments nachgelassen hat, war ich immer noch wesentlich schwächer als vorher, was aber wahrscheinlich auch einfach daran lag, dass all das Leid, all die Anspannung und all die Unruhe wahnsinnig anstrengend waren. Wo ich vorher einfach nur dazu gezwungen worden war loszulassen, war ich jetzt gar nicht mehr in der Lage dazu.

Wenn ich aber noch mal so darüber nachdenke, könnte das sogar daran liegen, dass das angenehme Medikament durch die entspannende Wirkung ein Austicken begünstigt hatte, während meine große Anspannung und mein großes Kontrollbedürfnis es jetzt verhinderten.

Klingt irgendwie paradox. Soll schließlich genau den gegenteiligen Endeffekt haben.

Aber doch irgendwie logisch.

Wie auch immer …

Inzwischen war ich verdammt tief unten.

Es war pures Leid.

Jede Sekunde eine einzige Ewigkeit.

Ich hatte das Gefühl, es einfach nicht auszuhalten, es nicht mehr ertragen zu können.

Aber ich hatte keine Wahl.

Es gab keine Pause.

Es gab keine Flucht.

Es gab keine Erlösung.

Also weder eine Chance auf Heilung noch auf den Tod.

Kein normaler Mensch kann in der Lage sein, sich dieses unendliche Leid vorzustellen.

Jemanden in diesem Zustand am Leben zu halten ist Folter!

Dieses Gefühl wie ein einziger Schrei.

Die ganze Zeit.

Die ganze Zeit, die einfach nicht vergeht!

Nur noch zittern.

Ohne die Unruhe wäre es nicht ertragbar.

Nicht mehr in der Lage sich abzulenken.

Nicht mal mehr in der Lage, sich richtig zu unterhalten.

Nur noch das Leid.

Kein Platz mehr für andere Dinge.

Nur für eine einzige andere Sache:

Der verzweifelten Suche nach einem Ausweg, oder wenigstens einer Hoffnung darauf.

Und so paradox wie das klingen mag.

Am Ende war es tatsächlich dieses Leid, das mich schließlich zum ersten Mal wieder aus der Klinik rausgebracht hat.

Klingt auch paradox. Aber eben trotzdem logisch.

Denn alles, alles musste besser sein als es dort war!

Ich wusste, meine Eltern würden mich so überwachen, dass ich ohnehin keine Chance zum Suizid hatte. Ich konnte mich also kurzfristig nicht zu einer guten Suizidchance spielen, aber schon alleine der Abstand zu diesem schrecklichen Ort und die Nähe meiner Eltern und die Geborgenheit, die sie mir geben konnten, sollten helfen.

Es hat ewig gedauert.

Ewig für mich.

Ewig, weil ich jede Sekunde dieser Zeit gelitten habe.

Die Ärzte wollten mich natürlich nicht gehen lassen und im Grunde genommen war ich natürlich weder in der Lage, in irgendeiner Form mein Leben auf die Reihe zu kriegen, noch hätte ich eine gute Suizidmöglichkeit ignorieren können, aber im Grunde genommen war das auch gar nicht nötig, denn es war draußen trotzdem besser als dort.

Aber das kann man da drin so jetzt natürlich auch wieder nicht sagen.

Nach, ich schätze, etwa drei Wochen hat es für eine Entlassung »gegen ausdrücklichen ärztlichen Rat« (sprich so etwa null Verantwortung für die Ärzte und dafür die komplette für meine Eltern) gereicht.

Das war wirklich das absolut schnellste, was irgendwie möglich gewesen war.

Und dann war ich zu Hause.

Zu Hause?

Es war mir natürlich inzwischen viel fremder als meine Station, aber das ist reine Gewohnheit.

Die Türen waren zu. Die Fenster waren zu. Alleine war ich auch nie.

Ich habe schon eine Weile gebraucht, bis ich wenigstens in Ruhe aufs Klo und ins Bad konnte und so was wie giftige Chemikalien oder scharfe Dinge waren da sicher nicht …

Außerdem war ich verdammt schwach.

In der Geschlossenen merkt man halt nicht, dass man nicht mal mehr in der Lage ist zehn Minuten zu Fuß zu gehen ohne halb zusammenzubrechen und einzuschlafen, sobald man wieder zu Hause ist …

Meine Eltern haben mir schnell zugestimmt, dass eine Reduzierung der Medikamente sinnvoll wäre.

(Wetten, die Ärzte würden jetzt behaupten, es wäre mit mir deswegen schiefgelaufen?)

Ich kann mich nicht mehr viel erinnern, aber ich glaube die ersten Tage ging es mir etwas besser, dann würde ich sagen hatte Katy das Gefühl, dass es uns zu gut ging und dass die Hoffnung das nicht rechtfertigen würde. Also ging es uns wieder schlechter und die Nähe zu meinen Eltern wurde plötzlich total unangenehm.

Es hätte etwas passieren müssen.

Gerade mein Vater war so felsenfest davon überzeugt gewesen, dass Psychotherapie ja so wahnsinnig heilsam wäre …

Nun ja … also ich habe in dieser Phase zwei Erstgespräche gehabt und im Prinzip wusste ich nach beiden sofort, dass das sicher nichts bringen würde.

All meine schöne Hoffnung, an die ich mich geklammert hatte, um dem schrecklichen Leid zu entgehen …

Sie zerbrachen …

Und übrig blieb nur noch Verzweiflung.

Aber krankerweise hatte ich auch hier draußen keine Chance zu sterben …

Und trotzdem konnte ich nicht mehr.

Ich konnte nicht mehr.

Ich konnte einfach nicht mehr.

Ich hatte es von Anfang an kaum über mich gebracht Flüssigkeit zu mir zu nehmen, denn auf der Geschlossenen hatte ich nicht normal trinken müssen, da ich alle Medikamente flüssig zu mir nehmen hatte müssen und da nicht volle Medikamentenbecher grundsätzlich schon vorher mit Wasser aufgefüllt werden und dann danach noch mal, bei gemörserten Medikamenten sogar noch zwei Mal.

Bei meinen Medikamenten und meiner Verteilung der Dosen über den Tag lief das dann doch auf immerhin 20 Medikamentenbecher und schätzungsweise, man glaubt es kaum, einen halben Liter hinaus, ohne dass ich auch nur einen weiteren Tropfen getrunken hätte.

Auf diese Art und Weise merkt man es irgendwie weniger.

Außerdem hatte ich ja rauskommen müssen und so.

Jetzt aber war ich zu Hause.

Es ging mir trotzdem Scheiße.

Und Tabletten schlucken konnte ich inzwischen längst ohne Wasser.

Am Anfang hatte ich übers essen noch etwas erreichen können, aber spätestens als ich dann schließlich nach ein paar Löffeln Suppe schreiend am Boden lag, weil Katy noch nicht präventiv gearbeitet hat (was sich ab dem nächsten Tag geändert hat), wurde dann doch irgendwie klar, dass es nicht mehr funktioniert.

Es war viel heftiger als beim ersten Mal.

Ich konnte ein Glas schon praktisch nicht mehr in die Hand nehmen, weil ich sofort den Impuls hatte es wegzustellen oder lieber noch wegzuwerfen …

Ich war dabei, auf voller Linie die Kontrolle zu verlieren.

Und das, obwohl ich genau wusste, dass das völlig sinnlos war und mich durch die Konsequenzen viel kosten würde. Dass es mich weit, weit weg von jeder Möglichkeit zum Suizid entfernen würde.

Aber ich konnte nichts tun. Keiner von uns anderen konnte etwas tun. Wir alle waren Katys Willen hilflos ausgeliefert.

Der erste Tag ist ja nicht schlimm.

Der zweite auch nicht …

Am dritten Tag haben meine Eltern schon richtig Angst bekommen.

Eindeutig nicht zu Recht.

Verdursten nach drei Tagen und Verhungern nach drei Wochen sind genauso Märchen, wie dass eine Packung Schlafmittel oder ein Schnitt über den Pulsadern tödlich ist ...

Ich habe ihnen gesagt, dass es noch nicht kritisch ist. Dass es noch nicht kritisch sein kann, solange der Ruhepuls unter 100 liegt, weil der Körper dann noch Reserven in Form von Blut hat ...

Sie hatten trotzdem Angst und am nächsten Tag hat das Argument schon nicht mehr wirklich gezogen, weil es nicht mehr der Fall war.

Ich habe versucht, ihnen klar zu machen, dass es trotzdem noch ungefährlich ist, aber irgendwie glauben alle an 3-4 Tage ...

Sie haben versucht mit mir zu reden, wollten Druck machen, mein Vater hat absichtlich Katy verletzt. Er wusste genau, wo er sie treffen kann. Das hat uns ziemlich erschüttert, weil wir solches Verhalten von dieser Seite nicht erwartet haben. Ich weiß, dass meine Eltern ziemlich verzweifelt waren, denn auch ihre Hoffnungen brachen gerade zusammen. Sie konnten sich nicht von der Sache distanzieren. Ich bedeute ihnen viel. Ich habe mir schon öfters gewünscht, dass es nicht so wäre, weil ich sie dann nicht so verletzen müsste.

Er hat sich sogar entschuldigt, aber das hatte ich nicht hören wollen. Sie hatten jetzt die Verantwortung, sie wollten Druck machen, sie haben gedroht, sie würden mich am Ende zwingen, oder zumindest bewirken, dass es andere tun.

Es ging mir so schlecht. Ich wollte nicht mehr. Ich konnte nicht mehr. Ein paar verdammte Tage, wenn sie einfach nur nichts getan hätten ...!

Aber das konnten sie nicht ...

Inzwischen war jedem von uns klar, dass es nicht mehr ging. Ich konnte es noch nicht einmal versuchen. Ich wusste, dass ich nicht einmal anders könnte als mich zu wehren, wenn es andere tun wollten. Auch wenn sie mich nur dort hinbringen wollten, wo es passieren würde.

Ich habe auch damals geschrieben. Meine letzten Worte waren folgende:

Es tut mir weh, dass all die Hoffnung wieder weg ist. Es ist so scheiß unfair vom Leben, dass ich keine Chance bekomme, aus dem ganzen Scheiß rauszukommen, aber ich kann es nicht ändern. Ich muss es weiter ertragen und das werde ich auch tun, da ich keine Wahl habe. Meine Eltern haben entschieden, irgendwo anzurufen. Es war Wochenende. Sonntag glaube ich. Mein Vater ist weggegangen, um zu telefonieren. Er hat aber nicht in der Klinik angerufen, sondern beim ärztlichen Bereitschaftsdienst oder so.

Ich glaube, dass es meinen Eltern ziemlich schwer gefallen ist diese Entscheidung zu treffen, aber es schien ihnen wohl unumgänglich.

Wir dachten, es würde passieren. An diesem Tag. Ich glaube wir dachten das alle.

Ich konnte nicht fliehen. Jede Tür und jedes Fenster war abgesperrt. Aber dann, ich kann nicht nachvollziehen warum, muss einer von ihnen die Terrassentür geöffnet haben.

Ich meine klar, sie waren beide direkt neben mir. Ich war schwach und langsam und alles, aber ich glaube in meiner persönlichen Wahrnehmung ist trotzdem alles andere in den Hintergrund getreten.

Irgendwann hat es an der Tür geklingelt und mein Vater ist hingegangen.

Das war der Moment!

Ich bin hingelaufen und habe versucht durchzukommen, aber meine Mum hat mich irgendwie behindert und plötzlich war mein Vater da und hat mich weggezerrt. Ich lag am Boden. Er über mir. Die Tür war längst zu. Ich war mitten im Nervenzusammenbruch.

Zum Glück war die Ärztin voll entspannt.

Alles noch nicht kritisch und wir sollen noch mal versuchen, das so zu regeln und so.

Draußen ist das auch ohnehin so angenehm. Ich liebe dieses: »(ich finde du solltest das und das tun, aber) ich kann dich nicht zwingen / ich werde nicht zwingen / das ist deine Entscheidung« und solche Dinge :)

Ist man nach einem halben Jahr auf der Geschlossenen echt nicht mehr gewohnt, aber es ist toll.

Das Problem ist nur, dass es bei den wirklich wichtigen Dingen immer in einer Einweisung endet …

Jedenfalls war für den Tag erstmal Ruhe.

Am nächsten Tag hatten wir ungünstigerweise einen Termin bei meiner Psychiaterin von draußen.

Sie war zwar eigentlich ganz okay. Ruhig und freundlich und so ...
aber auch irgendwie typisch Psychiater.

Sie hat erst mit meiner Mum alleine geredet.

An das Reden mit ihr kann ich mich nicht mehr so genau erinnern.

Ich vermute, sie hat erst mal versucht einzuschätzen, wie die Lage
ist, ist dann zu dem Schluss gekommen, dass es ernst ist und hat es
dann wahrscheinlich darauf zurückgeführt, dass meine Medikamente reduziert wurden.

Ich finde, dass Ärzte manchmal gerne dazu neigen, die Medikamente in dieser Hinsicht zu überschätzen. Denn klar: wirken tun sie
alle, aber die Antidepressiva hatten bei mir immer eher ihre Nebenwirkungen entfaltet und dauersediert zu sein löst sicherlich auch
keine Probleme.

Sie wollte mir dauerhaft irgendwas geben, was ich nicht aus der
Klinik kannte, aber sie war die erste Psychiaterin, die zu mir gesagt
hat, dass es mich auch wirklich garantiert komplett müde macht.

Aber wer weiß, es drückt sich natürlich auch jeder ein wenig anders
aus und es war eh egal, denn Katy hätte weder in dem Moment noch
langfristig zugelassen, dass wir so was nehmen.

Wie auch immer. Die Situation ist für mich langsam immer bedroh-
licher geworden. Die Stimmung war ziemlich angespannt. Sie wollten mich dazu bringen freiwillig in ein Krankenhaus oder in eine Klinik zu gehen. Ich meine es müsste offensichtlich gewesen sein, dass
ich dazu nicht in der Lage war. Sie hat gesagt, sie ruft den Krankenwagen oder die Polizei oder so, wenn ich nicht gehe.

Ich wusste, dass ich das Eine nicht kann und hatte gleichzeitig Panik
vor dem Anderen. Schließlich haben wir uns entschieden mit rauszugehen und dann zu versuchen wegzulaufen.

Unser Auto stand ganz nah. Ich habe versucht, mich loszureißen,
aber ich hatte natürlich keine Chance, auch wenn es nur drei Frauen
waren.

Sie haben versucht, mich mit Gewalt ins Auto zu drücken.

Ich musste mich natürlich wehren.

Ich glaube, Katy ist in dieser Zeit ohnehin mit zu mir ins Bewusstsein gekommen und wir waren verzweifelt. Wahnsinnig verzweifelt.

In diesem Gefühl ist man in der Lage, eine Menge an Kraft freizusetzen, die sonst unerreichbar ist.

Ich habe mich gewehrt, mit allem was ich hatte und unter diesen Umständen hat es gereicht.

Sie haben eingesehen, dass es nicht geht und wollten mich zurück nach drinnen bringen. Ich schätze, zurück mussten sie mich aber mehr ziehen, weil ich halb zusammengebrochen bin. Drinnen bin ich mehr oder weniger ganz zusammengebrochen und mit Herzrasen und dem Gefühl viel zu wenig Luft zu bekommen gelegen. Aber mehrere Minuten lang. Wäre ich aufgestanden, wäre ich vermutlich auf der Stelle umgekippt.

Ich war schon ziemlich schwach. Eindeutig. Aber die Verzweiflung bringt einen bis an die äußersten Grenzen.

Die Frau, die bei meiner Psychiaterin gearbeitet hat, die ich aber nicht kannte, war glaube ich bei mir, aber ich habe sie kaum wahrgenommen, weil ich so fertig war.

Meine Psychiaterin hat irgendwo anders mit meiner Mum geredet. Zu diesem Zeitpunkt wusste ich es nicht, aber soweit ich es jetzt weiß hat sie die Klinik angerufen.

Irgendwann, als es mir schon wieder etwas besser ging, kamen sie zu mir.

Sie würde mir eine Einweisung mit Krankenwagen/Polizei ersparen wollen und ich könnte jetzt erstmal nach Hause gehen.

Ich dachte ja zuerst, dass man mich einfach nur voll austricksen wollte.

Wollte erst nicht gehen, aber im Endeffekt war mir die Chance davon zu kommen mehr wert, als das Risiko es »freiwillig« zu tun.

Als wir an der entscheidenden Kreuzung in Richtung nach Hause abgebogen sind, ist mir auf jeden Fall ein Stein vom Herzen gefallen, auch wenn ich wusste, dass es immer nur ein Aufschub war.

Der Plan war dann etwa so: Mein Vater sollte emotional und körperlich stark genug sein, um das mit der Hilfe meiner Mum auf die Reihe zu kriegen und wenn nicht, dann könnte er ja immer noch die Polizei rufen …

Der hat sich auch gefreut …, aber man muss sagen, dass was er gemacht hat, hätten vermutlich wenige andere geschafft.

Er hat es nicht gleich gemacht, denn er wollte es nicht tun, aber er hatte das Gefühl es tun zu müssen und irgendwann hat er gesagt, dass es nichts bringen würde noch länger zu warten.

Ich war wahnsinnig angespannt. Ich war bereit, mit allem zu kämpfen. Ich hätte auch überhaupt nicht anders gekonnt.

Dann hat es plötzlich angefangen. Er hat mich irgendwie gepackt und in Richtung Ausgangstür getragen/geschleift. Ich war erstmal völlig überfordert mit der Situation, habe kurz gebraucht, um rauszufinden, wie ich mich wehren konnte.

Bis dahin waren wir schon an der Tür.

Unsere Wohnung liegt im Erdgeschoss. Bis zum Ausgang sind es nur ein paar Stufen. Trotzdem hätte mein Vater dort fast aufgegeben, weil ich mich mit aller Macht ans Treppengelander geklammert habe und er mich kaum von der Stelle gebracht hat. Es hat länger gedauert, aber am Ende habe ich verloren. Das Auto stand praktisch direkt vor der Tür und auf dem Weg bis dahin konnte ich mich nahezu nicht wehren. Mich ins Auto reinzukriegen war bestimmt auch nicht einfach, aber als ich schließlich hinten im Auto lag, mein Vater irgendwie noch bei mir, war ich völlig am Ende. Wäre ich nicht schon gelegen, wäre ich auf der Stelle umgefallen. Gerade mein Herz hat zwar gearbeitet wie blöd, aber neben dem und dem Versuch an genug Luft zu kommen, konnte ich mich praktisch nicht mehr bewegen und hatte das Gefühl mich kaum wach halten zu können.

Wir waren recht schnell bei der Klinik, weil wir in der Nähe wohnen. Meine Mum hat auf dem Gehweg vor der Tür geparkt und ist reingegangen. Ich glaube, dort ist eine Weile vergangen, weil der Dienstarzt »keine Zeit hatte«, was wahrscheinlich bedeutet, dass er es als nicht so dringlich eingestuft hat, was mich wenig gestört hat.

Mein Vater hat gemerkt, wie schwach ich war und wollte mich einfach reintragen, aber als ich gemerkt habe, was er vorhat, hatte ich natürlich wieder Kraft, um mich festzuklammern.

Irgendwann hat er dann gesagt es ginge nicht mehr, ich sähe aus, als ob ich gleich das Bewusstsein verlieren würde.

Er hat mich irgendwie mit aller Kraft und ich glaube mit der Hilfe meiner Mum aus dem Auto bekommen. Ich habe Panik bekommen, weil mir klar war, dass ich praktisch schon fast in der Klinik war. Ich habe noch mal einen Energieschub bekommen und wahrscheinlich angefangen zu schreien. Ich habe auch nichts mehr gesehen, aber ich kann mich noch an eine Stimme erinnern.

»Brauchen Sie Hilfe?« (das war eine rhetorische Frage, oder? ^^)

»Meine Tochter ist krank, wir müssen zur Station 1«

(wie das klingt -.-)

Spätestens ab da habe ich nur noch geschrien.

Ich bin komplett hochgehoben worden. Wenn man getragen wird kann man sich nahezu nicht wehren.

Von da an ging alles verdammt schnell.

Nicht einmal an der Schleuse haben wir gewartet.

Ich war wohl unüberhörbar …

Und dann lag ich da.

Im Aufnahmezimmer auf dem Boden.

Ein Schrei purer Verzweiflung nach dem nächsten.

Ich habe damit gerechnet, noch am selben Tag fixiert zu werden und war demnach völlig überfordert von den heftigen Emotionen.

Irgendwann habe ich nicht mehr genug Luft bekommen, um weiterzuschreien und habe angefangen zu hyperventilieren. Mein Herz war wohl auch so etwa an der absoluten Maximalleistung.

Die Verzweiflung hebt die körperlichen Grenzen deutlich an. Wenn man dann realisiert, dass man verloren hat, merkt der Köper erst wie überfordert er eigentlich ist.

Ich weiß nicht, wie lange das Ganze gedauert hat.

Der Dienstarzt ist übrigens auch sehr schnell da gewesen …

Wann genau weiß ich aber nicht mehr. Dafür kann ich mich noch an etwas erinnern, was er gesagt hat.

»Ich helfe dir jetzt die Medikamente zu nehmen.«

Das heißt konkret so viel wie: Schmelztabletten so lange in den Mund drücken, bis ausspucken unmöglich wird.

Ich hasse es, wenn andere für mich entscheiden!

Ich hasse diesen ganzen Scheiß!

Das alles ist so unnötig!

Wenn jemand leidet und sterben will und schon halb verreckt ist, dann soll man ihn einfach in Ruhe lassen -.-

Niemand der es nicht ernst meint, oder nicht wirklich will, oder nicht weiß was er tut, oder was weiß, trinkt fünf Tage lang nichts. Wenn man nicht wie ich dazu gezwungen wird oder es einem so schlecht geht, dass sich die komplette Wahrnehmung verdreht, kostet das wahnsinnig viel Überwindung, weil der Durst extrem stark wird und man sich einfach schlecht fühlt. Wenn man auch nur ein einziges Mal doch das Gefühl hat leben zu wollen, oder es nicht durchziehen zu können, macht man unter Umständen die Arbeit von Tagen zunichte. Aber darüber denkt niemand nach. Niemand stellt in Frage, ob es richtig ist jemanden zum Leben zu zwingen. Niemand!

Ich erinnere mich dann noch daran, dass ich ins Time-Out getragen wurde (weil ich nicht mehr aufstehen konnte) und dass man mir alles abgenommen hat, was ich bei mir hatte. Der Rest des Tages fehlt mir komplett. Auch an die nächsten eineinhalb Tage habe ich kaum Erinnerungen mehr und die ich habe sind zu teilweise zu wenige und zu widersprüchliche, um draus ein ordentliches Bild zusammenzusetzen.

Eigentlich hatte ich versuchen wollen, das Ganze auf das Nötigste zu begrenzen. Ich hatte gehofft, dass man mich vielleicht nur kurz fixieren würde und mir nur eine Infusion legen würde, wenn ich das Essen nicht verweigern würde (mir war übel, ich habe trockenes Essen kaum mehr runtergebracht und den Rest wollte ich nicht), aber spätestens ab »Es ist doch offensichtlich, dass es eine Zumutung für die Gruppe wäre, dich dort mitessen zu lassen (meinst du das ernst, willst du uns provozieren?)«, was ich damals nicht ansatzweise nachvollziehen konnte, ist mir wohl klar geworden, dass es inzwischen scheißegal war und dass man es mir ohnehin nicht positiv anrechnen würde. Wenn sie sehen wollen, dass ich zu wenig esse, dann sehen sie es eben auch (durch den Flüssigkeitsverlust wiegt man ein paar Kilo weniger).

Am zweiten Tag nach meiner Einweisung, war meine Richterin da. Ich kann mich kaum mehr erinnern, was ich gesagt habe. Ich weiß, dass ich schon wusste, dass ich gleich fixiert werden würde, weil ich die Vorbereitungen schon gesehen hatte …

Als ich später einen Bericht darüber gelesen habe bin ich aus allen Wolken gefallen, vor allem weil ich meine Eltern belastet hatte, die später Probleme mit dem Sorgerecht bekommen hätten können, wenn sie gegen ärztlichen Rat unterschreiben hätten müssen, um mich wieder rauszubekommen.

Das Ergebnis war dann halt Freiheitsentzug bis hin zu Fixierung und Zwangsernährung.

War klar gewesen.

Die Richter genehmigen grundsätzlich alles, was die Ärzte wollen. Ich habe in sechs Monaten keine einzige Ausnahme erlebt.

Auch die Verfahrensbeistände melden sich normalerweise nur einmal und selbst Kontakt zu ihnen aufzunehmen ist sinnlos, da sie eher auf der Seite der Klinik stehen und sich nicht für die Rechte der Jugendlichen einsetzen. Ist vielleicht auch einfach Glückssache, ich weiß nicht genug darüber, weil fast niemand einen hat, auch ich hatte erst seit meinem dritten Beschluss eine.

So wie es jetzt ist, verfehlt die ganze Sache mit den Richtern meiner Meinung nach ohnehin völlig ihren Zweck. Die Anhörungen und die Beschlüsse wegzulassen würde tatsächlich nichts ändern, da sowieso alles genehmigt wird.

Auch überhaupt …

Kann jemand, der einmal mit dem Arzt redet (wonach er entscheidet) und dann noch mit einem selbst (wobei es da völlig egal ist, was man sagt), so eine Entscheidung überhaupt treffen.

Und ist das Überleben, gerade von Leuten, denen es sehr schlecht geht, wirklich wichtiger als ihr Recht auf Selbstbestimmung. Wieso werden schwere psychische Krankheiten so völlig anders behandelt als physische?

Ist fixiert werden und Medikamente gespritzt bekommen nicht eigentlich Körperverletzung?

Das ist aber auch gar nicht das, worauf ich vor allem hinaus will, denn diese Dinge lassen sich mit: »Es war (wegen Eigen-/Fremdgefährung) notwendig« zur Zeit leicht aushebeln.

Ich denke an das Grundrecht, dass so großgeschrieben wird.

Ich denke an die ach so unantastbare Menschenwürde.

Was man mit mir gemacht hat, hat mit Menschenwürde lange nichts mehr zu tun.

Hätte man also, wenn es einem so schlecht geht, dass man nicht mehr in der Lage ist ein solches Leben zu führen, ein Recht auf einen würdigen Tod?

Ich finde: Ja!

Sicher kann man sich dann darüber streiten, ab wann das der Fall ist, aber es geht hier auch um eine Grundsatzfrage!

Für mich jedenfalls hat sich die Lage damals total zugespitzt. Ich war völlig verzweifelt. Meine Welt stand kurz vor dem Zusammenbruch. Es war der 7. Tag! Es heißt ja immer 3–4 Tage …

Ich habe nachgeschaut, sogar Wiki behauptet das … wahrscheinlich stirbt man in der Wüste nach drei Tagen … keine Ahnung …

Ich weiß nicht, wie nah ich wirklich dran war, aber Fakt war, so weit ich mich erinnere zumindest, dass mein Köper wenig Blut hatte, denn mein Puls (sitzen) war auf über 150 angestiegen.

Wobei ich weiß, dass das immer keine absoluten Werte sind (Medikamente, Nervosität usw.), aber die steigende Tendenz war ab dem dritten/vierten Tag trotzdem sehr offensichtlich. Zur Zeit trinke ich aber auch nichts, höchstens ganz wenig, weil ich sonst auffallen würde, und diesmal ist es schon früher angestiegen, schwankt aber auch langfristig viel mehr. Was genau da im Körper abläuft weiß ich einfach nicht. Er hat aber mehr Reserven und ich glaube ich hätte schon noch ein paar Tage gelebt, aber es geht hier nicht ums Überleben sondern um: »Du verhältst dich falsch und du wirst tun, was wir für richtig halten (egal was dazu nötig ist).«

Es kam schließlich der »Das ist deine letzte Chance-«Punkt.

Alles war schon bereit. Ich war unfähig, es zu verhindern.

Schon im Vorfeld konnte ich die Gefühle praktisch nicht aushalten.

Aber ich wollte so klar wie möglich bleiben. Ich wollte mich wehren können so gut es ging.

Ich wusste genau, dass es absolut sinnlos war.

Aber es ging schon lange nicht mehr um die Logik des Geistes. Es ging um die Logik der Gefühle, wenn man da überhaupt von so was wie Logik sprechen kann …

Ich war unglaublich angespannt. Konnte es kaum ertragen.

Konnte gar nicht richtig begreifen, was passieren würde, wieso es sein »musste«.

Es waren viele Erwachsene da.

Dass ich keine Chance hatte war klar.

Es hat irgendwie noch kurz gedauert.

Dann wollten sie plötzlich anfangen.

Ich glaube sie wollten es als erstes »kooperativ« versuchen.

Wahrscheinlich kam dann so etwas wie »wir können auch anders«.

Ich weiß es aber eigentlich nicht mehr.

Ich ertrage die Erinnerung (an die Gefühle) nicht.

Ich habe bestimmt geschrien. Versucht, mich zu wehren.

Aber die üben so was. Sie sind viel mehr. Viel stärker als ich. Gerade bei dem Zustand, in dem ich gerade war …

Es ging schnell. Viel zu schnell.

Innerhalb kürzester Zeit war ich völlig bewegungsunfähig.

Es einfach nur schrecklich. Einfach nur total heftig.

Ich war mitten in den heftigsten und schrecklichsten Emotionen, die ich je erlebt habe. Ich wollte mich wehren, ich wollte etwas tun können, aber ich konnte nichts machen!

Wenn ich versuche mich zu erinnern bekomme ich sofort einen Schock.

Das Ausspucken der Medikamente hat auch nur dazu geführt, dass ich es kurz darauf gespritzt bekommen habe, was sogar noch viel schneller und heftiger wirkt.

Aber in dem Gefühl trifft man keine klaren Entscheidungen mehr. Sicher nicht.

Wenn ich mich richtig erinnere habe ich sogar noch angenehme Medikamente ausgespuckt und unangenehme gespritzt bekommen (Neurocil).

Diese Ärztin hat auf mich eh immer so was ausgestrahlt wie: »Du hast dich schlecht verhalten und jetzt hast du es verdient, die Konsequenzen zu ertragen!«

Ich könnte mich so aufregen!

Erwarte niemals Verständnis!

Erwarte niemals Mitgefühl!

Aber ganz ehrlich?

Welcher Mensch, der diese Eigenschaften mitbringen würde, würde es da drinnen ein Jahr aushalten?

Jedenfalls haben sie mich dann erst mal kurz alleine gelassen.

Dass die Medikamente wirken und ich mich beruhige …

Mir hat alles wehgetan, weil ich so hart fixiert war.

Es war schrecklich, aber ich kann mich schon kaum mehr daran erinnern.

Irgendwann kamen sie wieder. Sie haben meine Arme von gestreckt nach oben, auf normal nach oben umfixiert und sie wollten mir eine Sonde legen. Irgendwie habe ich es geschafft, die erste rauszuziehen, noch bevor sie komplett drin war, weil meine Hände in der Nähe von meinem Kopf waren. Daraufhin haben sie meine Arme nach unten gestreckt, so dass ich absolut keine Chance mehr hatte. Beim nächsten Versuch haben sie es auch noch nicht geschafft. Beim dritten Mal habe ich verloren.

Ab diesem Zeitpunkt enden meine konkreten Erinnerungen. Über den Rest weiß ich nur noch, dass es mir schrecklich ging, dass ich völlig fertig war und dass ich am dritten Tag bereit war, alles zu tun um es zu beenden.

Es ist irre, was ein Mensch ertragen kann, wenn man ihm keine Wahl lässt.

Was er »freiwillig« ertragen kann, um noch schlimmere Zustände zu verhindern.

Den ersten Tag war ich noch so fertig, dass ich in meinem Wachraum auf der Stelle eingeschlafen bin und bis auf ein Mal Medikamente irgendwann zwischendrin bis zum nächsten Morgen durchgeschlafen habe.

In den nächsten Tagen hatte ich das Gefühl, halb wahnsinnig zu werden. Es ging mir schlecht und ich stand unter kompletter Isolation.

Mit der Fixierung und der Isolation haben sie mir so etwa die maximale Verletzung zugefügt, die überhaupt möglich war. Kein normaler Mensch kann ernsthaft glauben, dass das Hilfe ist, aber dennoch hat es seine erwünschte Wirkung nicht verfehlt. Ich hatte nur einen Wunsch. So schnell wie möglich weg von diesem schrecklichen Ort. Nach vier Tagen Isolation waren das erste Mal meine Eltern da und ich habe sie angefleht, irgendwie dafür zu sorgen, dass ich so schnell wie möglich rauskomme. Meine schlimmsten Erwartungen in Bezug auf den weiteren Verlauf wurden mit zwei Stunden Gruppenzeit und allen Mahlzeiten im Zimmer auch übertroffen. Ich hatte das Bedürfnis, mich zu weigern und für meine Rechte zu kämpfen, aber ich hatte keine Rechte.

Da drinnen gibt es keine Rechte. Ich hätte sagen können, dass ich nur esse, wenn ich es in der Gruppe tun darf, dass ich keine Medikamente nehme, wenn ich keine Gruppenzeiten habe. Ich hätte es auch machen können.

Aber sie hätten sich nicht dafür interessiert, abgesehen davon, dass sie mich spätestens am dritten Tag wieder fixiert hätten, was wiederum eigentlich unnötig gewesen wäre, nicht nur, weil es unter anderen Bedingungen nicht notwendig gewesen wäre, sondern auch, weil drei Tage in jeder Hinsicht ungefährlich sind.

Also habe ich es irgendwie ausgehalten.

Meine Ärztin hat bald gesagt, dass ich wahrscheinlich gehen könnte, wenn meine Eltern ihr nächstes Elterngespräch hätten.

Ich wusste nicht ganz, ob ich es glauben kann, aber ich habe natürlich trotzdem auf der Stelle angefangen, die Tage zu zählen.

Es waren nur wenige Tage, aber ich hatte trotzdem das Gefühl, dass eine Ewigkeit vor mir lag.

Jeder Tag war eine einzige Ewigkeit.

Trotzdem habe ich alles geschafft und habe es sogar hinbekommen, dabei für meine Verhältnisse gut zu wirken. Nachdem es ein paar Tage gut gelaufen ist, hat sich meine Gruppenzeit verdoppelt und ich habe eine Mahlzeit mit den anderen bekommen.

Über dieses Stadium bin ich nie rausgekommen. Selbst bei meiner Entlassung war ich noch derartig eingeschränkt und ziemlich stark überwacht, weswegen ich bis zum Ende Angst hatte, dass es dann irgendwie hieß, es würde doch nicht gehen, oder so, aber es ging.

Kurz vor meiner Entlassung habe ich mit meiner Ärztin gesprochen. Ihre Aussagen waren z.B.:

– Jetzt wo ich eingesehen hätte, dass freiwillig Leben besser war, könnte ich ja bald wieder in die Schule gehen.
– Die richtige Unterstützung wäre Druck, damit würde alles gehen.

Ich weiß gar nicht, was ich dazu sagen soll.

Aber sie war zu hundert Prozent überzeugt von ihrem Standpunkt.

Gerade zur Oberärztin aufgestiegen und so …

Gefühlt würde ich sagen, sie wusste nichts über mich und dachte sie wüsste alles.

Was mich aber am meisten überrascht hat und worüber ich immer noch lachen muss kam etwas später.

Ich würde ja wieder freiwillig kommen, wenn es Probleme gäbe, denn ich war diesmal ja auch freiwillig hergekommen.

Ja, ne, also alles wo keine Polizei dabei war ist freiwillig, nicht wahr? xD

Aber ist ja auch egal, vielleicht muss ich über diesen Punkt sehr dankbar sein, weil er möglicherweise meine Entlassung wesentlich beschleunigt hat.

Ich finde es sowieso immer so nett, dass Ärzte immer denken, man würde sich das freiwillig noch mal antun. Mehrere, die ich kenne waren schon mal ziemlich irritiert, als man ihnen vorgeschlagen hat es doch freiwillig zu machen (wenn irgendwas passiert oder so).

Ach ja, meine Eltern würden mich ja behandeln wie ein kleines Kind. Ich widerspreche dem jetzt einfach mal nicht. Ich sage einfach, dass sie meine Eltern haushoch übertroffen hat.

Würde es einem gut gehen, wäre es ja eigentlich lustig, mit den Ärzten zu spielen, aber wenn es einem so verdammt schlecht geht und man zudem noch komplett abhängig von einer Entscheidung ist, dann versucht man nur noch irgendwie heil rauszukommen.

Leider habe ich bei meiner Entlassung meinen Adressszettel, den man mir, wie alles was ich bei mir hatte, bei meiner Aufnahme abgenommen hatte, niemals zurückbekommen.

Ich könnte nicht garantieren, dass es Absicht war, weil die Wertsachenfächer auf dieser Station wohl recht chaotisch waren (es hat eigentlich immer irgendwas gefehlt, wofür dann etwas anderes dabei war …), aber da Kontakt zu alten Patienten ja verboten ist (was draußen keiner kontrollieren kann, aber drinnen auf jeden Fall umgesetzt wird) …

Ich habe z.B. bei einer Entlassung einen drei Monate alten geöffneten Brief bei meinen Sachen gefunden, von dem ich bis dahin nichts gewusst hatte.

Einen anderen habe ich nie gesehen und weiß es nur, weil ich die, die ihn geschrieben hat zufällig wieder getroffen habe …

Ich hätte damit rechnen müssen. Hatte ich aber nicht. Zu spät.

Meine Eltern mussten auch nicht mal unterschreiben, was wichtig war, weil meine Verfahrensbeiständin ihnen ziemlich Stress gemacht hat.

Mich vor ihnen schützen! Aber ich wusste es erst, als meine Eltern es mir gesagt haben …!

Jedenfalls war ich dann also wieder frei.

Das Problem war aber, dass ich mich vorher nur auf einem für meine damaligen Verhältnisse guten Niveau halten hatte können, weil ich Angst vor Konsequenzen hatte und nur die Tage gezählt habe.

Ich bin also zu Hause mehr oder weniger sofort zusammengebrochen. Der Druck stieg so heftig an, dass ich wieder richtig heftig darunter gelitten habe und die Verzweiflung war riesig.

Ich weiß noch genau, wie ich meine Eltern mitten in der Verzweiflung angefleht habe.

Stress, Unruhe und Schmerz im ganzen Körper.

Leid in den Augen, Tränen die hinauslaufen.

Sie sollten mich endlich sterben lassen!

Aber sie konnten nicht.

Es hat mich aber langsam nicht mehr interessiert, ob sie konnten oder nicht. Ich war wütend auf sie, ich wollte nicht mehr!

Ich war wohl mal wieder an so einem Punkt, an dem es wirklich nicht mehr ging und an dem mein Körper gerade die Möglichkeit hatte, mich ein wenig zu entlasten, denn als ich zu Hause das zweite Mal aufgewacht bin, war ich plötzlich so schwach wie noch nie.

Ich konnte kaum mehr aufstehen, nach ein paar Minuten gehen bin ich praktisch umgekippt und am alleine duschen (im Sitzen) wäre ich fast gescheitert.

Natürlich war ich auch vorher schon verdammt schwach gewesen und so. Aber dieser Zustand ging über die Wirkung der Medikamente noch mal deutlich hinaus.

Ich habe eigentlich den ganzen Tag geschlafen (und die Nacht sowieso, aber auch wirklich zwölf Stunden!).

Die Müdigkeit vom Körper hat mir aber wenigstens die Möglichkeit gegeben, nicht ganz so angespannt sein zu müssen.

Verglichen mit Medikamenten ging es am ehesten in Richtung Seroquel (das ist die dritte Kategorie Beruhigungsmittel die ich kenne. Nur langfristig. Wirkung bei mir vergleichbar mit der Schwäche beim Hungern), aber viel härter.

Was in den nächsten Tagen und Wochen passiert ist, ist auch für mich etwas schwer zu erklären.

Ich gehe ja davon aus, dass man heilt, wenn man wiedererlebt und in diesem Moment gleichzeitig so viel Positives (Geborgenheit, Sicherheit, Nähe etc.) fühlt, dass man es akzeptieren und damit verarbeiten kann.

Solche Umstände, die praktisch perfekt sein hätten müssen, waren aber unerreichbar.

Trotzdem war ich kaum in der Lage, alles unten zu halten.

Ich vermute, dass ein Wiedererleben unter nicht optimalen Umständen, sofern die auslösenden Situationen vorbei sind, eine Art Umverteilung ermöglichen kann. Bei mir war das Ganze natürlich schon so hart, dass ich um das Wiedererleben selbst halbwegs ertragen und zulassen zu können, schon Hilfe gebraucht habe. Diese geringere Menge, als die zur Heilung nötige Menge, konnte mir aber zum Glück mein Vater geben.

Ich bin also gerade anfangs nahezu täglich schreiend und zitternd irgendwo gelegen und konnte es häufig nur dann überhaupt zulassen und aushalten, wenn ich fast bewegungsunfähig war (weil er mich gehalten hat). (In den Räumen der Klinik war das grundsätzlich unmöglich. Der Abstand war nötig).

Es war natürlich schrecklich, aber es ging irgendwie und am Anfang bin ich ohnehin praktisch oder auch tatsächlich eingeschlafen, sobald der Gefühlsschub vorbei war.

Jetzt muss ich nur noch erklären, was ich mit Umverteilung meine.

Ich meine damit, dass man durch Wiedererleben die emotionale Intensität einer krassen Erinnerung senkt, in dem man einen Teil davon auf den Zeitpunkt des Wiederlebens überträgt.

Unter normalen Umständen ist das nicht hilfreich, denn die hinzukommende Erinnerung ist im Normalfall schlimmer, als die Erleichterung der alten Erinnerung!

Hilfreich ist es nur dann, wenn eine ganz bestimmte Erinnerung so heftig ist, dass die emotionale Persönlichkeit mit diesem Einzelgefühl überforderter ist, als mit einer insgesamt größeren Masse an Gefühlen. Ein gutes Beispiel dafür ist z.B. die Fixierung, aber auch bei Dingen die länger angedauert haben kann das so sein, denn für die emotionale Persönlichkeit sind sie häufig als Gesamterinnerung oder als geringe Anzahl von Einzelsituationen gespeichert.

Ein Beispiel dafür ist der extreme Druck, sprich das Leid.

Ich erinnere mich nämlich nicht in erster Linie an Situationen und auch sicher nicht an jede einzelne Sekunde, zumindest belastet hat mich am stärksten die Erinnerung an die Intensität dieses Gefühls.

Auch Dinge wie Schmerz und Wut haben für mich persönlich eine wesentliche Rolle gespielt.

Trauer geht unter starken Gefühlen eher unter, da es kein sehr intensives Gefühl ist.

Was jetzt nicht heißen soll, dass ich nicht weiß, wie sich pure und intensive Trauer anfühlt. Ich bin sicher auch schon am Boden gelegen, weil ich so heftig geheult habe, aber im Vergleich zu purer Verzweiflung, Ohnmacht und Schrecken ist das dennoch harmlos!

All das war extrem anstrengend und es ging mir noch sehr schlecht während dessen, aber es hat seine Wirkung gezeigt.

Ich habe nicht mehr so viel Kraft für die Kontrolle gebraucht, bin etwas stärker geworden, konnte mich besser ablenken, war ruhiger und habe auch nach außen allgemein wesentlich besser gewirkt.

Nach einer Weile habe ich gemerkt, dass ich an dieser Stelle nicht mehr weiterkomme.

Ich habe damals nicht wirklich verstanden wieso.

Jetzt würde ich sagen, dass die optimale Umverteilung erreicht war und Katy deswegen weitere Gefühlsausbrüche verhindert hat, um uns zu schützen.

Zu diesem Zeitpunkt habe ich angefangen die Medikamente abzusetzen.

Beim Neurocil waren sich meine Eltern mit mir einig. Das Absetzen hatte eigentlich nur eine Folge, nämlich, dass ich kräftiger wurde. Wir waren uns einig, dass das gut war.

Meine Psychiaterin hat das Ganze dann eher erst danach erfahren und war ... na ja, ich würde mal sagen leicht geschockt und hat dieses Mal wirklich ausdrücklich gesagt, dass ich die nächste Zeit auf keinen Fall weitermachen soll.

Immerhin, war ich mit dem Neurocil schon fertig, aber ich fand das trotzdem sehr ungünstig, weil ich sehr ungeduldig war und die Zeit für mich so langsam verging, dass mir die drei Wochen bis zum nächsten Termin viel zu lang waren.

Meine Eltern haben natürlich schon auch aufgepasst, aber Seroquel gibt es ja angenehmerweise nur als Tabletten und damit hat man draußen natürlich alle Möglichkeiten.

Wenn ich ehrlich bin, habe ich das alles auch ziemlich schnell gemacht.

Während dem Absetzen hatte ich heftige Stimmungsschwankungen, die ich aber nach außen nicht so sehr gezeigt habe (ich habe mich zu diesem Zeitpunkt schon recht viel zurückgezogen, weil mich meine Eltern immer mehr genervt haben).

Ich kam damit aber gut klar, weil ich erstens etwas eigentlich mäßig scharfes, aber für mich doch ungewohnt gutes zum Ritzen gefunden habe. Genaugenommen die Klinge unseres Medikamententeilers, die sich nach einmal etwas Gewalt rausnehmen ließ. Da ich schon lange verzichtet hatte, war die Wirkung am Anfang noch einigermaßen gut.

Zweitens habe ich mich während dem Absetzen ein paar Mal irgendwie plötzlich gut gefühlt, was ich total eindrucksvoll fand, weil ich das schon seit Ewigkeiten nicht mehr gekonnt hatte.

Kurz nachdem ich fertig war, bin ich das letzte Mal ausgetickt.

Es war Wut oder Hass und damit, meine intensivste Erfahrung damit, da ich mich auch während meiner Klinikzeit höchstens ärgern hatte können. Wie gesagt, Wut lässt sich von allen Gefühlen am leichtesten und am besten unterdrücken. Ist aber vielleicht auch besser so, denn wenn man Aggressivität nicht gegen sich, sondern gegen die Erwachsenen richtet, landet man zig mal schneller in der Fixierung. Wen und Wie ich das im Kopf hatte möchte ich jetzt lieber nicht beschreiben.

In der Realität ist außer ein paar leicht beschädigten Fliesen eigentlich nicht viel passiert. Dass mein Vater was abbekommen hat, tut mir leid, aber das Letzte, was ich in dem Moment konnte, war mich zu kontrollieren und dass ihm die Fliesen wichtiger waren als er selbst war im Prinzip seine Entscheidung.

Er war ziemlich überrascht, wie stark ich war und ich hab mich plötzlich gut gefühlt als es vorbei war und musste lachen, als ich die Wand gesehen habe, also habe ich gesagt, was Sache war.

Leider ging es in den nächsten Tagen ziemlich bergab.

Die Ausschläge nach oben verschwanden und ich bin im Prinzip in ein nicht schwaches Dauertief gefallen.

In dieser Zeit ist mir die Gruppe wahnsinnig abgegangen. Ich habe mich sehr alleine gefühlt und mich nach dieser Gemeinschaft gesehnt. Wenn ich in der Zeit auf eine offene Station gekonnt hätte, wäre ich gegangen, denke ich, aber dazu ist es natürlich nicht gekommen.

Jedenfalls haben alle gemeint, ich wäre schuld und ich könnte es ja jetzt noch rückgängig machen und wieder was nehmen und so, aber ich wollte einfach nicht.

Ich hab nicht verstanden wieso, aber wollte nicht und ich konnte eigentlich fast schon gar nicht. Ich war absolut überzeugt davon, das Richtige zu tun. Meine Erfahrung hatte mich bereits gelehrt, dass es sinnvoller war auf das Gefühl zu hören und weniger auf den Geist. Über das, was die anderen denken braucht man sich draußen auch eigentlich keine Gedanken zu machen.

Sie können einen ja zu nichts zwingen :)

Wie auch immer.

Mein Gefühl lag richtig.

Nachdem sich alles wieder etwas eingependelt hatte, habe ich mich besser und kräftiger gefühlt als vorher. Freier irgendwie oder eher lebendiger.

Trotzdem stand ich an einem verdammt schwierigen Punkt, denn ich hatte es die ganze Zeit über geschafft, sehr viel sehr gut unten zu halten, weil ich gefühlt hatte, dass sich die Situation verbessert hat. Jetzt aber wusste ich nicht mehr weiter.

Ich habe mir eingeredet, noch nicht genug zu verstehen, um alles zu lösen und viel nachgedacht, aber leider haben mich meine Erkenntnisse in eine Krise gestoßen, denn ich habe zwar am Ende mehr oder weniger den kompletten Verlauf super verstanden und wusste auch, was ich gebraucht hätte und wann es noch gut gegangen wäre und so, aber ich musste leider auch einsehen, dass es inzwischen zu spät war. Es war zu krass geworden. Ich hatte einfach das Gefühl, dass es zu krass geworden war, dass es einfach nicht mehr machbar war, dass ich das nicht mehr leisten konnte und dass ich mich und jeden der bei mir wäre, gefährden würde. Um mich wäre mir das egal gewesen. Für mich wäre nur der emotionale Schaden entscheidend gewesen, aber andere zu gefährden, die sich vielleicht nicht schützen konnten und wirklich helfen wollten. Das ging gar nicht.

Ich hatte keine Kraft mehr zu kämpfen, keinen Willen mehr zu kämpfen.

Das war ein Hauptbestandteil meiner Persönlichkeit, der von einem Tag auf den anderen einfach gestorben ist.

Carry hat diesen Platz sofort und gerne eingenommen.

Mich hat es in eine kleine Identitätskrise gestürzt, in Richtung wer bin eigentlich Ich? Ich nicht als Gesamtpersönlichkeit, sondern als ganz persönliches Ich. Was bin nicht nur jetzt Ich, was wird auch noch in ein paar Monaten Ich sein?

Damals habe ich dann entschieden, dass mein Beständiges Ich nur aus Wissen, Erfahrungen, Erlebnissen etc. besteht, dass ich aber auch für mein aktuelles ich, also alles, was aktuell bewusst da ist, ich sagen kann.

Carrys Zeit hatte also nach kurzer Schwäche und Verwirrung begonnen.

Ich denke, ich habe nach außen gut gewirkt, habe die Zeit gut rumgebracht, mir Freiheiten erarbeitet und geplant, immer wieder betont, dass ich ein Kämpfer bin, wenn durchgekommen ist, dass es mir schlecht ging, was leicht war, da wir Yildiz Verhalten kannten und unsere Umwelt uns ja mit Yildiz an doch entscheidender Position kannte und sie vielleicht als Teil der beständigen Persönlichkeit eingestuft hat.

Die meisten Menschen ändern ihre Persönlichkeit schließlich nicht über Nacht und da es nicht einmal ein nach außen sichtbares Ereignis als Auslöser gab …

Wir haben uns gegen Katys Willen entschieden, dass wir diese Dokumente noch fertig schreiben und sie hinterlassen, da wir ohnehin das Gefühl hatten, dass etwas mehr Zeit unsere Chancen steigern würde und weil wir noch keinen richtigen Plan hatten.

Ich bin allerdings zunächst schlecht vorangekommen, in erster Linie, weil ich mich schlecht konzentrieren konnte und ziemlich Kopfschmerzen bekam.

Aber ich hatte die Ansprüche an mich, es fertig zu machen und habe mich schließlich durchgequält, weil ich mir gesagt habe, dass ich nicht sterbe bevor ich nicht fertig werde.

Einmal wurde ich noch unterbrochen, weil wir eine Woche wegfahren wollten.

Es war im Prinzip kein richtiger Urlaub, da es eigentlich um Therapie ging, die wir von zwei Leuten, die mehr oder weniger vom Jugendamt kamen und uns unterstützen sollten, empfohlen bekommen hatten. Nennt sich EMDR, aber über die Methode an sich weiß ich viel zu wenig, um wirklich etwas darüber sagen zu können. Ich habe eigentlich nicht wirklich viel erwartet, was ich aber unterschätzt hatte, war dass ich doch ziemlich gehofft hatte.

Ich war durch die Geschichte schon aufgewühlt, was ich gewohnt war, denn das war immer so, aber als ich begriffen habe, dass es hoffnungslos ist, ist mir dann doch die Verzweiflung hochgekommen. Ich denke, aber, dass ich alle ganz gut beruhigen konnte, weil ich gleich gesagt habe, dass ich trotzdem weitermache und für meine Hoffnungen kämpfe, auch wenn ich kaum mehr verstehe wieso und so.

Das ist wirklich mal so gewesen. War nur schon ne Weile her ...

Ich habe gemerkt, dass es deswegen nicht gehen würde, weil es zu gefährlich für mich und sie wäre, weil ich mich und sie schützen müsste. Die beiden meinten, dass ich dann erstmal für mehr Stabilität sorgen müsste, aber das war Schwachsinn, denn wenn man wieder fühlt ist es völlig egal wie viel Kontrolle man vorher hatte, denn man lässt ja los und ohne wieder fühlen wäre nichts gegangen, da war ich mir sicher.

Ich bekam das Gefühl, dass es möglicherweise rein theoretisch nicht völlig unmöglich war, dass so was wie Heilung möglich war, auch in meinem Stadium. Rein theoretisch deswegen, weil die Anforderungen an die andere Person so dermaßen hoch wären, dass sie wohl nie jemand erfüllen könnte.

Ich meine wer kann schon so viel Sicherheit ausstrahlen, dass ich in der Lage bin loszulassen und ist dann auch noch in der Lage damit umzugehen, sprich auf mich und ihn aufzupassen und mir so viel Positives dabei zu geben, dass es ausgleichend wirken würde und ein Verarbeiten möglich wäre?

Ich denke die Antwort ist einfach: Niemand. Zumindest niemand, den ich finden werde.

Dass so eine Art von Therapie nicht existiert (oder zumindest nicht einmal ich etwas davon wüsste) nur mal so ganz nebenbei ...

Eine andere kleine Sache, die ich interessant fand, ist auch noch passiert.

Ich brauche jetzt aber kurz für die Umstände, weil diese Informationen für den Rest der Geschichte nicht wichtig waren.

Ich hatte seit längerer Zeit Schmerzen in den Fußgelenken, weil ich mal alternative Stressabbaumethoden getestet habe, weil die Wirkung vom Ritzen so nachgelassen hat. Für mich war auspowern auf jeden Fall eine Scheißmethode. Ich hatte voll Kopfschmerzen, habe mich total fertig gefühlt, bin aber nicht bis zum körperlichen Zusammenbruch gekommen, weil es mir irgendwann gerade an den Gelenken zu schmerzhaft geworden ist.

Tagelang Muskelkater und eben diese scheiß Fußgelenke. Wieso das als konstruktiv gilt, kann ich jedenfalls nicht wirklich nachvollziehen.

Ich finde so was ziemlich nervig und unnötig und ignoriere es eigentlich einfach, weil wenn es nur etwas wehtut macht es mir ja nichts aus und eigentlich gehen solche Sachen auch immer von selbst weg, aber das war halt nicht der Fall und ich hatte Schmerzen beim Gehen und meine Eltern meinten halt das geht nicht mehr und so und wie auch immer, wir waren also beim Arzt. Wäre jetzt an sich auch nichts Besonderes gewesen. War halt erstmal nervig. Und wieso will jemand alles bis zum Knie sehen, wenn es darum gar nicht geht?

Das gehört jetzt halt zu den Teilen meines Körpers, die ich bevorzugt verberge. Nicht dass es total schlimm aussehen würde, aber besonders gut sieht's halt jetzt doch auch nicht wirklich aus …

Und manche Leute können es halt auch einfach nicht ignorieren.

War aber eigentlich doch auch ganz lustig irgendwie.

Weil ja und das wäre ja jetzt schon nicht ganz üblich und er könnte das jetzt nicht so ganz nachvollziehen, nicht? Was denn los wäre und so.

»Das ist zu kompliziert.«

Und nein und das könnte gar nicht so kompliziert sein und ob es die Schule sei, oder die Liebe und lauter solchen Schmarrn halt.

Leicht verfehlt würde ich sagen^^

Einen normalen Arzt geht so was ohnehin noch viel weniger an als jeden Psychiater.

Na ja, ich habe darauf bestanden, dass es zu kompliziert ist.

Darüber hätte ich jetzt aber so eigentlich gar nichts geschrieben, verwirrt hat mich nämlich etwas ganz anderes.

Irgendwann waren wir dann nämlich tatsächlich doch so weit, dass es ums Körperliche ging.

Ich liege also nichtsahnend da. Ist ja nur körperlich, also im Vergleich zu dem ganzen Krampf mit den Gefühlen ganz entspannt, sofern man von so was wie Entspannung sprechen könnte, was tatsächlich allerdings sehr unzutreffend ist, weil ich sofort anfangen würde zu schreien, wenn ich mich entspannen würde, aber gut …

Die Rechnung ging dann leider nicht so ganz auf.

Mitten beim tut dies oder jenes weh oder nicht …

Plötzlich Gefühl, aber nicht einfach Gefühl.

Gefühle wie schreien!

Panik! Zittern!

Schreien!

Völlige Überforderung. Keine Kontrolle.

»Jetzt, komm, beruhige dich halt.«

Panik. Schreien.

»Hey!«

Ahhh, nein, Hilfe! Lasst mich in Ruhe!

Fuck!

»Marina …«

Scheiße was passiert hier nur?!

»Was ist mit ihr los?«

»Lassen Sie sie bitte in Ruhe, wir brauchen jetzt kurz Zeit.
Marina … ruhig …«

Angst. Zittern. Hilfe, verdammt, was ist nur los?

Etwas mehr Ruhe …

Mehr Wahrnehmung …

Mein Vater ist bei mir. Tränen fließen durch mein Gesicht.

Was ist passiert???

Druck an den Fußgelenken … Schmerz, aber nicht so, dass es mir irgendwas ausmachen dürfte …

Das konnte es nicht sein.

Was dann?

Um was ging es wirklich?

Ähnliche Situationen?

Was würde da in Frage kommen?

Und dann auch noch so was intensives …?

Warte!

Was war intensiv?

Es müsste ja damals noch viel stärker gewesen sein …

Genau.

Was kommt da noch in Frage?

Eigentlich nur eine Sache nicht wahr?

Ist nicht ganz dieselbe Stelle, oder?

Aber weit weg auch nicht.

Ja, stimmt schon.

Damals war's mit viel mehr Gewalt.

Aber jetzt hat es wehgetan.

Können wir ja eigentlich leicht rausfinden.

Also los.

…O. K. …

Ein Moment Erinnerung von der Fixierung …

Schock!

Hilfe!

Verdammt … ruhig!

… ruhig …

Das reicht. Das war eine deutliche Antwort.

Jetzt komm erstmal wieder ein bisschen runter.

Die reden über uns.

Aber nichts besonderes.

Klar, wir sind ja schon die ganze Zeit da.

Körperlich.

Wir haben noch kurz Zeit, bevor wir wieder ganz da sein müssen.

Zumindest war der Arzt ruhig, der war ja fast schon eher genervt.

Oder überfordert?

Egal, es gibt keinen Stress, der Rest ist unwichtig.

Sie gehen raus.

Zeit für dich.

Ich meine ich hab irgendwas mit Suizidgefährdung gehört …

Na ja die reden über uns, ist ja klar. Aber rausgehen und so laut reden
ist auch sehr intelligent^^ Der hat eh keine Ahnung, der checkt gar
nicht was los ist. Ich bin mir sicher, dass wir uns keine Sorgen machen müssen.

Ja du hast recht.

Ich glaube wir müssen dann aufstehen.

Richtig runterkommen müssen wir draußen, oder?

Steh auf.

Ich bin damals auf jeden Fall super aus der Situation rausgekommen und schon vor der Tür wusste ich mehr oder weniger, was passiert war.

Trotzdem war es irgendwie komisch, weil ich eigentlich nur gefühlt hatte, ohne mich dabei an irgendwas zu erinnern.

Aber das ist wohl einfach so. Ich hatte schon oft pure Emotionen.

Ich denke Gefühle werden zwar von konkreten Ereignissen ausgelöst und sind auch sicher irgendwie damit verbunden, aber sie können sich auch irgendwie davon lösen.

Das ist jetzt ein paar Tage her.

Wir sind wieder zu Hause, ich habe schon eine ganze Menge geschrieben und endlich steht mein Plan. Er gefällt uns total. Carry ist voll stolz auf uns.

Wir haben so Angst davor, zu scheitern.

Angst, dass wir durchschaut werden, Angst, dass es nur so scheint, als ob wir so viele Freiheiten hätten. Aber eigentlich denke ich nicht, dass es so ist.

Diesmal nicht. Diesmal ist es das, was wirklich funktioniert. Das Endgültige.

Ich bin froh, dass es schon so nah ist, auch wenn mir mein Leben leider keine schönen letzten Tage gönnt, denn es geht mir ziemlich schlecht. Seit meine letzte Hoffnung zerbrochen ist, ist es schlimmer geworden, obwohl ich weiß, dass ich nicht mehr lange durchhalten muss.

Ich bin viel angespannter. Ich kann damit umgehen, aber ich kann kaum mehr schlafen. Manchmal habe ich das Gefühl wahnsinnig zu werden (aber das ist ja nichts Neues …)

Aber egal wie schön die Vorstellung vom Tod ist und egal wie viel ich dafür geben würde …

Es gibt eine Vorstellung, die noch schöner ist. Eine für die ich schon sehr, sehr viel gegeben habe und für die ich noch mal sehr, sehr viel geben würde, wenn sie erreichbar wäre.

Es ist die Vorstellung davon zu leben.

Leben im Sinne von lebendig sein.

Frei zu sein, von all dem was mich belastet, loslassen und mich entspannen können.

Befreit sein, genießen, lachen, ehrlich lachen, glücklich sein können.

Einfach Leben!

Ich weiß es nicht sicher, aber ich glaube, ich könnte so ein verdammt geiles Leben haben, wenn es mir psychisch gut gehen würde.

Ich bin noch jung. Ich habe noch nicht gelebt. Ich habe immer für die Zukunft gelebt. Für die Hoffnung. Aber meine Hoffnungen wurden enttäuscht. Meine schlimmsten Befürchtungen wurden haushoch übertroffen. Ich habe keine Zukunft.

Ich muss sogar hoffen, keine zu haben, denn wenn ich doch überleben sollte, dann wäre es eine schreckliche Zukunft. Ich habe versucht, es mir vorzustellen. Es war schrecklich. Ich hatte das Gefühl, halb wahnsinnig zu werden. Natürlich weiß ich nicht genau, wie es wäre, aber ich will es auch sicher nicht wissen!

Ich glaube nicht an so was wie ein Leben nach dem Tod.

Wenn mein Körper stirbt, wird mein komplettes Bewusstsein sterben.

Ich wünschte es gäbe einen besseren Weg, aber den gibt es nicht.

Ich habe lange dafür gekämpft.

Doch dieses Leben gibt mir keine Chance.

Und diese Welt hat keinen Platz für mich.

Für mich ist es zu spät. Nur der Tod kann mich noch befreien.

Aber für viele andere ist es noch nicht zu spät!

Ich war mein Leben lang ein Träumer, der für seine Träume gekämpft hat und genauso werde ich auch sterben.

Manchmal denke ich mir aber auch: Was ist aus mir geworden? Bin ich nicht auch eine kalte Lügnerin geworden, die nur Schmerz hinter sich zurücklässt?

Ich weiß es nicht genau, denn ich will nicht so sein und eigentlich bin ich nicht kalt. Es tut mir wirklich leid. Ich würde es nicht tun, wenn es nicht der einzige Weg wäre.

Denn ich habe ohnehin keine Wahl. Ich habe keinen freien Willen. Es ist schwer zu beschreiben, aber es ist so. Die Gefühle sind so mächtig, dass sie die Entscheidungen ohne den Geist treffen.
Ich werde nicht sehen, was die Zukunft bringen wird.
Aber ich kann davon träumen, dass nicht alles sinnlos war und das gibt mir die Möglichkeit bereit zu sein und zumindest einen schönen Tod zu sterben.

Ich danke all denen, die mir zugehört haben, denen, die für mich da waren und denen, die versucht haben mir auf menschliche Art und Weise zu helfen. Egal wie alt sie sind.
(Ich habe nur so wenig über sie geschrieben, weil ich versucht habe, mich auf mich zu beschränken. Ich denke, das ist einfach eher etwas Persönliches.)

Ich weiß, dass es auch andere vielleicht nicht unbedingt schlecht gemeint haben ...
Aber ich würde lügen, würde ich behaupten ihnen vergeben zu können.

MARINAS GEDICHTE

(geschrieben von Marina und unbearbeitet, um die Authentizität nicht zu verletzen)

GRUNDSCHULZEIT

Wenn ich esse

Wenn ich esse, dann schmeckt es mir gut. Mhmm!
Es gibt Spaghetti mit Tomatensoße,
als Nachspeise dann Schokoladenpudding. Mhmm!
Das mögen alle Kinder gern. Mhmm!
Nach dem Essen dann, bin ich richtig satt, ah!
Aber gar nicht matt, ah!

Wenn ich Auto fahr

Wenn ich Auto fahr,
ja dann brems ich nicht,
ja dann geb ich richtig Gas.
Auf der Autobahn 120 fahren,

ja dann krach ich an nen Pfosten,
das kommt zu schweren Kosten.

Ja, mein Vordermann, der schreit mich an:
»Passen Sie doch besser auf.«

Wenn ich nach Hause komme,
dann scheint ja doch die Sonne.

Ich hasse …

Ich hasse Mücken, die mich stechen!
Ich hasse Fleisch, das mir nicht schmeckt!
Ich hasse Menschen, die böse sind!
Ich hasse Fische, die mich beißen!
Ich hasse Menschen, die geizig sind!
Ich hasse Kinder, die mich jagen!
Ich hasse alle, die die Pflanzen bedrohen!

Beim Baden bin ich froh

Beim Baden bin ich froh,
du scheint die Sonne so.
Ich leg mich auf den Po
und schlaf in aller Ruh.

Mein Hunger weckt mich auf.
Ich geh sofort raus.

Ich lauf zum Kiosk her,
das steht hier nah am Meer,
bestell mir schnell ein Eis,
sonst wird mir viel zu heiß.

Gähhhn

Ich bin in der Schule.
Das langweilt mich.
Wir lernen nichts Neues.
Das langweilt mich.
Wir schreiben keine Probe.
Wir machen nichts Schwieriges. Gähhhhn!
Und üben nur, was wir schon können.
Das langweilt mich.

In der Phantasiewelt
(4. Klasse Grundschule)

Es gibt ein Land, in dem die Teller sich von alleine füllen,
in dem die Tannen leckere Früchte abwerfen, wenn man sie schüttelt,
in dem die lebenden Puppen schwimmen können,
in dem der Schall bewirkt, dass sich die Höhleneingänge öffnen,
in dem die Messer glatt sind und trotzdem schneiden können,
in dem dumme Menschen klug werden,
in dem die fetten Leute dünn werden,
in dem jeder schon einmal das Ziel getroffen hat,
in dem alle, die sich kennen gut verstehen,
in dem man keinen Grund hat, auf Hilfe zu hoffen,
in dem jede Schüssel automatisch voll mit dem Gewünschten ist,
in dem alles passt.

GYMNASIALZEIT 5. – 7. KLASSE

Nobody is like me

Nobody is like me.
I'm other than all persons that I know.

A long time I search a person who's like me.
But then I realised
that nobody is like me.

Niemand ist wie ich.
Ich bin anders, als alle Leute, die ich kenne.

Lange Zeit habe ich nach Jemanden gesucht,
der genauso ist wie ich.
Doch dann habe ich gemerkt:
Niemand ist wie ich.

Ich bin anders als alle Leute, die ich kenne,
denn jeder ist ein Individium.
Und Niemand ist genauso wie ein Anderer.

ER

... muss stärker sein als ich,
darf dies aber nie missbrauchen.

... muss mich zart führen können,
aber mir auch Entscheidungsfreiheit geben,
wenn ich sie will.

... muss etwas Besonderes sein
und mit sich selbst im Einklang sein.

... muss charmant sein und gut
aussehen.

... muss einfühlsam sein und muss
meine Gefühle erkennen, verstehen
und richtig darauf reagieren.

Gedanken aus der 7. Klasse

Stell dir vor,
du würdest dich geistig »weiter« fühlen als Andere,
hättest wirklich schon viel nachgedacht.

Du würdest Anderen zuhören und dir denken,
was sind denn das für unbedeutende Themen,

ist doch wirklich egal, wer letzte Woche die
falsche Farbe Lidschatten benutzt hat!

Werden sie jemals über gescheite Themen reden???

Aber darum geht es gar nicht so …
Stell dir vor, man würde dich deswegen ausschließen
(vielleicht nicht alle, aber viele), damit nicht genug,
man würde dich nicht einmal in Ruhe lassen!!!

Geh davon aus, du könntest einfach nicht auf dieses Niveau (zurück)gehen.
Du hättest das Gefühl, schon vor »Jahren« weiter gewesen zu sein.
Stell dir vor, du würdest oft anfangen zu heulen,
wenn du wirklich darüber nachdenkst.
Was würdest du tun?

Ich hatte schon vor langer Zeit das Gefühl, nicht mehr weiter zu können.
Wenn ich über Lösungen nachdenke, fange ich an zu verzweifeln.
Ich muss immerzu »stark sein«, aber das will ich nicht.

Das ist anstrengend.

Ich weiß nicht, was ich davon erwarte,
aber meine Freundin hatte Recht.
Nur zu warten ist auch kein guter Weg.

KLINIKZEIT

Liebe

Liebe an sich hat viele Gesichter,
sie bringt ins Dunkle viele Lichter.
Es kann zum Beispiel Liebe sein,
wenn Eltern ihr Kind nicht lassen allein.

Oder es kann zum Beispiel bedeuten,
dass jemand herzlich ist zu allen Leuten.
Genauso kann es sich um zwei Freunde drehn,
die füreinander alles lassen liegen und stehn.

Oder es geht über Generationen,
um wirklich liebevolle Lektionen.
Und das weiß jeder ganz genau,
was noch fehlt ist die Liebe zwischen Mann und Frau.

Oder zwischen zwei Jugendlichen,
die sich nur noch nacheinander richten.
Normalerweise tut die Liebe sehr gut,
nur wenn sie zerbricht, ist es klar, dass sie weh tut.

Dies lässt sich halt nicht ganz vermeiden,
doch dafür können wir entscheiden,
wann wir uns erneut aufraffen
und wieder neue Liebe schaffen.

Sonnenuntergang

Das Licht der untergehenden Sonne spiegelt sich auf dem Meer,
kleine und große Wellen rollen zum Sandstrand her.
Während es langsam dunkel wird,
geht die Beleuchtung in den Palmen an
und ein Delphin kommt an den Strand heran.

Freudig wedelt er mit den Flossen,
er will dich haben zum Spielgenossen.
Deine Füße ins Wasser, das Meer ist noch warm,
weiter hinein und er stupst dich am Arm.

Am Ufer wird Musik gespielt
und du lässt fallen, was dich noch hielt.
Der Delphin zieht dich weiter raus ins Meer,
sobald du nicht mehr stehn kannst, planscht ihr wild umher.

Die Sonne geht noch weiter unter,
langsam wird es immer dunkler.
Man kann bereits die Sterne sehen,
als ihr stumm euch einigt, zurückzugehen.

Näher am Strand verabschiedet er sich
und lässt am Ufer stehen dich.
Doch es ist immer noch sehr warm
und jemand nimmt dich in den Arm.

Du blickst nach oben, es ist dein Freund,
er ist schön und gut gebräunt.
In der gegenseitigen Umarmung seid ihr da noch lang
und genießt den Rest vom Sonnenuntergang.

Wunder

Jeden Tag sind Wunder am Geschehen,
auch wenn sie nicht grad alle sehen.

Mit Wundern mein ich, dass ich heile,
denn ich bin nun nicht mehr alleine.

Es ging mir so schlecht,
dafür gibt's keine Worte mehr.

Ich meine das echt,
es war so unglaublich schwer.

Ich hatte Angst, dass es schon zu spät wäre
und mir nichts mehr helfen kann,

doch zum Glück hatte ich die Ehre
und jemand nahm mich in den Arm.

Und als ich es fühlte wurde mir klar,
die Liebe heilt und das ist wahr.

Ich werde dieses Wissen nutzen
und auch andere unterstützen.

Mir geht es immer noch sehr schlecht
und das ist leider allzu echt.

Doch irgendwann ist es aus,
ich weiß, ich komme da raus.

Einsamkeit

Einsamkeit macht uns kaputt,
sie legt die Psyche in Asch und Schutt.
Wenn wir zu viel Zeit allein verbringen,
können die Trümmer unserer Seele zerspringen.

Doch manchmal sind wir gar nicht allein,
einsam kann man auch in der Gruppe sein.
Du fühlst es dann, wenn du anders bist,
wenn dein Geist auf anderen Bahnen ist.

Was einen ebenso zerstört,
ist, wenn einem niemand zuhört.
Wenn man allein an Trauer und Schmerzen leidet,
und niemand einen hindurch begleitet.

Die Einsamkeit erzeugt so viel Schmerz,
man fühlt's genau im Bauch und Herz.
Die Wunden, die in der Seele bleiben,
kann man ganz allein mit Liebe heilen.

Geborgenheit

Ein Gefühl von Sicherheit.
Du musst nicht allein sein,
kannst alle deine Sorgen teiln.

Und wenn du dann die Liebe spürst,
die aus den anderen tiefsten Herzen rührt,
werden deine Sorgen klein,
denn du bist nicht damit allein.

Am Schönsten ist es, in des anderen Arm,
wenn die Kälte in dir wird wieder warm.
Der andere braucht dir nur zuzuhören
und dich beim Reden nicht zu stören.

Sie werden kleiner deine Sorgen,
denn du bist so schön geborgen.

Der Andere weiß alles über dich,
doch das stört dich nicht,
denn bei ihm ist es gut aufgehoben,
dafür kann man ihn nur loben.

Schließlich endet die Situation,
es reicht schon eine kleine Aktion,
das was in deinem Herzen bleibt,
zur Zeit seid ihr zu Zweit!

Meine Eltern

Sie treten ein,
ein Betreuer holt mich rein,
dann sind wir wieder allein.

Die Stimmung ist angespannt,
doch das wird nicht beim Namen genannt.

Sie lieben mich,
aber das hilft uns nicht.

In ihren Augen liegt viel Schmerz,
das geht mir wirklich sehr ans Herz.
Denn ihre Liebe zu mir zerstört sie,
auch ihre Seelen schreien und ich hör sie.

Sie versuchen stark zu sein vor mir,
nichts zu zeigen jetzt und hier,
doch das gelingt ihnen so schlecht.
Ich weiß, ich verletze sie echt.

Sie können mir keine Hilfe sein,
denn sie dürfen nicht in meine Gefühlswelt rein.

Das würde sie zu sehr verletzen
und uns in Schwierigkeiten rein versetzen.

Ich fühle das.
Sie wissen das.

Vielleicht wird es ja irgendwann mal was.

Frau A

Sie sitzt vor mir,
viel Selbstbewusstsein in ihr.
Ihr Rücken ist gestreckt,
die ganze Haltung ist perfekt

Sie schaut auf mich herab,
zieht ins Lächerliche, was ich sage.
Ich kann das gar nicht ab,
das ist keine Frage.

Ihr Ego ist mir viel zu groß,
werd meine Verachtung nicht los.
Ernst nehmen tut sie uns nicht
und das aus aller unserer Sicht.

Manchmal werden wir ausgelacht,
dass eine Ärztin so was macht!

Am Anfang hab ich sie ernst genommen,
das ist mir gar nicht gut bekommen.
Seit ich sie nicht mehr ernst genommen habe
verbessert sich die Lage.

Frau B

Sie arbeitet schon am längsten hier,
das merkt man am Verhalten von ihr.
Sie fordert einen mit ihrem Blick heraus.
Viel zu oft ist die Diskussion mit ihren Worten aus.

Dass sie selbstbewusst ist, ist klar.
Auch dass sie an ihrem Weg nicht zweifelt ist wahr.
Sie macht mich viel zu oft sprachlos.
Was ist da nur mit mir los?

Ich glaube, es geht um meine innere Wut,
der tut sie nämlich gar nicht gut.
Wenn ich mit ihr rede, geh ich auf Widerstand,
das liegt nun mal auf der Hand.

Inzwischen weiß ich mehr über sie.
Doch geredet hat sie mit mir fast nie.
Sie dachte, sie würde mich kennen so gut,
doch sie bewies, dass sie es nicht tut.

Trotzdem sie hat Dinge entschieden,
die an mir hängen blieben.
Dinge, unter denen ich gelitten habe,
was ich sicherlich nicht nur so sage.

Mit ihr verbind ich sehr viel Hass,
ich denke, es ist langsam krass.
Sie dachte alles ist okay was sie tut,
ich wunder mich nicht über meine Wut.

Indirekt hat sie immer gesagt
und das hat mich ganz schön geplagt:
Du bist falsch, du hast dich schlecht verhalten,
ich werde deine Strafe gestalten!

Dabei strenge ich mich immer an,
versuche richtig zu handeln, auch wenn ich nicht kann.
Doch ich weiß, das sieht sie nicht,
es passt halt nicht in ihre Sicht.

Für sie ist alles richtig was sie tut.
Doch es ist sicherlich nicht gut!
Ich kann nicht richtig handeln für sie,
ich wüsste jedenfalls nicht wie.

Ich habe in mir keine Macht.
Aber wenn ich das sage,
ich glaub, dass sie bloß lacht.
Denn es ist kein Verständnis in ihr
und das nicht nur gegenüber mir.

Angeblich ist sie die beste Ärztin auf Station.
Sie denkt, es wäre so, doch es entspricht nicht der Situation.
Andererseits sind die Ärzte alle so schlecht …
Vielleicht ist es ja tatsächlich echt …

Frau C

Sie trägt stets ein Lächeln im Gesicht,
echt ist dieses sicher nicht.
Es wirkt eher wie gespielt,
weils bei vielen vielleicht Vertrauen erzielt.

Eigentlich ist sie echt ganz lieb,
es ist schade, dass sie mir nicht länger blieb.

Sie hat mir echt gut zugehört
und mich beim Reden nicht gestört.

Sie hat viele Dinge kapiert
und nie mein Verhalten kritisiert.
Sie sah, wie ich am Kämpfen war,
das war ihr wirklich völlig klar.
Sie war zu mir auch immer ehrlich,
mich zu entlassen, wäre zu gefährlich.

Sie gab zu, dass sie mir nicht zu helfen wussten
und mich trotzdem dabehalten mussten.

Ich hätte sie gerne länger behalten,
doch sie konnte mich auf ihrer Station nicht halten.

Ich behalte sie als gute Ärztin in Erinnerung,
nach ihr kam leider eine Verschlimmerung.

Herr D

Er holt mich ab,
kommt zeitlich recht knapp.

Er grinst mich an,
sich sicher, dass er mir helfen kann.

Man kann ihm in die Augen schauen,
sie sind voller Selbstvertrauen.

Er an sich strahlt Wärme aus,
aus ihm kommt so viel Liebe raus.
Er beginnt, mit mir zu reden,
mir Informationen zu geben,
auch über unwichtige Sachen,
aber er bringt mich zum Lachen.
Wenn ich erzähle, hört er zu
und denkt darüber nach in Ruh.

Er versucht mir zu helfen, so gut er kann,
er strengt sich dabei richtig an.
Er hat mein vollstes Vertrauen.
Ich kann ihm in die Augen schauen,
ohne eine Barriere dahinter aufzubauen.

Auch wenn er mir kaum eine Hilfe war,
war er für mich da.

Frau E

Sie sitzt mir gegenüber
und schaut zu mir rüber,
sie fixiert meine Augen,
versucht, Informationen herauszusaugen,

sie will, dass ich rede,
dass ich Informationen preisgebe.
Sie denkt, sie hilft mir,
doch es ist kein Verständnis in ihr.

Sie provoziert mich
und ist dabei im Reinen mit sich.

Sie kann mir keine Hilfe sein,
ihr gegenüber fühl ich mich allein.
Ernstnehmen kann ich sie nicht,
dazu reicht mir ein Blick in ihr Gesicht.

Doch ich muss mit ihr reden,
ihr Informationen geben.
Ich versuche, die richtigen Signale zu senden,
um das Gespräch so schnell wie möglich zu beenden.

Ich rede mit euch, doch ihr hört mir nicht zu

Ich rede mit euch, doch ihr hört mir nicht zu,
Ihr macht mir Druck, ihr gebt keine Ruh.
Ihr denkt, ihr würdet mich kennen so gut,
doch jeder weiß, dass ihr es nicht tut.

Ihr denkt, ihr würdet mich schon durchschaun,
ich frage mich ehrlich, wie könnt ihr euch traun?
Was ihr von mir denkt könnt falscher nicht sein,
ich weiß, diese Sicht werdet ihr niemals teiln.

Noch habe ich euch wirklich nicht belogen,
wieso denkt ihr nur, ihr werdet betrogen?
Ist es nur, weil ich irgendwie anders bin?
Das ist euch zu schwer, das kriegt ihr nicht hin?

Würdet ihr mir glauben, wenn ich sage,
dass ich mich langsam nicht mehr frage,
ob ich schon viel mehr weiß als ihr,
sowohl von andern, als auch von mir.

Nein, ich denke das würdet ihr nicht,
es passt halt nicht in eure Sicht.
Wenn es mir irgendwann besser gehen sollte,
Weiß ich jetzt schon, was ich wollte.

Ich würde zeigen, dass man's besser tun kann.
Ich weiß es wird schwer, doch ich arbeite dran!

Fixierbett

Ich rede mich euch, doch ihr hört mir nicht zu,
ihr macht mir Druck, ihr gebt keine Ruh,
ich weiß, ihr meint's gut,
wisst nicht, was ihr tut,

es ist mir ja klar, ihr seid nicht erfahren,
ihr wäret es erst in so vielen Jahren,
doch selbst die Älteren unter euch, sie schaffen es nicht,
auszubrechen, aus eurer völlig verzerrten Sicht.

Diejenigen, die es sehn,
wären sicher die, die gehen,
denn sie würden es nicht ertragen,
kranken Kindern so zu schaden.

Wir haben keine Chance zu gewinnen,
denn klar, ihr habt die Macht hier drinnen,
die Richter, die kommen, tun nur was sie wollen,
sie hören uns nicht zu, auch wenn sie es sollen,

tief in mir drin ist so viel Hass,
ich weiß es genau, es wird langsam krass,
doch man kann ihn nicht leben, das ist klar,
denn das Fixierbett ruft und das ist wahr.

Dieser Kreislauf ohne Ende

Dieser Kreislauf ohne Ende,
dieser Tunnel ohne Licht,
dieses kranke Dasein macht mich noch verrückt.
Ich treibe ziellos wie ein Geisterschiff
und steure wie von selbst gegen jedes Riff.

Seht ihr nicht, ihr lasst mich leiden!

Seht ihr nicht, ihr lasst mich leiden.
Lasst mich nicht mehr selbst entscheiden.
Meine Entscheidung sie wäre klar,
sie ist traurig, aber wahr.

Mein großer Wunsch das wäre sterben,
vielleicht mit schönen scharfen Scherben.

Klar noch lieber würd ich leben.
Ein schönes Leben ohne Sorgen.
Doch das wird's für mich nie geben,
heute nicht und auch nicht morgen.

Ich halt die Tage nicht mehr aus.
Ich streng mich an, doch komm nicht raus.
Ihr lasst mich niemals selbst entscheiden,
Ihr lasst mich leiden, leiden, leiden!

Ich hoffe

Ich hoffe, ich hoffe, ich hoffe so viel
Ich hoffe, ich erreich irgendwann mein Ziel.
Mein Ziel ist, dass ich endlich glücklich bin.
Doch oft frag ich mich, krieg ich das jemals hin?

Ich hätte es so unglaublich gerne,
doch es scheint so weit in der Ferne.
Der Weg war nie leicht, er war sehr schwer.
Ich war schon an Punkten, da konnt ich nicht mehr.

Denkt ihr wirklich es ist ein Segen,
dass ich mich noch befinde im Leben?
Wenn ich es schaffe, denk ich das auch.
Ich frage mich nur, was ich dafür brauch.

Doch eines ist klar, ich gebe nicht auf.
Ich hoffe, ich hoffe, ich komm wieder rauf.
Ich werde kämpfen, ich weiß, ich muss.
Ich werde kämpfen bis zum Schluss.

Schmerz I

Ich mag so gerne scharfe Dinge,
trag immer bei mir meine Klinge.
Ich mag so gern im Körper den Schmerz,
denn er unterdrückt meinen Schmerz im Herz,

Das Blut soll an mir hinunterfließen,
die Entspannung in meinen Körper schießen.
Ich weiß genau, ich soll das nicht,
doch es ist okay aus meiner Sicht.

Meine Klinge ist ja nicht wirklich scharf.
Ein Grund, dass ich sie benutzen darf.
Ich seh alte Narben gut verheilen,
auch wenn sie sich nicht wirklich beeilen.

Doch wenn ich es schaffe aufzuhörn,
werden sie mich sicher nicht ewig störn.

Zurzeit muss ich es halt einfach tun,
doch ich schwör, ich werde nicht ruhn.
Und wenn ich ihn endlich finde den Weg,
ich denk, dass ich die Klinge zur Seite leg.

Schmerz II

Ich mag so gerne scharfe Dinge,
trage bei mir meine Klinge.
Es ist so schön, im Körper der Schmerz,
denn er unterdrückt den Schmerz im Herz,

das Blut soll an mir hinunterfließen,
die Entspannung in meinen Körper schießen,
ich tue es immer und immer wieder,
vielleicht möchte ich schreien, hör traurige Lieder,

ich nehme die Klinge fast jeden Tag,
klar, dass keiner mehr meinen Körper mag.
Ich würd's nicht ertragen, schön auszusehen,
das Gefühl, es wär falsch und würd nicht von mir gehen.

Ich weiß, es löst die Probleme nicht,
vielleicht zwar kurz, aber nicht auf lange Sicht.
Doch ich kann die Lösung einfach nicht erkennen
und wirklich keiner kann sie mir nennen,

es ist keine Lösung, aber dennoch ein Weg,
klar, dass ich die Klinge zur Seite leg,
wenn ich eine Lösung habe
und mich nicht mehr weiter plage.

Ärger, Wut, Hass!

Ärger ist warm, Wut ist heiß,
Hass dagegen ist wie Eis.
Wut und Ärger müssen raus,
sonst lebt man sie nach innen aus.

Manchmal begleitet sie das Weinen,
so dass viele Leute meinen,
wer Wut und Ärger zeigt, sei schwach,
jetzt mal ganz ehrlich, dass ich nicht lach!

Gefühle müssen raus
und da ist die Diskussion aus.
Lieber Wut und Ärger zeigen,
als den Hass sich machen zu eigen.

Denn der Hass, der ist eiskalt
und teils verbunden mit Gewalt.
Wut und Ärger sind kurz da,
sie müssen raus und wenn es das war.

Der Hass dagegen bleibt für lange Zeit
und macht zu Dingen einen bereit,
die man niemals tun sollte
oder jemals tun wollte.

Und der Appell von dem Gedicht?
Unterdrück doch die Gefühle nicht!

Verzweiflung

Die Verzweiflung ist ein Gefühl, das sehr mächtig ist.
Das merkst du, wenn du verzweifelt bist.
Es gibt keinen Ausweg und keine Lösung
und was dich so aufregt, auch keine Erlösung.

Du musst es ertragen, dich damit plagen,
dich tausende Male im Geiste fragen,
wann das nun endlich aufhört
und dein Leben nicht weiter zerstört.

Manchmal dauert es lange Zeit,
manchmal eine Ewigkeit.

Du musst es ertragen,
du hast keine Wahl,
du kannst sie nicht tragen,
all diese Qual,

doch wenn das Ganze zu Ende ist
und du nicht mehr verzweifelt bist,
bist du als Person total gestärkt,
was auch sicher jeder merkt.

An meine Eltern

Ich weiß, ihr beide liebt mich sehr
und wollt mir helfen mehr und mehr.
Doch wie ihr wisst geht's mir sehr schlecht,
mich zu sehn würd euch nur verletzten, echt.

Was ich durchmach ist so schwer,
ich fühle oft ich kann nicht mehr.
Doch ich tu alles was ich kann,
ich strenge mich so richtig an.

Es kostet mich so viel Kraft, der ganze Mist,
dass für euch keine Energie mehr übrig ist.
Kraft geben könnt ihr mir nicht,
zumindest nicht aus meiner Sicht.

Und das ist die, die letztlich zählt,
weil sie meinen Weg durchs Leben wählt.
Glaubt mir, dass ich alles tu
und nur zum Kräfte holen ruh.

Und falls ich irgendwo nen Weg entdeck,
mich sicher nicht davor versteck.
So lang wie ich die Möglichkeit hab
rutsch ich möglichst gar nicht ab.

Und wenn ich jetzt noch auf der Stelle steh,
obwohl da noch ein Weg wär drin,
versprech ich ihn solang zu gehen,
bis ich wieder draußen bin.

Ich muss mich auf mich selbst konzentrieren
und weiter meine Gefühle sortieren
Vertraut mir,
ich verwende alles was ich hab hierfür.

Macht euch bitte nicht zu viele Sorgen
Denkt auch öfter mal an morgen.
Ihr sollt versuchen euch auszuruhen,
denn ihr könnt nichts für mich tun.

Auch ihr seid mir irgendwie sehr wichtig,
Euch unnötig zu verletzen wär nicht richtig.
Ich hoffe also ihr versteht,
wieso es grade echt nicht geht.

Eure Marina

Wir

Ich bin, unter allergrößter Ehrlichkeit
nicht meine einzige Persönlichkeit.
Ich bin Marina
Marina Christina

Doch ich bin nie allein,
immer zusammen mit Zwein.

Die eine so groß,
voller dunkler Energie.
Ich werd sie nicht los,
die Kontrolle hat sie.

Die andre ist klein,
wie sonst sollte es sein.
Sie kann planen eiskalt,
setzt sich durch mit Gewalt.

Ich muss tun was sie wollen,
auch wenn Medikamente es verhindern sollen.
Um als Persönlichkeit an Macht zu kommen,
muss ich fühlen, was Katy mir hat abgenommen.

Doch diese Dinge sind so heftig,
Ich weiß genau, ich bin nicht kräftig.
Zumindest nicht so, wie ich es sein müsste,
damit ich die Lösung des Problems wüsste.

Katy

Wenn sie kommt, kann sie sich nur noch vor Schmerzen winden.
Wenn sie kommt, kann sie keinen klaren Gedanken mehr finden.
Sie liegt auf dem Boden, kann nur noch schrein.
Doch niemand kann sie von ihrem Schmerz befrein.

Sie kann ihre Gefühle nicht ertragen.
doch sie kann auch nicht um Hilfe fragen.
Tief drinnen sehnt sie sich nach Geborgenheit,
doch wie es scheint, geht das leider nicht so leicht.

All die Erwachsenen kommen,
geben ihr mehr und mehr Medis.
Doch wer hat sie je in den Arm genommen?
Denn eigentlich braucht sie genau dies.

Es gibt nur einen Weg für sie zu heiln,
doch gehen kann sie ihn nicht allein.
Sie sucht jemanden, der sie vorbereitet,
Jemanden, der sie begleitet.

Doch die Suche fällt ihr schwer,
vielleicht gibt es niemand mehr?

Am Tiefpunkt

Schon so lange zum Leben gezwungen,
vergeblich um den Suizid gerungen.
Der Wunsch zu sterben schon so lange da,
kaum zu glauben, dass da keine Möglichkeit war.

Jetzt bin ich hier, ich hab keine Wahl,
jeder einzelne Tag, eine einzige Qual.
Mein größter Wunsch, dass es endlich endet,
würd ich das erwarten, wär ich echt geblendet.

Alles was mir helfen könnte hab ich schon gemacht,
doch nicht eine Sache hat mir wirklich was gebracht.

Ich hab keine Kraft mehr,
keine Energie.
Mein Gefühl sagt, es geht nicht mehr.
Doch entscheiden tun die.

Viele andre sagen sie
hätten es geschafft
doch wenn ich frage wie
wie haben dies gemacht?

Fällt ihnen die Antwort schwer,
sie wissen es nicht mehr.

Bei jedem sei es anders,
jedem seinen Weg.
Sie sagen, nur ich kann das,
finden meinen Weg.

Doch mein Weg ist gut verborgen,
lässt mich allein, mit all den Sorgen.
Falls ich ihn jemals entdecke,
ich schwör, dass ich mich nicht verstecke.

Ich würde ihn begehen.
Und würde endlich sehen,
wie schön es sein kann zu leben
und sich dem Positivem hinzugeben.

Lasst mich sterben

Jeden Tag sitz ich da,
mit dem Rücken zur Wand,

fühl mich leer,
alles schwer
und ich kann nicht mehr.

Such verzweifelt nach nem Sinn
und weiß kaum mehr, wer ich bin,

ich will ja darüber reden,
doch ich kriegs einfach nicht hin.

Der Druck wächst immer mehr
und ich kann jetzt echt nicht mehr.

Ich will sterben,
lasst mich sterben,
bitte, bitte, lasst mich sterben.

Doch ihr haltet mich am Leben,
sagt, es soll mich weiter geben,
wollt mich binden an die Regeln,

doch das lasse ich nicht zu,
lasst mich doch einfach in Ruh!

Ja, ich ritze mich, wann ich will
und vergess den ganzen Drill,
denn ich will echt nicht mehr leben,
nein, es soll mich nicht mehr geben!

Tod

Der Tod ist dein Ende, wenn du es schaffst, gibt es dich nicht mehr.

Manche finden das schön,
manche schrecklich,
manche bedeutend und
manche unwichtig
was denkst du?

Der Weg

Ich glaube, ich habe den Weg gefunden.
Ich werde es wissen in wenigen Stunden.

Der Weg meint, dass ich endlich heile
und wenn vielleicht auch nicht in Eile.

Der Weg für mich besteht aus Liebe.
Mit der ich endlich wieder siege.

Über all die Dunkelheit,
die sich in mir macht so breit.

Der Weg besteht auch aus Vertrauen,
dass meine Helfer auf mich schauen.

Dass sie mich an den Händen fassen
und nicht zu früh alleine lassen.

Der Weg beginnt.

Hier und jetzt.

Wieso das stimmt?

Das ist Gesetz!

NACH DER KLINIK

Gedicht über die Klinik

Was hier drinnen passiert war niemals gerecht,
denn euch sind die schrecklichsten Mittel recht,
vielleicht wird man irgendwann stabil,
sicher nur brüchig etwas labil,

weil man es nicht mehr kann ertragen,
sich hier drinnen so zu plagen,
die Angst davor zurückzukommen,
hat schon so vielen die Freude am Suizid genommen,

auch wenn es einem viel schlechter geht,
ist das etwas was ihr nicht seht,
ihr denkt nur, ihr habt es geschafft,
ihr habt Suizidale stabil gemacht,

die tausend Probleme, die durch euch entstehen,
sollen wir lösen, nachdem wir gehen,
jetzt bin ich frei, mein Kopf voller Hass,
was ihr getan habt, war einfach zu krass,

ich bin so froh, euch nicht mehr zu sehn,
meine Angst war groß, ihr lasst mich niemals gehn,
ich suche verzweifelt nach einem Weg,
geklammert an Hoffnung, die ich heg.

Aufwärts

Die letzten Wochen ist viel geschehn,
meine Entwicklung lässt sich sehn.
Am Anfang sind viele Gefühle gekommen,
das hat mir den Druck genommen.

Kaum mehr Leid, der Druck nur klein
Zur Zeit könnt's echt kaum besser sein.
Natürlich will ich noch viel mehr,
Doch das Geschehne macht es schwer.

Und endlich keine Medis mehr.
Darüber freue ich mich sehr.
Ich geb's ja zu, dass was ich tat,
war nicht gerad mit ärztlichem Rat.

Doch nun ja, was soll ich sagen?
Soll ich mich weiter damit plagen?
Ich bin ein freier Mensch, in freier Welt.
Ich kann tun, was mir gefällt.

Okay vielleicht nicht alle Sachen.
Nur die, die mich nicht unfrei machen.
Was ich vielleicht doch sagen sollte.
nicht alles läuft so, wie ich wollte.

»Die Erinnerung an mich wird immer in
euren Herzen bleiben und mein Geist wird
euch immer umgeben, wenn ihr wollt!«

(Aus Marinas Abschiedsbrief)

ERFAHRUNGSBERICHT DER MUTTER

Vorgeschichte

Meine Tochter wurde an einem wunderschönen Frühlingssonntag im April 1996 geboren.

Sie war ein gewünschtes Kind. Ein vitaler Säugling, neugierig von Anfang an. Sie mochte gerne getragen werden und nicht im Kinderwagen liegen, so konnte sie die Welt von oben betrachten. Als Kleinkind war sie lebenslustig. Konnte bald laufen und sprechen. Liebte es zu puzzeln, Legosteine waren interessanter als Puppen. Sie liebte es, wenn ihr vorgelesen wurde. Sie bastelte und malte sehr viel.

Im Kindergarten hatte sie eine tolle Gruppe. Im Alter von fünf Jahren wies mich eine Erzieherin darauf hin, dass sie davon ausgehe, dass bei meiner Tochter eine Hochbegabung vorläge. Sie versorgte mich mit Literatur und Filmen zu diesem Thema. Alle hier aufgeführten Kriterien lagen bei meiner Tochter vor. Ein Jahre später vorgenommener Test bestätigte ihre weit überdurchschnittliche Begabung.

Auf die Schule freute sie sich, hatte große Erwartungen. Es fiel ihr sehr leicht, Wissen aufzunehmen. Das bedeutete allerdings auch Langeweile und Unzufriedenheit. Sie hatte viel Humor und Esprit, konnte schon als Klein- und Grundschulkind Ironie erkennen. Sie liebte es, beim Projekt der »Mini-Stadt« für Kinder teilzunehmen. Probierte alles Mögliche aus, wie Klettern und Bouldern, was sie dann jahrelang machte. Sie war sehr wach und klar, wissbegierig, nachdenklich, hinterfragend, selbstständig, pflichtbewusst, anpassungsfähig, verlässlich und vertrauensvoll, hatte einen ausgesprochenen Sinn für Gerechtigkeit und Rücksichtnahme, war sehr einfühlsam.

Den Übertritt auf das Gymnasium wünschte sie sich herbei. Sie wollte endlich eine größere Herausforderung. Sie war in allen Fächern überdurchschnittlich, die naturwissenschaftlichen Fächer fand sie besonders interessant. In der fünften Klasse Gymnasium wusste sie nicht wohin mit ihrer Freizeit. Die Hausaufgaben erledigte sie meist in der Schule. Sie hatte Zeit für Klettern, Theaterspielen, Musik. Die Schule unterforderte sie weiterhin. Die Freizeitaktivitäten konnten es jedoch ausgleichen. Sie spürte jedoch mit zunehmendem Alter immer mehr, dass sie anders war als ihre Klassenkameraden. Sie beschäftigte sich in ihrer Freizeit mit Astrophysik, während es in ihrer Klasse darum ging, welche Farbe der Lidschatten zu haben hat und wer welche Kleidung trug.

Sie war sehr nachdenklich. Ihr Anderssein machte sie ab der siebten Klasse zu einer Außenseiterin. Keiner in der Klasse wollte neben ihr sitzen, bei Klassenausflügen wurde sie ignoriert und bei Klassenfahrten wollte sie keiner im Zimmer haben. Das machte sie sehr traurig. Sie zog sich immer mehr zurück. Ihre Referate machte sie alleine und vor der Klassenfahrt wurde sie richtig krank, so dass sie nicht daran teilnehmen konnte. Nach der Klassenfahrt in der siebten Klasse sprach ihre Sitznachbarin nicht mehr mit ihr.
Lehrer wurden darauf angesprochen. Der Lehrer antwortete: »Ihre Nachbarin hat halt Haare auf den Zähnen.« Auch die Weigerung der Nachbarin, in der Intensivierungsstunde mit ihr zusammen zu arbeiten, wurde zwar in der Klasse diskutiert, hatte aber keine Konsequenz.

Da sich meine Tochter immer noch extrem unterfordert fühlte und auch nicht gerne in dieser Klasse war, nahm ich mit der Schulpsychologin Kontakt auf und fragte nach, ob es möglich wäre, dass Marina eine Klasse überspringt. Im zuvor ausgegebenen Elternbrief wurde auf diese Möglichkeiten hingewiesen. Die Schulpsychologin zeigte sofort eine ablehnende Haltung. Meine Tochter hätte mehr die Note Zwei als die Note Eins und sie hätten das auch erst ein einziges Mal gemacht. Es wurde dann ein Termin mit dem Klassleiter vereinbart, der schon von der Schulpsychologin informiert worden war. Auf die Frage, was die Schule denn für meine Tochter tun könne, kam letztendlich ein »Nichts«. Wir hatten der Schule das Universitätsgutachten über Marinas Hochbegabung vorgelegt. Ein Wechsel in die Klasse, die sich unsere Tochter gewünscht hatte, war wegen der verschiedenen Sprachenfolgen nicht möglich. Im Nachhinein gesehen wäre es sicher kein Problem gewesen, sie hätte die in der Fremdsprache versäumten eineinhalb Jahre nachgeholt. Aber weder ich noch die Schulpsychologin waren auf diese Idee gekommen. Also blieb noch die Frage nach einem Schulwechsel, den wir mit unserer Tochter besprochen hatten. Ein Wechsel auf das einzige örtliche Gymnasium, das Hochbegabungsklassen hat, war aber ebenfalls wegen der Sprachenfolge nicht möglich. Durch die Schule erfolgte leider keine Unterstützung.

Auch ein Wechsel auf ein anderes städtisches oder staatliches Gymnasium war wegen der gewählten Sprachenfolge und des Zweiges nicht so einfach möglich. Es wäre nur eine einzige Schule in Frage gekommen. Meine Tochter entschied sich dann, in ihrer Klasse zu bleiben. Sie war damals 13 Jahre alt und konnte natürlich nicht überblicken, wie schlimm sich die Situation für sie entwickeln könnte. Ich auch nicht.

Wir wollten damals unsere Tochter nicht gegen ihren Willen von der Schule nehmen. Im Nachhinein stelle ich mir allerdings schon die Frage, ob es nicht besser gewesen wäre. Ausgrenzung über einen längeren Zeitraum hält niemand aus und schon gar nicht ein Kind in der Pubertät. In der siebten Klasse hatte sie andauernd Kopfschmerzen und fühlte sich oft unwohl, litt unter Übelkeit und Schwindel. Wir waren zu dieser Zeit oft beim Arzt.

In der achten Klasse hatte es den Anschein, dass es ihr besser ging. Die Kopfschmerzen waren weg. Sie hatte weiterhin ihre Freundinnen in der Parallelklasse und außerhalb der Schule. Nahezu jedes Wochenende traf sie sich mit ihrer besten Freundin. Sie übernachtete dort oder ihre Freundin bei uns. Beide spielten zusammen ein Computerrollenspiel, telefonierten nahezu jeden Tag miteinander, oft stundenlang. Nur in ihrer Klasse hatte sie keine Freunde. Bei Gruppenarbeiten wurde sie nach wie vor ausgegrenzt und Referate machte sie alleine. Wir sprachen immer wieder darüber. Sie meinte: »*Dann mache ich es eben allein.*« Aber im Inneren nagte es sehr an ihr.

Von den Lehrern bekam sie viel Anerkennung, aber sie hätte die Gruppe in der Klasse und die Anerkennung der Jugendlichen mehr gebraucht. Später stellte sich heraus, dass sie ihre negativen Gefühle seit der siebten Klasse verdrängt hatte, um die Ausgrenzung, die Wut, die Aggressionen nicht zu spüren. Sie hatte sich einen Schutzmantel umgelegt. Sie hatte gedacht, es würde ihr auf diese Weise besser gehen und es hatte auch den Anschein, denn außerhalb der Schule war sie aktiv. Gleichwohl bemerkte ich, dass sie weniger Energie hatte, länger schlief und in ihrer Freizeit gerne faul war, was ich auf die Pubertät schob, da sich ihre Freundin genauso verhielt und auch viele Jugendliche in unserem Bekanntenkreis.

Unsere Tochter entschloss sich Mitte der achten Klasse für einen Schüleraustausch. Wir stimmten selbstverständlich zu und so hatten wir Ende der achten Klasse für acht Wochen eine französische Gastschülerin bei uns. Es war eine schöne Zeit, die Mädchen vertrugen sich sehr gut. Für meine Tochter war es auch insofern schön, weil sie in dieser Zeit eine nette Schulbegleitung hatte und so auch die Ausgrenzung nicht spüren musste. Aus der ganzen Schule hatten sich nur zwei Schüler für den Austausch beworben.

Meine Tochter war früh selbstständig. Bereits nach der fünften Klasse fuhr sie allein in Englischcamps oder Klettercamps. Anfang der neunten Klasse war meine Tochter für acht Wochen in Frankreich. Ich finde, das ist eine enorme Selbstständigkeit mit 14 Jahren. Acht Wochen in einem fremden Land, bei einer fremden Familie, in einer anderen Kultur, den ganzen Tag Schule (in Frankreich bis zum Abend) in einer anderen Sprache. Sie meisterte es wunderbar und verstand sich gut mit ihrer Austauschpartnerin. Obwohl sie den ganzen Tag Unterricht hatte, war noch genügend Zeit, um auch noch deutsche Schulbücher zu lesen. In Frankreich haben die Schüler viele Hausaufgaben auf, obwohl sie nicht vor 17 oder 18 Uhr aus der Schule kommen. So gehen die Schüler kaum vor 23 oder 24 Uhr ins Bett.

Unsere Tochter kam Mitte November sehr gestärkt aus Frankreich zurück. In der französischen Klasse war sie gut aufgenommen worden und hatte eine anerkennenswerte Beurteilung bekommen. Jetzt begann der Alltag wieder in ihrer alten Klasse. Bis Weihnachten ging es ihr ganz gut. Sie hatte eine enorme Energie, lernte den versäumten Stoff innerhalb einer Woche nach und schrieb nur sehr gute bis gute Noten. Sie ging wieder Klettern, nahm an der Theater-Arbeitsgemeinschaft teil und gab sogar selbst Mathematikunterricht. Der Mathematiklehrer aus der achten Klasse gab ihr den Bundes-Mathematikwettbewerb, denn er wusste, dass sie in der siebten Klasse am Landes-Mathematikwettbewerb teilgenommen hatte.

Meine Tochter war zu dieser Zeit sehr selbstbewusst und extrem unterfordert. Sie bat die Mathe- und Physiklehrerin um Sonderaufgaben, weil sie mit den allgemeinen Aufgaben so schnell fertig war. Sie bekam aber nichts. In den Weihnachtsferien fühlte sie sich dann schon nicht mehr so gut. Sie hatte eine Erkältung und war müde, das hielt an bis über die Ferien hinaus. Nach den Weihnachtsferien war sie immer noch schlapp, hatte Halsschmerzen und war müde. Sie war ein paar Tage nicht in der Schule, dann ging es wieder.

Ihre Leistungen waren weiterhin sehr gut bis gut. Das Zwischenzeugnis war das beste Zeugnis ihrer gesamten Schulzeit. Am Tag der Zwischenzeugnisausgabe weinte sie beim Mittagessen. Ich fragte sie, was los sei. Eine Lehrerin, die sie gerne mochte, hatte sie auf dem Gang gesehen und ihr gesagt, es sei ihr aufgefallen, dass sie immer so freundlich zu allen sei und dennoch alleine in der Klasse sei. Die Lehrerin wolle ihr helfen. Das war das erste Mal, dass sie eine Lehrerin von sich aus angesprochen hatte. Ich hatte mehrfach ab der siebten Klasse verschiedene Lehrer auf Marinas schwierige Situation in der Klasse hingewiesen.

Von der Mutter einer Mitschülerin hatte ich erfahren, dass sich während des Unterrichts folgende Situation ergeben hatte: Eine Mitschülerin, die zu den Besten gehörte, hatte eine befriedigende mündliche Note erhalten und sich darüber geärgert. Marina wollte ihr helfen und sagte der Lehrerin, sie müsse den guten Schülern schon schwierige Fragen stellen, damit diese mit Interesse mitmachen. Meiner Tochter platzte dann wohl der Kragen und sie beschwerte sich, dass sie total unterfordert sei. Das führte dazu, dass die anderen Mitschüler meiner Tochter vorwarfen, sie seien überfordert, und sie, Marina, solle doch auf eine andere Schule gehen. Möglicherweise war dies das i-Tüpfelchen auf ihren verletzten Gefühlen.

Es ging ihr immer schlechter. Sie sagte mir, sie habe ständig Kopfschmerzen, könne sich nicht mehr konzentrieren, habe überhaupt keine Kraft mehr. Nach der Schule musste sie sich sofort hinlegen. Außerdem war sie wieder erkältet. Dann kamen die Faschingsferien. Wir waren mit Freunden im Skiurlaub. Die ersten zwei Tage lag meine Tochter noch angeschlagen im Bett, konnte aber lesen. Als es ihr besser ging, machte sie noch an zwei Tagen einen Snowboard-Kurs, und sie und ich dachten, jetzt würde es aufwärts gehen.

Sie ging dann dreieinhalb Wochen in die Schule und ihr Zustand verschlechterte sich immer mehr. Eines Tages brach sie mittags nach der Schule zu Hause auf dem Gang zusammen. Sie konnte nicht mehr zum Sport gehen, gab die Theater-Arbeitsgemeinschaft auf und natürlich auch die Mathe-Nachhilfe, die sie gab. Wir gingen zum Arzt. Es erfolgten alle möglichen Untersuchungen ohne einen Befund. Ich sagte ihr, sie solle jetzt einmal länger zu Hause bleiben und wenn es bis zu den Osterferien wäre, das waren noch dreieinhalb Wochen. Eine Besserung war nicht wirklich in Sicht. Sie lag viel zu Hause im Bett, schlief viel, konnte aber lesen und aß und trank gut. Für die Osterferien hatten wir einen Urlaub in Südfrankreich geplant zusammen mit ihrer Austauschpartnerin. Es war fraglich, ob wir diesen antreten konnten.

Eine Woche vor den Osterferien fragte ich meine Tochter, ob sie denn nicht mehr in ihre Schule gehen möchte. Sie sagte sofort, sie könne nicht mehr in diese Schule gehen. Wir fingen sofort an, eine andere Schule zu suchen, in der Hochbegabte gefördert werden, und stießen dann auf eine Schule außerhalb unseres Wohnorts. Noch vor den Osterferien nahmen wir Kontakt zu dieser Schule auf und ich hörte: »*Wir würden Ihre Tochter gerne nehmen, bitten schicken Sie uns die Zeugnisse, wir können sie bezüglich der Sprachen individuell fördern.*«
Es war ein richtiges Glücksgefühl. Noch dazu hatte meine Tochter eine hochbegabte Freundin, die auch auf diese Schule wechseln wollte.

Etwas zuversichtlich flogen wir, die Eltern, zusammen mit Marina nach Frankreich. Eine Woche des Urlaubs verbrachte die Austauschpartnerin unserer Tochter mit uns. Marina war zwar nicht topfit, hatte aber Spaß mit ihrer Austauschpartnerin. Wir unternahmen Ausflüge, und die beiden gingen sogar zum Klettern. Da es an dem Tag, als sie beim Klettern waren, eher kühl war, war zunächst die Austauschpartnerin erkältet und dann unsere Tochter. Etwas angeschlagen ging es dann wieder zurück nach Hause, und noch in den Osterferien hatten wir ein Vorstellungsgespräch an der neuen Schule, das sehr gut verlief. Die beiden Mädchen sollten noch einen Hochbegabungstest und einen Probeunterricht machen.

Am Wochenende vor dem Ferienende spürte ich die Unruhe meiner Tochter. Im Nachhinein gesehen wäre es besser gewesen, sie wäre nicht mehr in ihre alte Schule gegangen. Sie ging eineinhalb Woche in ihre Klasse, dann war sie körperlich wieder total am Ende, brach wieder zusammen.

An der neuen Schule machte sie noch den Test und den Probeunterricht mit einem ausgezeichneten Ergebnis. Für mich war es jetzt ganz klar, dass sie so nicht mehr in ihre alte Schule gehen konnte. Nach den Osterferien ging meine Tochter bereits in eine ambulante Psychotherapie. Bereits nach ungefähr zwei bis drei Wochen schlug ihre Therapeutin eine stationäre Therapie vor. Marina sprang sofort darauf an. Mein Mann und ich waren am Anfang nicht davon begeistert, unterstützten unsere Tochter jedoch in ihrem Wunsch, auf eine »offene Station« zu gehen. Wir hatten ja keine Ahnung. Zum ersten Mal in unserem Leben beschäftigten wir uns mit so einer Situation, und zunächst machten wir uns schlau, welche Kliniken es überhaupt gab. Da stellte sich heraus, dass die Auswahl nicht groß war und dass man sich »bewerben« musste. Es würde dann ca. vier Wochen dauern, bis man ein Vorstellungsgespräch bekäme und dann acht bis zwölf Wochen, bis ein Therapieplatz frei wäre. Wir dachten, wir schauen uns alles an und nehmen dann den Platz, der uns am besten zusagt. Das war ein Wunschdenken. Man nimmt den Platz, den man als ersten angeboten bekommt.

Damals hatte ich auch keine Ahnung, was den Unterschied ausmacht zwischen einer Klinik für Psychosomatik und einer Klinik für Kinder- und Jugendpsychiatrie, Psychosomatik und Psychotherapie. Unsere Tochter und wir erhofften uns einfach mehr Therapie, als es ambulant möglich war. Wir schickten unsere Bewerbungen ab. Die Ärztin unserer Tochter meinte, wir dürften bessere Chancen haben, weil unsere Tochter privat krankenversichert sei!

Das erste Vorstellungsgespräch auf einer offenen psychiatrischen Station

Es waren keine zwei Wochen vergangen, da hatten wir unser erstes Vorstellungsgespräch.

Aus Gründen des Datenschutzes nenne ich im Folgenden jede Assistenzärztin, jeden Assistenzarzt, jede Abteilungsärztin oder Abteilungsarzt, jede Oberärztin und jeden Oberarzt einfach nur Arzt.

Wir erklärten dem Arzt, dass unsere Tochter seit der siebten Klasse Probleme wegen Ausgrenzung und Mobbing habe, unter Kopfschmerzen leide, sich nicht mehr konzentrieren könne, keinen Antrieb mehr habe, die ambulante Psychotherapeutin einen stationären Aufenthalt angeraten habe und unsere Tochter das auch wolle. Man erklärte uns, dass man nicht wisse, wann ein Platz frei werden würde, man hätte ja die Essgestörten, die nur noch 35 kg wögen und die wären vorrangig. Es wurde uns dann die Einrichtung gezeigt, ohne irgendeine Zusage. Kurz darauf erfolgte dann in derselben Klinik in einer anderen Abteilung nochmals eine ambulante Vorstellung. Das dauerte etwas länger, denn es erfolgte eine Untersuchung. Der Arzt meinte, eine Aufnahme wäre für unsere Tochter gut.

Als Diagnose wurde festgestellt: Depressive Episode, mittelgradig.

Ich zitiere aus dem Arztbericht:

»Sie berichtete, es gehe ihr nicht gut, ihre Stimmung sei sehr schlecht, sie fühle sich hilflos, vernehme keine Besserung. Sie könne seit Wochen nicht mehr in die Schule gehen, sie liege meist im Bett, höre etwas Musik, beschäftige sich nicht mehr mit der Schule. Sie könne sich auf nichts mehr konzentrieren, könne nur noch leichte Literatur lesen. Sie habe häufig Kopfschmerzen …

Als Problembereiche wurden deutlich, dass sie in der Schule wenig integriert sei. Sie fühle sich seit einigen Jahren ausgeschlossen und habe keine Freunde in der Schule … Sie habe keinerlei suizidale Gedanken, keine Selbstverletzungen … Als Ursachen wurden zum einen eine mangelhafte soziale Integration deutlich mit Hinweisen auf verstärktes Ärgern durch die Gleichaltrigen. Sie fühle sich häufig nicht dazugehörig, habe deutlich andere Interessen als die Gleichaltrigen. In der Schule fühle sie sich eher unterfordert.«

Eine Woche später erfolgte die stationäre Aufnahme auf der offenen Station. Bei den anderen Kliniken hatten wir uns gar nicht mehr vorgestellt, da in dieser Klinik die Aufnahme schneller erfolgte als die Vorstellungsgespräche in den anderen Kliniken.

Der Aufenthalt auf der offenen Station (zweieinhalb Monate)

Unsere Tochter setzte viel Hoffnung in den Klinikaufenthalt. Wir natürlich auch. Wir brachten Marina an einem Montagmorgen in die Klinik. Nachdem alle Formalitäten erledigt waren und auch der Chefarztvertrag unterschrieben war, wurden wir auf die Station gebracht. Auf das Unterschreiben des Chefarztvertrages wurde seitens der Klinik viel Wert gelegt. Als wir die Abrechnungen der Krankenversicherung sahen, war uns klar warum.

Wir hatten ein Gespräch mit dem für unsere Tochter zuständigen Mitarbeiter. In diesem Gespräch wurde uns gleich zu Beginn mitgeteilt, dass sich vor drei Wochen ein Mädchen suizidiert hatte, das lange in der Klinik war. Der Suizid geschah beim Wochenendausgang.
Meine Tochter meinte damals: »*Krass, dass sich hier vor drei Wochen eine umgebracht hat!*«

Die Aufnahme erfolgte eine Woche vor den Pfingstferien. Es gibt in der Klinik eine Klinikschule, und es wurde uns mitgeteilt, dass unsere Tochter nach den Ferien die Schule besuchen sollte. In der ersten Woche sollte sie »ankommen«. Für jedes Kind wird ein Plan erstellt, welche Therapien es bekommt. Eine Sportart muss gewählt werden. In der Hoffnung, dass der Aufenthalt Marina Besserung bringen und sie ab September die neue Schule besuchen können würde, verließen wir die Klinik und ließen unsere Tochter zurück.

Es vergingen drei Tage, dann wurde ich angerufen, wir sollten am Freitag vor Pfingsten kommen und die Einwilligungserklärung unterschreiben, dass unsere Tochter Antidepressiva und Beruhigungsmittel bekommen darf. Unsere Tochter selbst hatte in der Klinik schon mitgeteilt, dass sie das nicht wolle. Sie wollte es ohne Medikamente probieren. Am Freitag vor Pfingsten hatten wir dann den Termin beim Arzt. Es wurden uns Einverständniserklärungen für Fluoxetin und Tavor mitgegeben. Wir konnten uns an Ort und Stelle nicht entscheiden, hatten uns eine Bedenkzeit ausgebeten. Es ging bei diesem Gespräch nur um die Medikation. Natürlich las ich im Internet über die Nebenwirkungen dieser Medikamente und erschrak. Fluoxetin kann Suizidgedanken hervorrufen oder sogar steigern. Unsere Tochter hatte keine suizidalen Gedanken. Tavor ist ein starkes Beruhigungsmittel, das süchtig macht.

Da unsere Tochter keine Medikamente nehmen wollte und uns auch gebeten hatte, die Zustimmung nicht zu erteilen, und wir der Medikation auch kritisch gegenüberstanden, lehnten wir zum damaligen Zeitpunkt die Medikation ab. Unsere Tochter war darüber sehr froh. Später sagte sie uns, dass sie sich bezüglich der Medikation von Seiten der Klinik sehr unter Druck gesetzt gefühlt habe. In den Gesprächen mit ihr ging es ständig darum, sie zu überzeugen, dass sie Medikamente nehmen sollte.

Es vergingen drei bis vier Wochen und ich fühlte mich nicht von der Klinik informiert. Wir wussten nicht, wie es unserer Tochter eigentlich ging, wir hatten kein Elterngespräch. Wenn wir nicht anriefen, bekamen wir keine Information. Auf unsere Anfrage hin erfolgte dann ein Elterngespräch. Der Arzt schlug vor, unsere Tochter solle jetzt Mirtazapin nehmen, ein Antidepressivum. Wir verneinten. Ich fragte, ob denn mit unserer Tochter über die Problematik der Schule gesprochen worden war. Der Arzt sagte dann Folgendes:
»Hören Sie doch auf nach den Ursachen zu suchen. Eine Depression kommt und geht. Die Ursache interessiert uns nicht. Uns kommt es darauf an, die Jugendlichen möglichst schnell wieder in den Alltag

zu bringen. Wir sind eine Kinder- und Jugendpsychiatrie und wir arbeiten mit Medikamenten und machen nicht nur Psychosomatik und Psychotherapie.«

Zu diesem Zeitpunkt hätten wir unsere Tochter mit nach Hause nehmen sollen.
Wir fragten sie, ob der Klinikaufenthalt für sie das Richtige sei. Damals sagte sie ja. Im Nachhinein stellte sich heraus, dass sie zwar den Kontakt zu den Jugendlichen sehr genossen hatte, aber Angst vor den Ärzten gehabt hatte, weil sie wegen der Medikation so unter Druck gesetzt worden war.

Außerdem wurde sie gezwungen in die Schule zu gehen und Sport zu machen, obwohl sie sich danach immer sehr schlecht fühlte und in der Mittagszeit immer vollkommen erschöpft im Bett lag. Die Situation war jetzt so, dass wir ihr den Schulstress abgenommen hatten, dieser in der Klinik wieder da war. Mit Sicherheit war die Schule nicht mit dem Gymnasium zu vergleichen, aber meine Tochter sagte mir immer, sie sei schulunfähig, könne sich nicht konzentrieren und habe ständig Kopfschmerzen. Als ich in der Klinik Marinas Kopfschmerzen ansprach, sagte man mir, da könne man ihr Antidepressiva geben.

Ihre Konzentrationsunfähigkeit und ihre Kopfschmerzen vergingen nicht. In der Klinik wurde dann ein Hochbegabungstest gemacht, ohne dass wir es wussten. Vertraute die Klinik dem vorliegenden Test der Universität nicht? Unsere Tochter brach den Test nach zwei Stunden wegen Konzentrationsstörungen und Kopfschmerzen ab und lag danach im Bett. Da das Ergebnis dennoch sehr gut war, sagte man ihr: *»Du kannst dich ja objektiv konzentrieren.«*
Ihren schlechten gesundheitlichen Zustand wertete man eben nur als »subjektiv«.

Für mich war im Juli schon klar, dass unsere Tochter im September nicht zur Schule gehen können würde. Ich sah es ihr an. Sie war dann auch einige Wochenenden zu Hause und sagte mir auch immer, dass sie nach wie vor keine Besserung fühle und sich schulunfähig sehe. Ich hatte es ihr geglaubt.

Dann kamen die großen Ferien. Etwas vor Mitte August, es war ein Donnerstag, erfolgte mit dem Arzt ein Elterngespräch. Es ging um eine eventuelle Entlassung, auch um den weiteren Schulbesuch. Unsere Tochter wurde dann dazu gerufen. Der Arzt setzte sie in unserer Anwesenheit massiv unter Druck. Sie könne hier nicht »*in einer Hängematte liegen*«. Sie solle bis Dienstag einen Aufsatz schreiben, wie sie sich ihren weiteren Schulbesuch vorstelle.
Unsere Tochter zitterte am ganzen Körper. Der Kopf war gesenkt, sie konnte keinen Erwachsenen anschauen, sie war völlig fertig. Wir verließen die Klinik mit einem äußerst schlechten Gefühl.

Am nächsten Tag erhielten wir einen Anruf, unsere Tochter dürfe dieses Wochenende nicht nach Hause, sie hatte Suizidgedanken geäußert. Das wurde zunächst noch so ausgelegt, sie sei ja sehr intelligent und wolle in der Klinik bleiben und dazu hätte sie ja nun einen guten Grund.

Eine Woche später konnten wir sie am Samstag in der Klinik besuchen. Wir gingen mit ihr spazieren. Sie wirkte angespannt und sagte, sie wolle uns da nicht mit reinziehen. Wir baten sie, sich an einen Betreuer zu wenden, wenn sie Suizidgedanken bekäme. Am nächsten Tag, Sonntagabend gegen 21.30 Uhr, erhielt mein Mann einen Anruf aus der Klinik. Sie würden unsere Tochter jetzt auf die geschlossene Station bringen, weil sie erneut suizidale Gedanken geäußert hätte. Sie sei hier nicht mehr sicher. Mein Mann war vollkommen überrumpelt. Ich kam später nach Hause und versuchte in der Klinik jemanden telefonisch zu erreichen. Erst gegen ca. 23 Uhr rief der aufnehmende Arzt an. Im Arztbericht wurde dann Folgendes ausgeführt:

»*Sie sprach davon, dass Gefühle, die sie früher unterdrückt habe, nun sich mit aller Macht melden und sie überfordern würden ... Die*

Planung der weiteren Behandlung, Anforderungen in Therapiege-
sprächen, die Planung der weiteren Beschulung, setzten die Patien-
tin nach eigenen Angaben so stark unter Druck, dass es ihr in den
letzten Tagen sehr schlecht ging.
Sie äußerte Mitte August das erste Mal Suizidgedanken, nach eige-
nen Angaben angeregt durch eine Mitpatientin im Zimmer. Aus unse-
rer Sicht standen die Suizidäußerungen im engen Zusammenhang
mit einer bevorstehenden Wochenbeurlaubung, die die Patientin ver-
meiden wollte. Zu den Eltern beurlaubt werden möchte die Patientin
meist nicht, wofür sie jedoch keine klare Begründungen vorbringen
kann. Vermutlich genießt sie das Zusammensein mit den Gleichaltri-
gen auf Station so sehr, dass sie am Wochenende nicht zuhause sein
möchte. Uns sind keine konkreten Belastungsfaktoren durch die fa-
miliären Beziehungen bekannt. Am Wochenende äußerte sie sich
wieder suizidal, eine leichte Selbstverletzung wurde entdeckt, durch
Ritzen am Arm. Im Gespräch mit dem Arzt konnte sie sich nicht klar
von akuter Suizidalität distanzieren.«

Unsere Tochter war auf der offenen Station suizidal geworden. Später sagte sie uns, das sei passiert, weil sich ihr Zustand nicht verbessert hätte. Der Zwang, in die Schule zu gehen, hätte ihren Zustand
weiter verschlechtert, ihr sei bewusst geworden, dass alles, was ihr
früher geradezu zugeflogen sei, nicht mehr da sei. Die einzige Therapie, die ihr auf der offenen Station etwas gebracht habe, sei das
Rollenspiel in der Gruppe mit einer Psychologin.

Es wurden nie die Ursachen berücksichtigt. Und in der Klinik ist Aggression verboten. Das heißt, unsere Tochter durfte ihre so lange unterdrückten Gefühle nicht zeigen und herauslassen, zum Beispiel
ihre berechtigte Wut über die erlittene Ausgrenzung und Ablehnung.
Das wäre aber wichtig gewesen. Im Aufnahmebericht steht:
»Sie habe eine ausgeprägte Wut im Bauch, derzeit halte sie jedoch
ihre Aggressivität zurück.«
Zweieinhalb Monate nach der Aufnahme war die Situation also viel
schlimmer geworden, aber es war noch nicht das Ende des Schreckens.

Zwischenzeitlich liegen uns die kompletten Behandlungsunterlagen vor, wir haben sie angefordert. Der Bericht über den Ambulanztermin im Mai 2011 hat mich erschüttert. Wir waren damals nur ca. 20 bis 30 Minuten anwesend gewesen. Und was berichtet der Arzt?

»Vor dem Hintergrund sehr hoher Leistungserwartungen durch die Eltern (unsere Tochter ist hochbegabt, die Eltern legen auch eine entsprechende Testung durch eine psychologische Beratungsstelle der Universität vor), die Zeugnisse sind auch außergewöhnlich gut (nur Einsen und Zweien, die Eltern fügen bedauernd ein, sie hätten angeregt, die Tochter eine Klasse überspringen zu lassen, das sei aber von den Lehrern unter Hinweis auf die Zweier abgelehnt worden), (…) sie stehe erkennbar im Spannungsfeld der hoch besorgten und angespannten Mutter und dem auf eine lässigere Weise Druck machenden Vater.«

Was für eine falsche und arrogante Beurteilung. Natürlich mussten wir die Hochbegabung unserer Tochter ansprechen. Wir haben unsere Tochter niemals unter Leistungsdruck gesetzt. Marina fühlte sich seit der Grundschulzeit unterfordert. Wir haben sie mit allen uns zur Verfügung stehenden Möglichkeiten gefördert, mit Musik, Kunst, Sport und dem Hochbegabungsverein. Natürlich ist eine Mutter besorgt, wenn es ihrem Kind schlecht geht, und mein Mann hat nie Druck auf unsere Tochter ausgeübt. Aber die Deutungshoheit hat die Klinik, und ihre Deutung war von Anfang an falsch.

Aufnahme in die geschlossene Station

Nachdem uns der Arzt der offenen Station vor die vollendete Tatsache gestellt hatte, dass sie unsere Tochter jetzt auf die geschlossene Station gebracht hatten, ohne vorher mit uns zu sprechen, konnte ich in der Nacht von Sonntag auf Montag kaum schlafen.

Ich hatte mehrfach auf der geschlossenen Station angerufen und erst am späten Vormittag erfahren, wer für unsere Tochter zuständig war.

Auf der offenen Station hatte ich auch mehrfach angerufen, um zu erfahren, was eigentlich los war. Dort hieß es:
»Das ist halt jetzt die Krise für die nicht gegebene Medikation.«
Wir hatten am Abend Marinas Sachen dort abgeholt. Sie standen im Gang in einer Kiste. Nicht ein Betreuer fragte, wie es unserer Tochter gehe. Ihr hatte man gesagt, sie könne ja wieder kommen, wenn sie sich von den Suizidgedanken distanziert habe.

Am Nachmittag hatten wir das erste Elterngespräch auf der geschlossenen Station mit einem netten, jungen Arzt, zumindest wirkte es zunächst so. Die Diagnose lautete jetzt:
Schwere depressive Episode ohne psychotische Symptome.
Im Arztbericht heißt es:
»Marina hat sich am Aufnahmetag an die Betreuer gewandt, sich wegen erstmaligen Ritzens gemeldet und über Suizidgedanken berichtet. Es wurde daraufhin die geschlossen-stationäre Aufnahme mit Einverständnis von Marina und ihren Eltern in die Wege geleitet ... Als möglicher Belastungsfaktor wurde von dem Arzt der offenen Station ein Gespräch vor 2 Wochen genannt, bei dem sich Marina bezüglich der weiteren schulischen Perspektive habe äußern sollen.«

Erst am späten Sonntagabend war uns nur mitgeteilt worden, dass unsere Tochter auf die geschlossene Abteilung verlegt werden würde. Wären wir tagsüber informiert worden, wären wir sofort in die Klinik gefahren, vielleicht wäre die Situation damals noch zu ändern gewesen. Wir hätten ihr sofort den Druck der Beschulung genommen. Wir haben unserer Tochter immer gesagt, dass es nicht schlimm wäre, ein Schuljahr zu verlieren, sie müsse zuerst einmal gesund werden. Der Arzt meinte, unsere Tochter würde jetzt für ein bis zwei Wochen auf der geschlossenen Station bleiben und könne dann ja wieder zurück auf die offene Station. Wir mussten unterschreiben, dass wir mit der geschlossenen Unterbringung einverstanden sind. Beantragt werden grundsätzlich sechs Wochen, sagte man uns, diese müssten aber keineswegs ausgereizt werden. In Sorge um unsere Tochter unterschrieben wir. Dann ging es sofort wieder um die Medikation. Wir erteilten jetzt unsere Einwilligung. Marina war es zu diesem Zeitpunkt »egal«. Vorgeschlagen wurden Fluoxetin oder Mirtazapin. Von Mirtazapin würde man an Gewicht zunehmen. Die Wahl fiel auf Fluoxetin. Im Arztbericht heißt es:

»Aufgrund erheblicher Nebenwirkungen, bereits unter 10 mg Fluoxetin mit Schlafstörungen, Akathisie und Zunahme suizidaler Phantasien mussten wir Fluoxetin abstellen.«

Ab Beginn der Medikation auf der geschlossenen Station hatte unsere Tochter eine erhebliche innere Unruhe und ein stetiges Zittern der Beine. Es erfolgte eine Umstellung auf Mirtazapin. Der Arzt sagte uns bereits am Anfang, dass auf der geschlossenen Station keine Therapie erfolge und ein Medikament vielleicht 30 Prozent für die Heilung ausmacht. Das war sehr ehrlich. Unsere Tochter und wir ließen uns auf die Medikation ein. Eine Besserung brachte jedoch auch Mirtazapin nicht.

Ein Tag nach der Aufnahme unserer Tochter in die Klinik wurde ein Junge aufgenommen.
Die beiden freundeten sich an, doch sie wurden so weit wie möglich getrennt, weil sie sich nach Angaben des Arztes und der Betreuer gegenseitig hochschaukeln würden. Unsere Tochter bekam Zimmerzeiten, das heißt, sie wurde von der Gruppe isoliert. Dies geschah zunächst, weil sie vor dem Jungen geschützt werden sollte. Dann sollte die Gruppe vor ihr geschützt werden, weil sie angeblich in der Gruppe über Suizid sprach. Sie sollte isoliert sein, um nachzudenken.

Uns wurde circa zwei Wochen nach Aufnahme auf der geschlossenen Station mitgeteilt, man überlege, unsere Tochter auf die andere geschlossene Station zu verlegen, damit sie von dem besagten Jungen entfernt würde, sie würde ihm förmlich an den Lippen hängen. Wäre er nicht gekommen, hätte sich die Situation wohl anders entwickelt, sagte man uns. In diesem Gespräch wurde uns auch mitgeteilt, dass unsere Tochter ihre Finger in die Steckdose gesteckt hätte, aber da könnte ja nichts passieren. Dass sie auf der geschlossenen Station auch an Metall gekommen war wusste die Klinik nicht. Wir erfuhren es erst aus den Aufzeichnungen unserer Tochter. Dort schreibt sie auch, dass sie selbst gar nicht auf die Idee mit der Steckdose gekommen sei, sondern durch einen psychotischen Jungen, der seine Gedanken laut auf der Station mitteilte, dazu angeregt wurde.

Nach dem Gespräch mit dem Arzt über eine mögliche Verlegung hörten wir dann nichts mehr davon. Der Arzt, der darüber zu entscheiden hatte, war vier Wochen in Urlaub. An dem darauf folgenden Samstag wurden wir angerufen, und man sagte uns, dass sich unsere Tochter eine Zehe angeschlagen hätte und ob wir sie ins Klinikum zum Röntgen fahren könnten. Natürlich machten wir das. Die Zehe war leicht angebrochen. Es musste aber nur eine Salbe aufgetragen werden. In das Krankenhaus durften wir sie bringen, aber auf die Frage, ob wir mal mit ihr zum Essen gehen könnten, erhielten wir zur Antwort: »*Nein, jetzt noch nicht.*« An diesem Tag erfuhren wir dann, dass unsere Tochter Zimmerzeiten hatte. Wir waren darüber nicht glücklich, denn was soll es bringen, jemanden, der depressiv ist, zu isolieren? Unsere Tochter litt sehr darunter. Wir sprachen mit den Betreuern, denn am Wochenende gab es ja keinen Arzt auf der Station. Die Antwort war, sie solle nachdenken. Ich war geschockt. Marina sollte allein nachdenken, denn die Gefahr, dass sie in dieser Isolation nur noch mehr über Suizid grübeln würde, erschien mir groß.

Unsere Tochter sagte uns, dass der Junge, mit dem sie sich angefreundet hatte, ihr immer eine Stütze war. Er hatte sie gebeten, sich nichts anzutun und ihr gut zugeredet, sich nicht selbst zu verletzen, denn das begann erst so heftig auf der geschlossenen Station während der Isolierung. Als ich eine Betreuerin darauf ansprach, bekam ich zur Antwort:
»*Besser eine selbstverletzende Reaktion als gar keine.*« Ich muss sagen, ich war wieder geschockt.
Dann hieß es noch: »*Sie ist noch nicht ganz unten, es muss ihr halt noch schlechter gehen, damit sich etwas bewegt.*«
Ich war entsetzt.

Im Arztbericht heißt es: »*Auf Grenzsetzungen im pädagogischen Bereich reagierte sie rasch mit Selbstverletzungen, im Umgang mit den verschiedenen Berufsgruppen und den Eltern waren deutliche Spaltungstendenzen zu beobachten.*«

Eine »Grenzsetzung im pädagogischen Bereich« heißt: Bestrafung durch Isolieren. Sei mal schön brav alleine und denke über dich nach. Als ob unsere Tochter das nicht schon Monate zuvor getan hätte! Auf der offenen Station war das anders gewesen. Dort hieß es: »*Bleib nicht so viel alleine, das tut dir nicht gut!*«

Natürlich sprachen wir mit unserer Tochter über die Zimmerzeiten. Welche »Spaltungstendenz« sollte hier vorgelegen haben? Es wurde Marina auch vorgeworfen, sie würde manipulieren und »agieren«. Diese Vorwürfe wurden uns nie erklärt. Unsere Tochter war gut erzogen, was ihr alle Lehrer bestätigten und bestätigen würden. Aber es wird den Jugendlichen grundsätzlich unterstellt, dass sie »*nur Aufmerksamkeit wollen*«.

Im Arztbericht wird weiter ausgeführt:

»*In den regelmäßigen ärztlichen Gesprächen konnte sie trotz ihrer Verschlossenheit belastende biografische Ereignisse benennen. Im Vordergrund standen die erlebten Ausgrenzungen durch ihre Mitschüler seit der 7. Klasse, das Gefühl durch ihre Hochbegabung anders zu sein und der Wunsch, von anderen Gleichaltrigen akzeptiert zu werden.*«

Richtig, aber was machte die Klinik damit? Nichts! Auf die Frage, ob die Klinik denn Erfahrung mit hochbegabten Jugendlichen habe, kam die Antwort: »*Glauben Sie mir, wir haben auch solche Kinder.*« Auf unsere Bitte, dass unsere Tochter psychologische Unterstützung bekommt, kam die Antwort:

»*Auf der geschlossenen Station gibt es das nicht.*«

Wir schlugen vor, dass wir die Kosten dafür selbst übernehmen würden, zusätzlich zum Tagessatz von ca. 400 Euro, den unsere private Krankenversicherung bezahlt hat. Doch die Antwort lautete:

»*Es gibt keine Ausnahmen. Ihre Tochter bekommt die maximale Therapie.*«

Auf der geschlossenen Station gibt es Ärzte, nahezu alle sehr jung und, wie es uns schien, unerfahren. Sie dürfen ohne die übergeordnete Instanz nichts alleine entscheiden. Die Betreuer sind Erzieher, Krankenpfleger und Krankenschwestern. Der Leiter der Station ist Sozialpädagoge, der überwiegend mit Verwaltung zu tun hat. Mein Unverständnis, dass es keinen einzigen Psychologen oder Psychotherapeuten gibt, wurde von den Ärzten als anstrengend und später dann sogar als aggressiv angesehen. Die maximale Therapie besteht in Ergo-, Kunst- und Musiktherapie. Es gab noch ein soziales Kompetenztraining, das sich allerdings nach vier Stunden wiederholt, weil die meisten Jugendlichen nicht länger auf der geschlossenen Station sind.

Unsere Tochter machte also das soziale Kompetenztraining, hatte jedoch schon ein besseres auf der offenen Station gemacht und merkte das auch an. Die Ergo- und Kunsttherapie sind ein paar Stunden pro Woche, wenn überhaupt, und es sind reine Beschäftigungsmaßnahmen. Es gibt keine Therapie, die sich mit der Ursache der Symptome auseinandersetzt. Dazu bräuchte man doch gerade auf so einer Station die besten Psychologen und Traumatherapeuten. Wahrscheinlich ist das zu teuer. Junge Ärzte und Erzieher sind viel billiger. Was aber, wenn jemand seine suizidalen Gedanken nicht verdrängen kann und lange auf einer geschlossenen Station bleibt? Er bekommt keine adäquate Hilfe, keine wirkliche Therapie. Es gibt nur Medikamente! Wer nicht spurt, wird isoliert! Schlimmstenfalls landet man im sogenannten Time-Out, einem Mini-Raum ohne Fenster. Wie würde es da einem gesunden Menschen ergehen? Der Gesundheitszustand kann sich mit dieser Maßnahme nur verschlimmern. Ich frage mich: Soll hier geholfen werden oder will man hier erziehen?

Bei unserer Tochter war es so, dass sie nach dem Vorfall mit der Steckdose in den sog. Wachraum kam. Hier gibt es ein Fenster zum Stationszimmer. Der Wachraum ist jedoch nicht überall einsehbar. Aus ihren Aufzeichnungen konnten wir entnehmen, dass sie ihren

Freund gebeten hatte, es dem Arzt zu erzählen, weil sie das Gefühl hatte, sie müsse es sagen. Sie hatte sich nicht getraut, es selbst zu tun.

Es gibt dann aber keine Gespräche mit der Frage: »*Warum machst du das?*« Die Konsequenz ist Bestrafung, Wachraum und Isolation. »*Du hast dich nicht ordnungsgemäß verhalten, dafür musst du eine Konsequenz spüren.*«

Was aber, wenn man so verzweifelt ist, wenn man mit seinen Gefühlen nicht mehr umgehen kann? Wie oft haben wir den Ärzten gesagt, dass unsere Tochter mit ihren verdrängten Gefühlen nicht umgehen kann. Das wurde zwar gehört, aber nicht therapiert.

Da hilft kein Malen und kein Basteln.

In unserer Verzweiflung wandten wir uns nach ca. vier Wochen, in denen Marina auf der geschlossenen Station war, an den obersten Vorgesetzten. Er sagte uns, dass er schon überrascht gewesen sei, unsere Tochter nach seinem Urlaub auf der geschlossenen Station wiedergefunden zu haben. Wir sprachen dann ausführlich über Marinas bisherige Schullaufbahn, ihre Hochbegabung, die Ausgrenzung und das Mobbing. Klar, das könnte eine reaktive Depression hervorgerufen haben, es könnte aber auch etwas Genetisches vorliegen, da müsse man abwarten. Wir sprachen die Isolation an. Er wollte sich deshalb am nächsten Tag auf der Station erkundigen.

Am nächsten Tag wurden wir auf der Station mit den Worten begrüßt: »*Sie hatten ja gestern ein Gespräch mit dem Boss!*« Oh ja, das kostet auch zwei Tausend Euro im Monat zusätzlich zu den zwölf Tausend Euro, die die Krankenversicherung bezahlt! Wir wurden auch noch darauf angesprochen, dass wir doch »sehr häufig« und auch noch zu zweit kämen, ob wir uns denn das einrichten könnten? »*Ja*«, antworteten wir, »*es geht schließlich um unsere Tochter!*«

Die Besuchszeiten sind sehr eingeschränkt, man darf pro Woche nur viermal je eine Stunde kommen, am Wochenende nur am Samstag oder am Sonntag. Eine Woche hat 168 Stunden. Sind vier Stunden Besuchszeit pro Woche tatsächlich »viel«?

Es wurde dann nochmals ausführlich über die Medikation berichtet. Fluoxetin wurde abgesetzt, weil die Nebenwirkungen zu heftig waren. Mirtazapin sei aber wichtig. Wir nickten ab.

Der Arzt führte aus, dass es schon vorkommen könne, dass sich aus einer mittelgradigen Depression eine schwergradige entwickelt. Erstaunlich war nur, dass es auf der offenen Station niemand gemerkt hatte. Hätte sich unsere Tochter nicht selbst an Betreuer gewandt, keiner hätte es geahnt.

Dann ging es nochmals ausführlich um die Zimmerzeiten, um Marinas Isolierung. Anfangs hieß es, man müsse unsere Tochter vor dem Jungen schützen, es war eine Verlegung auf eine andere Station im Gespräch. Dann hieß es, man müsse die Gruppe vor unserer Tochter schützen, sie würde in der Gruppe von Suizid sprechen. Wen überrascht es, dass auf einer geschlossenen Station über Suizid gesprochen wird?

Die zynischste Begründung war aber, die Zimmerzeit sei notwendig, damit unsere Tochter zu sich selbst findet. Darüber hinaus wolle man sie provozieren, dass sie sich öffnet. Wir trugen vor, dass wir es nicht für richtig halten, eine Depressive alleine im Zimmer zu lassen. Unsere Tochter hatte mehrfach gesagt, dass sie mit ihren Gefühlen nicht zurechtkomme und das Alleinsein nicht aushalten könne. Es war so weit gekommen, dass sich unsere Tochter selbst verletzt, ihr Blut auf ein Blatt Papier geschmiert und dieses Blatt an die Fensterscheibe des Wachraums gehalten hatte während der isolierten Zimmerzeit. Das Resultat war, dass man ihr Tavor verpasste. Der Arzt wusste gar nichts von diesem Vorfall, und der Betreuer meinte, unsere Tochter habe sich von einer anderen Jugendlichen dazu verleiten lassen. Ich wies mehrfach darauf hin, dass das Isolieren ihren Zustand weiter verschlechtern könnte, zum Beispiel könnte sie mit dem Kopf gegen die Wand schlagen. Ich fragte auch, wie es sein könne, dass die Gruppe vor unserer Tochter geschützt werden sollte, sie aber gleichzeitig im Wachraum mit Einlieferungspatienten und den schlimmsten Fällen konfrontiert wurde. Das Gespräch endete damit, dass man sich auf der Station etwas einfallen lassen wollte.

An diesem Tag hatten wir anschließend noch ein Gespräch mit unserer Tochter. Sie berichtete uns, dass sie jetzt gezwungen wurde, am Englischunterricht teilzunehmen. Es sei für sie total anstrengend und sie sei dann den ganzen Tag erschöpft. Wir erzählten ihr vom Ergebnis des Arzt-Eltern-Gesprächs. Sie sagte, sie würde in der Gruppe schon lange nicht mehr über Suizid sprechen. Im Übrigen hätten alle Jugendlichen ein Interesse an diesem Thema. Ein Betreuer hatte ihr zu Beginn der Zimmerzeit gesagt, sie hätte jetzt drei Tage Zimmerzeit und wenn sie sich daran halten würde, wäre diese wieder vorbei. Sie hielt sich daran, die Zimmerzeit blieb aber bestehen. Das belastete das Vertrauensverhältnis zu den Betreuern sehr. Ein Betreuer hatte ihr erzählt, der mit ihr befreundete Junge hätte ihm gesagt, sie würde ihn zu Suizidgesprächen verleiten. Der Junge selbst hatte Marina aber versichert, dies nie gesagt zu haben.

Ein Jugendlicher hatte unserer Tochter erzählt, er habe gehört, wie die Betreuer sich über uns Eltern unterhalten hätten. Wir würden über den »Boss« die Zimmerzeiten aufheben wollen und das ginge wohl nur, weil unsere Tochter privat versichert sei. Ansonsten seien wir zu oft da und zu anstrengend. Wir hatten den Eindruck, dass die Zimmerzeiten maßgebend von den Betreuern gewünscht wurden und nicht von den Ärzten. Wir erfuhren, dass unsere Tochter nun einen sogenannten Tagesrückblick hatte. Sie sollte am Abend über etwas berichten, z. B. über ihr Lieblingslied. Ich dachte, ich höre nicht richtig. Wie kann man einer hochbegabten Jugendlichen so eine Aufgabe geben? Ich sagte dann spaßeshalber zum Betreuer: »*Lassen Sie sie über das schwarze Loch im Weltraum berichten.*« Der Betreuer antwortete: »*Da kann sie einem Unwissenden etwas erzählen.*«

Es waren jetzt über vier Wochen vergangen. Wir sahen, dass es unserer Tochter nicht gut ging und dass sie nicht die für sie notwendige Behandlung bekam. Wir wollten sie am liebsten nach Hause holen, aber sie meinte, das ginge nicht, ihr Suizidwunsch war nach wie vor ausgeprägt. Es gäbe zu Hause zu viele Möglichkeiten dazu und sie müsse sich vor sich selbst schützen und in der Klinik bleiben. Der Arzt teilte uns mit, dass eine Betreuerin aus dem Urlaub komme, die eine Spezialausbildung in dialektisch-behavioraler Therapie (DBT) habe. Sie würde mit unserer Tochter arbeiten. Zufälligerweise sah ich diese Betreuerin und fragte sie, um was es dabei ginge. Sie meinte nur, das wäre jetzt zu umfangreich. Also las ich es im Internet nach.

Es fiel mir auf, dass sich die meisten Betreuer, wenn sie die Tür aufmachten und uns hereinließen, nicht vorstellten. Wenige hatten ein Namensschild. Wenn man als Angehöriger nicht nach dem Namen fragte, wusste man nicht einmal, mit wem man gesprochen hatte und das in so einer heiklen Situation.

Eine Woche später hatten wir wieder ein Arztgespräch. Die Zimmerzeiten waren immer noch angeordnet. Der Englischunterricht war ebenso Pflicht. Mein Mann sagte, dass wir jetzt echt sauer sind. Das empfand der Arzt gleich als Angriff auf seine Person und meinte: »*Wenn Sie kein Vertrauen haben, können wir das Gespräch abbrechen.*« Wir führten das Gespräch fort. Wenn unsere Tochter schön bei DBT mitmache, könne man über die Aufhebung der Zimmerzeiten (Isolation) nachdenken. Am Englischunterricht wollte der Arzt »festhalten«. Unsere Einwände, dass es unserer Tochter schadet, wurden nicht ernst genommen. Unsere Tochter erzählte uns, wenn sie dem Arzt etwas sagt, empfindet er das gleich als Angriff. Uns war es auch so ergangen. Wieso fühlt sich ein Arzt von einer 15-jährigen depressiven Jugendlichen angegriffen?

Wir sprachen nochmals Marinas Hochbegabung an, dass man hier eventuell mit anderen Mitteln arbeiten müsste. Ich hatte ein sehr gutes Buch gelesen von Andrea Brackmann: »Jenseits der Norm, hochbegabt und hochsensibel«. In vielen Passagen erkannte ich meine Tochter wieder. Ich sprach den Arzt auf das Buch an und in meiner Naivität bat ich ihn sogar darum, das Buch zu lesen. Der anwesende Praktikant meinte spontan, er würde es lesen.

Die Klinik hatte keine Ahnung von hochbegabten Jugendlichen, meinte aber alles zu wissen. Als Mutter eines hochbegabten Kindes weiß ich viel über Hochbegabung, schließlich habe ich mich seit Marinas fünftem Lebensjahr damit beschäftigt. Wir waren vor Marinas Erkrankung auch an der Universität gewesen, Fachrichtung Psychologie, bei einem Professor für Hochbegabung, der unsere Tochter und mich beraten hatte. Aber auf meine Bitte, auch mir Vertrauen zu schenken, bekam ich vom Arzt nicht einmal eine Antwort. Heute ist mir klar, warum es so ablief. Im September 2012 las ich einen Artikel in der Süddeutschen Zeitung. Darin heißt es:

»Klinik und Schule greifen auf ein Verstärkersystem zurück, das destruktives Verhalten straft und positives belohnt. Ein Konzept, das auch Lukas helfen soll. Hält er sich an die Regeln, sammelt er Punkte, die er eintauschen kann. Gegen etwas Süßes oder ein Spielzeug. Gegen ein Stückchen Normalität. ... Fast alle stammen aus zerrütteten Familien.«

Zu diesen Ausführungen kann sich jeder Leser seine eigenen Gedanken machen. Unsere Tochter kam nicht aus einer zerrütteten Familie und war auch nicht bildungsfern.
Mit Akademikereltern tat sich die Klinik schwer.

Nach vier Wochen kam der vorgesetzte Arzt aus dem Urlaub zurück und hob die Zimmerzeiten endlich auf. Ein Jugendlicher bekam mit, dass sich die Betreuer hierüber unterhielten. Sie fanden die Aufhebung der Zimmerzeiten nicht gut und waren froh, dass wir Eltern erst wieder in zwei Tagen kommen würden. Unserer Tochter wurde das natürlich so weitergegeben, und so erfuhren es auch wir.

Es gab dazwischen noch einen Vorfall mit Glasscherben. Ein Mädchen hatte ein kleines Glas. Die Betreuer hatten es übersehen. Die Mädchen hatten es im Wachraum zerbrochen und die Scherben versteckt. Das andere Mädchen hatte es dann aber doch den Betreuern gesagt. Natürlich war das nicht gut gewesen. Unsere Tochter sagte uns, sie ist in ihrem Leben noch nie so angeschrien worden. Es fragte natürlich niemand:

»Warum macht ihr das, warum wollt ihr euch schneiden, warum wollt ihr nicht mehr leben?«

Die Isolation war nach vier Wochen endlich vorbei. Der Englischunterricht bestand weiterhin. Unsere Tochter berichtete uns bedrückt, dass sie der Unterricht extrem belaste. Ihr Ziel war aber nach wie vor, wieder auf eine offene Station zu kommen. Die Aufhebung der Isolation war gut für sie. Wir versprachen ihr, mit dem vorgesetzten Arzt zu sprechen, dass der Englischunterricht abgesetzt werden soll. Beim nächsten Arztgespräch wurde uns mitgeteilt, dass Marina den Unterricht nicht mehr besuchen müsse. Der Arzt sagte selbst, dass er die angeordnete Zimmerzeit nicht für richtig hielt. Unsere Tochter sollte stabilisiert und auf die offene Station verlegt werden. Im Übrigen hätte die Englischlehrerin unsere Tochter nicht mehr unterrichten wollen. Deshalb musste sie also nicht mehr zum Unterricht, nicht weil man einsah, dass es in der damaligen Situation für Marina zu belastend war. Rückblickend und nach Durchsicht der Behandlungsunterlagen erkenne ich, dass die Ärzte meinten, wir hätten unsere Tochter zuerst unter Leistungsdruck gesetzt und das, obwohl wir sie bereits fünf Wochen, bevor sie auf die offene Station ging, aus der Schule herausgenommen hatten. Würden Eltern, die ihr Kind unter Leistungsdruck setzen, so etwas machen?

Auf der geschlossenen Station hatten wir wochenlang darum gekämpft, dass unsere Tochter vom Schulunterricht befreit wird. In den Behandlungsunterlagen findet sich auch eine ärztliche Notiz, dass wir unserer Tochter gesagt hätten, sie hätte alle Zeit der Welt zum Gesundwerden. Wir wollten unserer Tochter eben keinen Druck mit der Schule machen. Sie sollte zuerst gesund werden, dann käme alles andere von selbst. Hier stießen wir aber auf Seiten der Klinik auf taube Ohren. Unsere Tochter habe schließlich Schulpflicht!

Ich fragte noch einmal, ob sie denn Erfahrung mit Hochbegabten hätten. Die Antwort war wieder: »*Glauben Sie mir, wir haben auch solche Kinder.*«

Ich fühlte mich ständig wie in der Kirche. Ich durfte »glauben«. Auf das DBT angesprochen, erklärte der Arzt, dass der Betreuer kein Psychologe sei. Wir sollten zum nächsten Termin Bilder von unserer Tochter mitbringen.

Nach der Besprechung sah ich unsere Tochter, mein Mann musste in die Arbeit gehen. Ich fragte Marina nach der Arbeit mit dem Betreuer. Sie zog sich zurück und sagte, am Abend zuvor war ihr gesagt worden, sie sei instabil. So könne er nicht mit ihr arbeiten. Ich fragte dann den Betreuer: »*Haben Sie wirklich gesagt, meine Tochter sei instabil, so könnten Sie nicht mit ihr arbeiten?*«

Er bestätigte es. Meine Tochter könne nicht die Energie aus ihm ziehen, sie müsse schon selbst etwas machen. Sie müsse auf ihn zukommen. Der Tag war für mich gelaufen, es ging mir nur noch schlecht. Wäre unsere Tochter stabil, dachte ich, wäre sie nicht in der Klinik. Warum will man eine Therapie?

Weil man sie braucht und es sollte selbstverständlich sein, dass ein Therapeut seine Energie einbringt, um zu helfen. Ich erzählte diesen Vorfall später dem Arzt, er wusste von nichts. Das heißt, es gab keine Abstimmung.

Wir waren so verzweifelt, dass wir unsere Tochter in eine andere Klinik verlegen lassen wollten und nahmen mit dieser Kontakt auf. Mein Mann erklärte telefonisch ausführlich, dass wir einen Neustart wünschten, weil sich die Situation immer mehr verschlechterte. Er erzählte von den Zimmerzeiten und dem Schulzwang, dass das unserer Tochter nicht gut täte. Der Arzt dieser Klinik meinte, sie würden unsere Tochter nehmen, wenn die andere Klinik sie gehen ließe. Wir hatten daraufhin ein weiteres Gespräch mit zwei Ärzten und sagten, dass wir unsere Tochter in eine andere Klinik verlegen lassen wollten. Ich sagte auch, dass ich entsetzt sei, dass meiner Tochter vorgeworfen wurde, sie sei instabil und deswegen könne man nicht mit ihr arbeiten. Der Arzt meinte, man könnte unsere Tochter auf die andere geschlossene Station verlegen lassen. Wir sagten, unsere Tochter wünsche sich einen Neustart. Wir hatten so gehofft, dass die andere Klinik besser sei und sie endlich eine wirkliche Therapie bekommen würde. Der Arzt respektierte unsere Entscheidung.

Danach sprachen wir alleine mit unserer Tochter. Sie sagte uns, die Zimmerzeit und das Time-out seien für sie eine »*psychische Folter*« gewesen. Sie konnte sich keinem Betreuer öffnen, weil keiner etwas für sich behielt, sondern es alle sofort wussten. Außerdem bekam sie ein Druckgefühl, wenn sie sagte, wie es ihr wirklich geht, denn dann hieß es:
»*Du willst gar nicht, dass es dir besser geht. Bei dir geht nichts voran. Du willst nur Aufmerksamkeit.*«
Der körperliche Zusammenbruch nach dem Unterricht wurde von einem Betreuer wie folgt kommentiert:
»*So schön wie du hätte ich das jetzt nicht spielen können.*« Gleichzeitig wurde ihr dann vorgeworfen, sie hätte kein Vertrauen. Welcher gesunde Mensch hätte Vertrauen in solch ein System? Der kranke Patient muss an das Behandlungskonzept angepasst werden. Normalerweise sollte das Behandlungskonzept an den Patienten angepasst werden.

Alle Krankheitsbilder zusammen, egal ob Alkohol- oder Drogenprobleme, Angststörung, Essstörung, Depression, alle bekommen die gleiche Behandlung.
Es gibt keine Abweichungen. Und wenn die Ärzte nicht mehr weiter wissen, dann wartet man einfach ab, die Medikamente werden es schon richten.

Warum gibt es keine psychotherapeutische Unterstützung?
Hat man Angst vor Kritik?

Der Wechsel in die andere Klinik

Nach fast zwei Monaten ohne Aussicht auf irgendeine Verbesserung erfolgte der Wechsel. Unsere Tochter und wir hatten so viel Hoffnung. Schlechter konnte es doch gar nicht mehr werden. Im Flyer der Klinik hatte ich gelesen:

»Wir kombinieren verhaltenstherapeutische, psychodynamische und system-familientherapeutische Therapieansätze. Dies wird dadurch möglich, dass in der Klinik Therapeutinnen/Therapeuten unterschiedlicher Therapieschulen zusammenarbeiten.

Die enge Einbeziehung der Eltern in das Gesamtbehandlungskonzept ist für uns von großer Bedeutung. Gemeinsam mit Patient und Eltern werden zu Beginn klare Therapieziele definiert und ein individueller Behandlungsplan erstellt ...

Es wird also die Gesamtpersönlichkeit des Patienten mit seiner individuellen Krankheitsgeschichte und seinen persönlichen Stärken und Ressourcen berücksichtigt ...

Ergänzend zur individuumzentrierten Perspektive richten wir deshalb unseren Blick immer auch auf die Interaktion des Einzelnen mit der Gruppe und die Ressourcen des Kindes und Jugendlichen auch unter gruppendynamischen Gesichtspunkten ... sie erhalten eine kombinierte Einzel- und Gruppenpsychotherapie.«

An einem Montagmorgen um 8.30 Uhr kamen wir an und mussten zuerst einmal ca. eine Stunde warten, bis wir auf die Station kommen konnten. Das Aufnahmegespräch erfolgte dann durch einen sehr jungen Arzt und einen noch jüngeren Mitarbeiter. Es war noch ein junger Mann dabei, vermutlich ein Praktikant. Der Arzt, mit dem mein Mann telefoniert hatte, war nicht da. Im Aufnahmetermin wurde uns mitgeteilt, dass unsere Tochter alleine in ein Zimmer kommen würde, obwohl mein Mann im Telefonat um ein Zweibettzimmer gebeten hatte. Dann wurde uns offenbart, dass Marina auf den sog.

Suizidstatus gesetzt wurde, d. h. sie würde zunächst alleine im Zimmer sein, dürfe aber zum Essen in die Gruppe. Vielleicht dürfe sie am Abend eine Stunde in die Gruppe, ab dem darauffolgenden Tag dürfe sie zweimal am Tag eine Stunde in die Gruppe. Was für ein Schock! Jetzt hatten wir in der anderen Klinik um die Absetzung der Zimmerzeiten gekämpft und hier war es noch viel schlimmer. Der Arzt hatte meinem Mann am Telefon nicht gesagt, dass sie hier als Behandlungskonzept den sog. Suizidstatus haben. Aber es kam noch schlimmer.

Unsere Tochter sollte sich verpflichten, einen Vertrag zu unterzeichnen, dass sie sich nicht selbst verletzt und sich nichts antut. Wenn sie es drei Tage aushalten würde, bekäme sie am Tag zweimal zwei Stunden Gruppenzeit. Würde sie aber gegen den Vertrag verstoßen, wurde sie 24 Stunden isoliert werden. Unsere Tochter zuckte am ganzen Körper zusammen. Es ging ihr sichtbar schlecht. Wir waren entsetzt. Am liebsten hätte ich sie wieder mitgenommen, aber es ging nicht. Es war so schrecklich. Sie war jetzt den ganzen Tag allein im Zimmer, durfte gerade einmal zum Essen in die Gruppe kommen. Die damalige Situation und die Stimmung habe ich jetzt genau vor Augen und in meinen Gefühlen, es war so schrecklich, mir kommen die Tränen, eine unendliche Traurigkeit überfällt mich. Was tut man kranken Kindern hier an? Anstatt ihnen zu helfen, sie zu unterstützen, werden sie immer mehr verletzt. Es zieht sich ein roter Faden der Verletzung durch die Behandlung.

Ein Betreuer meinte, wir sollten erst am Samstag zu Besuch kommen, doch ich bestand auf Donnerstag. Ich bat darum, dass man meiner Tochter zumindest das Radio anmachte. Das Einzige was sie tun konnte, war zum Fenster hinausschauen. Die Fenster waren hier größer als in der anderen Klinik, man konnte zumindest sehen, was sich draußen bewegte. Ich verließ die Klinik mit einem sehr schlechten Gefühl. Wir wollten, dass Marina endlich geholfen wird. Doch jetzt wurde sie noch schlechter behandelt als zuvor. Jede Hoffnung wurde nach und nach zunichte gemacht. Hatten die Ärzte nie gelesen, dass

Menschen, die nicht mehr leben wollen, eines brauchen: Hoffnung! Doch wie soll man hoffen, wenn man eingesperrt und isoliert wird und keine Hilfe bekommt, keine Therapie, die endlich auf die Ursachen schaut?

Wir wussten jetzt, dass sie auch hier keinerlei Psychotherapie bekommen würde. Ich hatte den ganzen Nachmittag und den ganzen Abend nur geweint. Es ging mir sehr schlecht. Eltern wollen ihrem Kind helfen, doch sie haben keine Möglichkeit dazu. Von wegen *»die Einbeziehung der Eltern«* sei der Klinik wichtig! Es gibt ein vorgefertigtes Behandlungskonzept und das wird angewendet bei jedem, aus und basta!

Wir riefen den Arzt an und baten darum, die Zimmerzeiten aufzuheben. Die Antwort war, der Suizidstandard gilt für alle und wird langsam gelockert. Das sollte als Motivation dienen. Wir sagten erneut, dass Einsamkeit für Depressive doch nicht gut sein könne.

Wir erfuhren, dass unsere Tochter jetzt in einem Zweibettzimmer war. Das andere Mädchen hatte eine Psychose. Sie hatte am Nachmittag Besuch, und unsere Tochter musste daher aus dem Zimmer. Sie saß alleine auf dem Klinikflur. Diese Stunde, die sie eigentlich in der Gruppe hätte verbringen dürfen, wurde ihr am Abend genommen! Beim ersten Besuch sagte uns Marina, sie durchschaue das Behandlungskonzept auf der Station. Sie könne aber nicht lügen, dass sie sich distanziere oder versprechen, nichts zu machen. Sie bräuchte doch jetzt eine Behandlung und nicht erst, wenn es ihr wieder besser ginge. Erst wenn es ihr besser ginge, könnte sie sich distanzieren und zwar von alleine. Sie hatte ein Gefühl der Hilflosigkeit, weil keine Besserung in Sicht war. Nach wie vor konnte sie sich nicht konzentrieren und hatte starke Kopfschmerzen. Sie wollte ja nicht einfach so sterben, sondern wegen der Perspektivlosigkeit. Wenn sie ihr hier nicht helfen, müsse sie sich so verhalten, dass sie entlassen wird und wieder in die andere Klinik käme. Da wäre es besser gewesen. Hier sei sie extrem isoliert. Hier durften wir sie Gott sei Dank am

Samstag und am Sonntag besuchen und zwar jeweils für zwei Stunden. Es gab hier keine Besucherräume. Wir saßen bei ihr am Bett.

Am Freitag telefonierte mein Mann mit einem Arzt. Es blieb dabei: Wenn Marina den Behandlungsvertrag nicht unterschreibt, bleibt sie weiterhin isoliert. Am Samstag besuchten wir unsere Tochter. Ein Arzt war bei ihr gewesen und hatte durchblicken lassen, dass er sich von uns Eltern nicht »*beeinflussen*« lassen würde. Sie müsse den Behandlungsvertrag unterschreiben, sonst würde alles so bleiben, wie es ist. Er hatte sie auch gefragt, ob sie paranoid sei. Dies hatte ihr sehr wehgetan. Sie sagte, sie sei froh, mit uns sprechen zu können, sonst würde es ihr noch schlechter gehen. Die erneute Isolierung sei furchtbar für sie. Ihre Suizidgedanken würde das nur verfestigen. Sie möchte so schnell wie möglich zurück in die andere Klinik, dort sei es ja im Vergleich zu hier »*Gold*« gewesen.

In das Zweibettzimmer war sie am Mittwoch, also zwei Tage nach ihrer Aufnahme gekommen, weil ein Mädchen versucht hatte, sich etwas anzutun. Zur Strafe musste diese dann in das Einzelzimmer. Sie durfte nicht einmal ihre Mahlzeiten mit den anderen Jugendlichen einnehmen. Und das über mindestens zwei Wochen, so lange hatten wir es miterlebt. Schrecklich! Ist das keine Folter?

Unsere Tochter hatte nun eine Woche nichts getan. Aber das reichte ihnen nicht. Nach wie vor sollte sie sich schriftlich verpflichten. Später berichtete sie uns, dass sie sich aus Verzweiflung im Bett unter der Decke selbst geschlagen hatte, aber keiner hatte es über das Video gesehen. Vielleicht wollte es auch keiner sehen. Unsere Tochter hatte Angst vor der schriftlichen Verpflichtung, denn wenn es ihr nicht gelingen würde, würde sie noch mehr isoliert werden und müsste mindestens 24 Stunden alleine sein und auch alleine im Zimmer essen, sie nannten das Ausschluss von der Therapie. Tatsächlich gab es aber gar keine Therapie. Es ist reine Isolation.

Am Montag, also genau eine Woche nach der Aufnahme, kamen wir am Abend zum Arztgespräch. Wir hatten schon viel überlegt, wie wir es ansprechen könnten, dass unsere Tochter wieder in die vorherige Klinik verlegt würde. Noch bevor wir etwas sagen konnten, kam der Arzt gleich zur Sache. Er sei der Meinung, dass unsere Tochter keinen stationären Aufenthalt bräuchte. Diesen Eindruck hätten alle zuständigen Ärzte. Unsere Tochter setze uns, ihre Eltern, damit nur unter Druck! Mit den Ärzten spiele sie, sie sei nicht bereit mitzuarbeiten.

Es wurde vorgeschlagen, sie weiterhin ambulant zu behandeln, im Hause und bei einer Psychotherapeutin in der Gruppe. Eine weitere stationäre Behandlung führe eher zu einer Hospitalisierung. Im Falle einer Krise könne sie natürlich wieder aufgenommen werden. Ihre Schulangst aufgrund des Mobbings sei durchaus nachvollziehbar. Sie müsse aber hinaus ins Leben. Wir waren total überrascht, waren aber auch froh, denn der Klinikaufenthalt hatte ihr wirklich nur geschadet. Bei aller Angst die wir hatten, hofften wir auf eine positive Wendung. Marina wurde hinzugerufen und war auch sehr überrascht, dass sie entlassen werden sollte. Ich hatte den Arzt darauf angesprochen, dass Mirtazapin bei unserer Tochter keine Wirkung zeige. Er meinte dann, das wundere ihn nicht, sie möge wohl eine Depression gehabt haben, jetzt aber seiner Meinung nach nicht mehr.

Am nächsten Tag besuchten wir Marina. Die Besuchszeiten in dieser Klinik sind flexibler. Das war aber das einzig Gute. Wir hatten ein Gespräch mit dem Arzt und unserer Tochter. Ich äußerte Bedenken zur Sicherheit. Ich wollte unsere Wohnung einigermaßen sicher machen. Der Arzt meinte, einen Suizidstandard könnten wir nicht erbringen, alles solle so natürlich wie möglich sein. Dann gab es einen Ausgangsfahrplan. Am Freitagabend hatte sie zwei Stunden Ausgang, am Samstag und Sonntag vier Stunden. Von Montag auf Dienstag fand eine Probeübernachtung statt, am Mittwoch wurde sie entlassen. Am Donnerstag sollte die Gruppentherapie beginnen. Am Freitag erzählte sie, dass sie mit der Gruppe im Hof im Freien war. Sie durfte mit, weil sie ja entlassen werden würde.

Der Aufenthalt im Hof wird im Arztbericht als »*Bewegungsthera-pie*« bezeichnet.

Wir gingen mit ihr spazieren und dann zum Pizzaessen. Mir fiel auf, dass sie sehr genau auf das Messer schaute. Sie redete viel, alles drehte sich um den Klinikaufenthalt. Sie sagte, dass sie nicht verstehen könne, warum man in der geschlossenen Station keine Therapie bekäme, wo man sie so dringend brauchen würde.

Am nächsten Tag gingen wir spazieren und dann zum Thailänder zum Essen. Das Klinikleben beschäftigte sie enorm. Am Sonntag sprach sie nach dem Essen davon, wie schlecht es ihr ginge. Die Erlebnisse in der Klinik hatten sie vollends nach unten gezogen, und die Erfahrungen in der jetzigen Klinik hatten alles im negativen Sinne verstärkt. Sie zuckte richtig zusammen.

Am Montag gegen Mittag holte mein Mann unsere Tochter aus der Klinik ab. Ich war arbeiten. Marina badete zu Hause; ein Luxus, den es in der Klinik nicht gab. Am Nachmittag war sie am PC. Am Abend aßen wir zusammen. Sie hatte sich dazu entschlossen, ihre Erfahrungen in der Klinik niederzuschreiben. Das fanden wir gut. Am Dienstagabend brachten wir sie in die Klinik. Am nächsten Morgen holte ich sie kurz vor zehn Uhr ab. Sie wartete bereits auf mich. Als wir nach Hause fuhren, schien die Sonne, und Marina war froh, dass sie die Klinik verlassen konnte. Zu Hause angekommen, zog sie sich in ihr Zimmer zurück und begann, am PC ihre Erfahrungen zu schreiben. Beim Mittagessen sagte sie zu mir, dass es sie schon verwundert hätte, aus der Klinik entlassen worden zu sein, sie sei zusammen mit einem anderen Mädchen die Instabilste gewesen.

Der nächste Tag war ein »schwarzer Tag«. In der Nacht von Mittwoch auf Donnerstag hatte sie kaum geschlafen. Ich hatte sie oft gehört, denn auch ich hatte schlecht geschlafen.

Ich musste am Donnerstag arbeiten, aber mein Mann war zu Hause. Gegen Mittag rief er mich im Büro an, dass er mit unserer Tochter im Klinikum sei. Es sei etwas Schlimmes passiert.

Während er auf der Toilette war, hatte sie in der Küche ein Glas auf den Boden geworfen, war mit einer Scherbe auf die Terrasse gelaufen und hatte sich an den Beinen, an den Armen und am Hals geschnitten. Mein Mann hatte sie auf der Terrasse blutend aufgefunden. Sie waren dann im Bad, und Marina weinte und sagte, sie habe so einen Druck gehabt, sie konnte nicht anders handeln. Sie fuhren dann ins Klinikum zum Nähen.

Im Arztbericht heißt es:
»In den Elterngesprächen zeigten sich die Kindeseltern sehr besorgt um ihre Tochter und äußerten bald ihre Bedenken bzgl. der engen Regeln im Rahmen des Suizidstandards. Der Entscheidung, ihre Tochter fortan ambulant zu behandeln, stimmten die Kindeseltern bereitwillig zu.
Es zeigte sich daraufhin, welchen Druck die Tochter auf ihre Eltern mit den unklaren selbstgefährdenden Äußerungen ausübte; die Kindeseltern begannen, in der Wohnung alle gefährlichen Gegenstände wegzuräumen. In den gemeinsamen Gesprächen betonten wir von unserer Seite, dass es wichtig sei, im häuslichen Umfeld eine »Normalisierung« zu erreichen, und dass der Tochter hier nicht zu viel Einfluss zugestanden werden dürfe.«

Da gleich am ersten Tag nach der Entlassung etwas Schlimmes passiert war, liegt es für mich auf der Hand, wer das Kind richtig eingeschätzt hatte. Sie wurde wieder einmal nicht ernst genommen. Eine Rückkehr in diese Klinik lehnten wir und unsere Tochter ab. Was jetzt bevorstand, war die Rückkehr in die vorherige Klinik, mit der wir zwar auch gar nicht glücklich waren, die aber dennoch die bessere Alternative war. Wäre mein Mann bei der telefonischen Anfrage über den Suizidstandard in dieser Klinik aufgeklärt worden, hätten wir niemals einen Wechsel dorthin erwogen. Aber vielleicht ist ein Privatpatient begehrenswert.
Wieder einmal hatte sich eine Hoffnung zerschlagen. Der Wechsel in diese Klinik zog Marina noch weiter nach unten. Es war für sie von vornherein klar, dass sie sich etwas antun würde, wenn sie zu Hause

war. Sie musste auch gar nicht um ihre Entlassung kämpfen, sie wurde entlassen, weil sie und wir das Behandlungskonzept kritisierten. Es ging ihr nicht besser, weil die Ärzte dort irgendwie im Positiven dazu beigetragen hätten, sondern weil sie wusste, dass sie diese Klinik verlassen konnte. Nur die Aussicht auf die Entlassung machte es ihr möglich, die restliche Zeit dort noch zu verbringen, insgesamt waren es zwei Wochen und zwei Tage. Der Druck hatte insgesamt zu einer massiven Verschlechterung und zu einem Spannungsaufbau geführt.

Die Wiederaufnahme in die vorherige Klinik

Ich stand so unter Schock, dass ich nicht in der Lage war, unsere Tochter mit in die Klinik zu begleiten. Ein Krankenwagen brachte sie in die Klinik. Mein Mann fuhr mit. Er holte vorher noch ihre Sachen von zu Hause ab, die ich unter Tränen zusammengepackt hatte. Das geschah an einem Donnerstag. Unsere Tochter kam auf eine andere geschlossene Station als beim ersten Mal. Der Arzt sagte, auf der ersten Station sei ja »*verbrannte Erde*«. Meinem Mann wurde gesagt: »*Sie wissen ja, keine Sonderbehandlung*«. Was sollte er bei dem, was geschehen war, dazu noch sagen?

Unsere Tochter erzählte uns am darauffolgenden Samstag, als wir sie besuchen konnten, dass sie am Abend der Einlieferung zunächst im Wachraum auf einer Matratze lag. Dort waren auch zwei Mädchen, die sie kannte. Da die Mädchen ihre Erlebnisse ausgetauscht hatten, musste unsere Tochter zur Strafe zum Schlafen in den Time-Out-Raum, weil sie »*solche Gespräche*« nicht führen sollen.

Am Freitagabend kam es zu folgendem Vorfall. Beim Abendessen nahm unsere Tochter eine trockene Semmel. Sie wurde dann aufgefordert, Butter, Wurst und Käse zu nehmen, also »*ordentlich*« zu essen. Wenn sie das nicht mache, würde die Gruppe bestraft werden. Das setzte sie sehr unter Druck. Sie weigerte sich allerdings, dies zu essen, weil es ihr vor diesen Lebensmitteln ekelte. Marina hatte noch nie Wurst, Butter oder kalten Käse gegessen. Sie sagte dem Betreuer, sie habe in der Klinik bisher immer am Abend eine trockene Semmel oder ein trockenes Brot gegessen, und keiner habe es jemals beanstandet. Daraufhin bekam sie zu hören: *»Was auf anderen Stationen gewesen ist, interessiert hier niemanden. Hier wird das gegessen.«* Unsere Tochter wog damals ca. 64 Kilo und war in keiner Weise untergewichtig. Nach diesem Vorfall lief Marina aus der Küche in ihr Bett und weinte. Es kam dann ein Betreuer und meinte, sie solle damit aufhören. Zur Beruhigung bekam sie dann Tavor. Das nennt man Bedarf!

Warum setzt man eine Jugendliche so unter Druck?

Zwei Tage zuvor wollte sie sich das Leben nehmen. Die Situation war ohnehin schon furchtbar genug und es gab keinen Grund, sie noch mehr zu schikanieren. Wir waren entsetzt, als wir davon erfuhren, doch Marina wollte nicht, dass wir uns an diesen Betreuer wenden. Sie wusste, man würde ihr und uns wieder vorwerfen, ihr »Sprachrohr« zu sein und sie solle sich doch »selbst helfen«. Marina konnte erreichen, dass sie am Abend davon befreit wurde, Butter, Wurst und Käse zu essen.

Ihre Kopfschmerzen und Konzentrationsstörungen waren noch stärker geworden. Auf dieser Station erlebten wir viele unfreundliche Betreuer. Kamen wir zu Besuch, stellte sich uns niemand vor. Wir warteten wie »Anonyme« vor der Tür und wurden dann hineingeführt. Positiv hervorheben möchte ich, dass der zuständige Arzt wirklich freundlich war und unsere Tochter auch Vertrauen zu ihm hatte. Leider hat ein untergeordneter Arzt nicht viel zu entscheiden. Die Entscheidungskompetenz liegt weiter oben.

Marina war zu diesem Zeitpunkt fünf Monate in der Klinik und es ging ihr immer schlechter.

Ihre Verzweiflung war gewachsen. Psychotherapie hatte sie bisher nicht bekommen. In der Klinik ist Aggression verboten. Das war auf der offenen Station so, und so ist es auch auf der geschlossenen. Wenn ein Kind aggressiv wird, weil es die Situation einfach nicht mehr aushalten kann oder nicht ernst genommen wird, gibt es »Bedarf«, also Beruhigungsmittel, oder noch schlimmer, es kommt in den Time-Out-Raum, schlimmstenfalls mit Fixierung.

Wir sprachen einmal einen Betreuer darauf an, wieso es denn keinen Sandsack zum Reinboxen gibt, um Aggressionen loszuwerden, und hierfür wäre auch ein sicherer, ausgepolsterter Raum notwendig. Er sagte:

»Sprechen Sie mit den Ärzten, die möchten das nicht!«

Wie sollen also Wut und Aggression jemals abgebaut werden, wenn sie niemals zugelassen werden? Es geschieht eine ständige weitere Verdrängung und mit Gefühlen kann die Klinik gar nicht umgehen. Die Jugendlichen haben zu funktionieren, sie sollen »erzogen« werden durch Bestrafung und Belohnung. Das Wort »Verstärkersystem« wurde damals in der Klinik niemals in den Mund genommen, aber sowohl unserer Tochter als auch uns war klar, dass es um Bestrafen und Belohnen ging.

Eine Woche nach der Aufnahme hatten wir ein Elterngespräch, das vernünftig ablief. Es wurde uns gesagt, man wolle Marina nun nicht mehr unter Druck setzen, das hätte bei ihr ja nichts gebracht. Wie wahr! Nun bekam sie Musiktherapie. Zu diesem Zeitpunkt wurde auch ein Verfahrensbeistand bestellt. Die Dauer der Unterbringung wurde von der Klinik für drei Monate beantragt, damit nicht wieder nach sechs Wochen, das ist in der Regel der normale Zeitrahmen, eine Anhörung erfolgen sollte. Eine Entlassung könnte dennoch erfolgen, wenn sich die Situation unserer Tochter verbessern würde. Die andere Klinik hatte Marina als nicht suizidal entlassen und gemeint, sollte sie sich etwas antun, dann könnte sie ja wieder aufgenommen und gleich wieder entlassen werden, um sie nicht zu hospitalisieren und jetzt hatten wir einen Unterbringungsbeschluss über drei Monate, ein paar Tage nach der Entlassung aus der anderen Klinik, weil sie nicht suizidal sei. Die Diagnosen wichen auch voneinander ab, und das in einem Zeitrahmen von ein paar Tagen.

Ungefähr zwei Wochen nach Aufnahme auf dieser Station sagte uns Marina, dass ihr Druck auf dieser Station steige. Es war damit zu erklären, dass es auf dieser Station etwas offener ist als auf der anderen. Es gibt Geschirr, Gläser und Besteck. Die Badutensilien stehen im Badezimmer, kurzum, es ist nicht so streng. Das Gute war, Marina durfte ihren MP3-Player benutzen und hatte somit wenigstens etwas Ablenkung durch Musik, denn lesen konnte sie mangels Konzentrationsfähigkeit und wegen ihrer Kopfschmerzen nicht. Wir berichteten dem Arzt, was Marina uns erzählt hatte, und erhielten als Antwort, dass unsere Tochter nicht auf die andere Station verlegt werden würde und dass man wegen ihr auch kein Plastikgeschirr einführen würde. Das selbstverletzende Verhalten unserer Tochter sei nicht nur eine Aggression gegen sich selbst, sondern auch gegen uns, ihre Eltern. Das fand ich heftig. Marina hatte uns gesagt, dass es ihr so leidgetan habe, dass sie sich zu Hause geschnitten hatte, aber sie habe einfach nicht anders gekonnt. Sie wollte auf keinen Fall uns damit verletzen.

Wir hatten Marina eine Narbensalbe mitgebracht, die war aber zunächst auf der Station verschwunden und keiner wusste, wo sie war. Das geschah auf dieser Station auch immer wieder mit der gewaschenen Wäsche, die wir mitbrachten. Sie wurde irgendwo abgestellt und dann vergessen.

Da unsere Tochter zu dieser Zeit sehr unruhig war, gab man ihr als Bedarf Tavor, ein süchtig machendes Medikament. An einem Mittwoch, als wir sie besuchten, sagte sie, dass ihre Spannung enorm sei, sie sehe alle Möglichkeiten auf der Station, um sich etwas anzutun. Am nächsten Tag rief mich der Arzt an. Marina hatte sich mit einem Glas geschnitten. Sie hatte es unbemerkt aus der Küche entnommen und war damit ins Bad gegangen. Das Glas war aber nicht scharf und so waren die Wunden nur oberflächlich. Die Konsequenz ihres Verhaltens war, dass sie zwei Stunden am Tag Zimmerzeit bekam, also isoliert wurde und allein im Zimmer mit Plastikgeschirr essen musste.

Da sie allein im Wachraum war und es auch noch allgemeine Zimmerzeiten gab, mittags ca. zwei Stunden und vor dem Abendessen ca. eine halbe Stunde, war sie viel länger allein im Zimmer und durfte wieder einmal über ihr Verhalten »nachdenken«. Natürlich wurde ihr Zustand durch die Bestrafungsaktion nicht besser, aber uns wurde gesagt, das würde ihr »gut tun«.

Es fiel auch einmal dieser Satz eines Betreuers

»Etwas anderes haben wir ja nicht.«

Genauso ist es. Marina sagte uns, die Betreuer würden sofort bestrafen, sie nicht beachten und nicht zuhören. Einmal fragte ich einen Betreuer, ob er die »Roten Linien« zum Selbstverletzenden Verhalten (SVV) kennen würde. Er verneinte. Ich fragte den Arzt, wie sie denn in der Klinik mit SVV umgehen würden. Ich erhielt die Antwort:

»Glauben Sie mir, fast alle meine Mädchen verletzen sich selbst, wir wissen schon, was zu tun ist!«

Vom Arzt hörte ich immer wieder, warum es mir denn so schlecht gehen würde, das würde ihm Druck machen! Wie sollte es mir besser gehen, wenn wir mit ansehen mussten, wie es unserer Tochter immer schlechter ging, wie sie in einer Abwärtsspirale gefangen war und wir außer abzuwarten nichts tun konnten?

Wie oft sprachen wir an, dass Marina mit ihren verdrängten Gefühlen nicht umgehen könne. Das wurde dann regelmäßig mit »déjà vu« kommentiert, aber eine dafür geeignete Therapie gab es nicht. Nach wie vor lehnten sie es ab, einen Psychologen oder Psychotherapeuten hinzuzuziehen, Marina würde die »maximale Therapie« bekommen. Aber was hieß das? Die maximale Stundenzahl von dreimal pro Woche eine Stunde Musiktherapie. Um das Optimum ging es nie. Wir hatten von Anfang an vorgeschlagen, anfallende Zusatzkosten selbst zu übernehmen, aber das wurde abgelehnt.

Immerhin mochte unsere Tochter den Musiktherapeuten gerne und er wollte ihr wirklich helfen, das erzählte sie uns immer wieder. Musik machte sie kaum bei ihm, aber sie konnte mit ihm sprechen.

Nach dem Vorfall mit dem Glas war Marina fast seit einer Woche alleine im Wachraum. Essen durfte sie wieder in der Gemeinschaft. Der Musiktherapeut bemerkte, dass ihr das Alleinsein nicht guttat, konnte aber auf der Station nichts bewirken.

Marina erzählte uns, sie habe jetzt einmal in der Woche ein Zukunftsprojekt. Es ging um therapeutische Wohngemeinschaften und mit dabei waren nur Jugendliche mit Drogenproblemen. Sie sagte, sie würde hierzu keinen Kommentar abgeben. Ziel der Klinik war es damals, unsere Tochter in eine therapeutische Wohngemeinschaft zu vermitteln. Mit uns wurde darüber zunächst nicht gesprochen.

Auf dieser Station gab es noch weitere allgemeine Zimmerzeiten: neben der Zimmerzeit nach dem Mittagessen (eineinhalb bis zwei Stunden) auch noch eine halbe Stunde vor dem Mittagessen und zusätzlich noch eine halbe Stunde vor dem Abendessen. Am Samstag durften die Jugendlichen erst um neun Uhr und am Sonntag um halb zehn Uhr aufstehen. Marina war also mit ihren zusätzlichen Zimmerzeiten sehr viel alleine im Zimmer und konnte ständig »nachdenken«. Sie hatte das Bestrafungssystem von Anfang an durchschaut und sagte uns, sie könne den Ärzten und Betreuern nicht sagen, was ihr gut täte oder sie besonders verletzen würde, denn genau da würde die nächste Bestrafung ansetzen. Wir wussten, dass sie recht hatte. Was ist das für ein System? Man bricht kranke Jugendliche, die dringend Hilfe brauchen. Marina war sogar freiwillig auf die offene Station gegangen, um Hilfe zu bekommen.

Ungefähr zwei Wochen nach dem Vorfall mit dem Glas auf der Station rief ich den vorgesetzten Arzt an und fragte, wie lange meine Tochter noch im Einzelwachzimmer bleiben müsse. Er sagte, es gäbe immer etwas zum Verschieben. Als ich am Abend Marina besuchte, war sie gerade in das große Wachzimmer, ein Dreibettzimmer, umgezogen und war darüber sehr froh. Der Einzelwachraum wurde für jemand anderen gebraucht.
»Des einen Glück ist des anderen Pech.«

Marina sagte mir, dass Jugendliche, die nicht so intelligent seien wie sie, von den Betreuern freundlicher und liebevoller behandelt würden, zu ihr seien sie hart. Das lag wohl daran, dass sie das Behandlungskonzept durchschaut hatte. Ein Betreuer sagte ihr sogar, dass aufgrund ihrer Intelligenz die Situation für sie schwieriger sei. Marina war damals sehr traurig. Sie hatte Angst, dass die Spirale immer noch weiter nach unten gehen könnte. Sie sei so hilflos. Eigentlich wollte sie gar nicht mit mir darüber sprechen, weil sie fühlte, dass es mir dann noch schlechter gehen würde. Sie wusste, dass wir immer wieder zu ihr kommen würden, obwohl es uns dabei schlecht ginge und sie wollte uns nicht mit hinein- und hinunterziehen.

Ich sagte zu ihr:

»Es ist selbstverständlich, dass wir dich besuchen, du bist unser Kind!«

Sie erzählte, dass es ihr immer schlechter ginge. Es sei schon am Anfang auf der geschlossenen Station schlimm gewesen. In der anderen Klinik habe man sie so sehr unter Druck gesetzt, dass sie noch mehr zusammengebrochen sei. Jetzt habe sie einen weiteren Zusammenbruch. Ihre Kopfschmerzen und ihre Konzentrationsunfähigkeit würden immer schlimmer werden. Sie habe Angst, dass sich bei ihr nichts mehr ändern würde. Auch die Ärzte seien hilflos. Der Musiktherapeut hatte ihr eine Gruppentherapie angeboten. Das hatte sie aber so angestrengt, dass sie lieber alleine zu ihm ging, obwohl sie eigentlich gerne in der Gruppe sein wollte. Sie sagte auch, dass ihr jetzt oft nach dem Essen übel sei.

Ab diesem Klinikaufenthalt unterzeichneten wir den Chefarztvertrag nicht mehr. Das hatte zur Folge, dass gleich am nächsten Tag die Sekretärin anrief und uns darauf hinwies. Mein Mann hatte den Chefarztvertrag nicht unterschrieben, weil unsere Tochter es nicht wollte. Was sollte es ihr bringen, wenn sie einmal in der Woche gefragt würde, wie es ihr gehe? Das kostete dann circa zweitausend Euro im Monat. In der Woche nach ihrer Aufnahme bekam sie Besuch vom Chefarzt. Er sagte:

»Wenn du willst, dass ich dich weiterhin besuche, musst du mit deinen Eltern sprechen.«
Damals war sie 15 Jahre jung. Was für ein unfassbares Verhalten! Wir unterschrieben den Vertrag nicht. Wir hatten mitbekommen, dass die Behandlung für alle gleich war, egal ob es um Depression, Sucht oder Essstörung ging. Es gab keine Ausnahmen. Da unsere Tochter schon lange auf der geschlossenen Station war, erlebten wir mit, dass entlassene Jugendliche nach kurzen Zeitabständen wieder kamen. Die angebliche Stabilisierung hatte also keinen Erfolg.

Anstatt Time-Out, Isolierung, Druck und Verhaltensanpassung hätte ich mir eine liebevolle Betreuung mit psychologischer Unterstützung gewünscht. Die Jugendlichen müssten doch Druck ablassen können und nicht noch mehr davon bekommen. Aber ich hatte so langsam verstanden, dass dies in der Psychiatrie ein Wunschdenken ist. Die Jugendlichen müssen sich an das *»Behandlungssetting«* anpassen und nicht umgekehrt.

Als ich zu diesem Zeitpunkt Kontakt mit ambulanten Therapeuten außerhalb der Klinik aufnahm, bekam ich immer wieder die Information, das Behandlungssetting der Klinik sei bekannt, es gäbe aber nichts anderes. Sie würden ihre Klienten nicht dorthin schicken. Super! Leider wussten wir das noch nicht, als unsere Tochter freiwillig in die Klinik ging. Die Jugendlichen werden dort nicht ernst genommen. Es wird ihnen vorgeworfen, sie würden spielen, manipulieren, agieren, nur Aufmerksamkeit wollen. Unserer Tochter wurde all dies von Anfang an vorgeworfen und sie wolle ja gar nicht gesund werden. Jemand sagte einmal zu ihr, sie könne ja gleich dort einziehen.

Auch wir wurden nicht ernst genommen. Auch wir erhielten die Information, Marina würde mit ihrer Suizidalität *»spielen«*. Die Elterngespräche mit den Ärzten waren überwiegend sinnlos, denn unsere Ansichten wurden nicht berücksichtigt. Es wurde uns immer nur *»mitgeteilt«*. Das wird von vielen Eltern in den Erfahrungsberichten im Internet bestätigt. Besonders schlimm ist auch, dass die Jugendlichen, um die es geht, gar nichts zu sagen haben. Nach einem Arzt-Eltern-Gespräch sagt der Arzt: »*Jetzt holen wir das Kind und sagen, was wir besprochen haben.*« Was macht ein Kind, das keine Eltern hat, die hinter ihm stehen?

Ich sprach den Arzt auch auf das Medikament Mirtazapin an, das unsere Tochter nun schon seit ungefähr zweieinhalb Monaten nehmen musste, das aber gar nichts gebracht hatte. Als Antwort bekam ich, dass man nicht davon abweichen wolle, immerhin helfe es als Schlafmittel. Schlimm war auch, dass es auf dieser Station keinen Garten gab, sondern nur eine Dachterrasse, die natürlich so gebaut war, dass nichts passieren konnte, also nur ein paar Luftlöcher hatte. Fakt war, unsere Tochter kam nie an die frische Luft und hatte keinerlei Bewegung. Es gibt in der Klinik einen Innenhof, doch um dort hinzugehen, bedarf es einer 1:1Betreuung, und dafür ist kein Personal da. Aufgrund des Bewegungsmangels erschlafften bei Marina die Muskeln und zusätzlich zu den ständigen Kopfschmerzen kamen nun auch andere Körperfunktionen zum Erliegen, was sich immer mehr bemerkbar machen sollte. Da Marina keine frische Luft bekam, war sie auch überaus blass. Welcher gesunde Mensch würde nicht krank werden, ohne frische Luft, ohne Bewegung, in Einsamkeit und Isolation? So gerne wären wir mit unserer Tochter in den Hof gegangen, aber wir durften nicht.

Anfang Dezember, als wir wieder einmal unsere Tochter besuchten, war sie erkältet, sehr müde und angeschlagen. Sie erzählte, dass die Betreuer mit ihr über die therapeutische Wohngemeinschaft gesprochen hatten. Das wolle sie aber nicht, wir sollten das den Ärzten sagen. Sie selbst hatte es nicht erwähnt, weil sie den Druck nicht aushielt. Sie erzählte uns auch von ihrem Innenleben, von der Emotionalen und der Schauspielerin. Sie habe ihre negativen Gefühle jetzt ganz von sich abgetrennt, weil sie es selbst nicht mehr aushalten könne, so viel Leid und so viel Verzweiflung. In der letzten Klinik habe die Schauspielerin die Führung in ihr übernommen. Sie wollte einfach nur die Klinik verlassen, wusste aber, dass es nicht gut gehen würde. Die Ärzte hätten sie »einfach so« entlassen.

Anfang Dezember fragten die Ärzte Marina, ob sie Weihnachten stundenweise nach Hause möchte. Sie verneinte, weil sie für nichts garantieren könne. Ihr Zwang, sich zu verletzen, sich zu töten, sei extrem hoch. Sie könne vor ein Auto laufen oder zu Hause über die Terrasse abhauen. Man bedenke, dass genau zu diesem Zeitpunkt mit unserer Tochter über eine therapeutische Wohngemeinschaft gesprochen wurde. Voraussetzung hierfür ist, dass man schulfähig ist. Wäre sie schulfähig gewesen, wäre sie natürlich nach Hause gekommen. Als wir die Station verließen, erzählte uns ein Betreuer, dass es unserer Tochter am letzten Tag schlecht gegangen sei. Auf der Station wollte man sich einen schönen Fernsehnachmittag machen, doch unsere Tochter wollte nicht. Wir erklärten zum x-ten Mal, dass Marina nicht in der Lage sei fernzusehen, weil ihr das noch mehr Kopfschmerzen bereiten würde. Sie würde schon lange nicht mehr fernsehen. Das wusste der Betreuer nicht! Die Kommunikation zwischen den Ärzten und Betreuern ließ oft zu wünschen übrig.

Mein Mann und ich waren oft sehr verzweifelt und hilflos. Positiv in dieser Zeit war, dass die Mitarbeiterin des Jugendamtes immer ein offenes Ohr für mich hatte. Wir hatten nur gute Erfahrungen mit dem Jugendamt. Ich wandte mich auch an die Erziehungsberatung unserer Stadt. Die dort tätige Psychologin kannte die Sozialpädagogin vom Jugendamt. Zu beiden hatten und haben wir ein sehr gutes Verhältnis. In meiner großen Verzweiflung suchte ich damals diese Psychologin auf. Sie schlug mir vor, unsere Geschichte ihren Kollegen in einer Gesprächsrunde zu erzählen und war bereit, uns in die Klinik zu begleiten, um mit den Ärzten ein Gespräch zu führen. Auch sie meinte, dass eine psychologische Therapie wirklich notwendig sei, um das innere Ich unserer Tochter wieder zusammenzubringen. Ich hatte ihr erzählt, dass unsere Tochter Angst habe, eine Psychose zu bekommen.

Anfang der zweiten Dezemberwoche hatten wir ein Arztgespräch mit zwei Ärzten. Leider verlief dieses Gespräch sehr schlecht. Anfangs sagten wir, dass wir Angst hätten, dass unsere Tochter eventuell eine Psychose entwickelt. Unsere Tochter würde nicht mehr in »Ich-Form« sprechen, sondern oft sagen: *»Es geht uns schlecht.«* Unser Wunsch sei deshalb nochmals, dass sie psychologische Unterstützung bekommt. Daraufhin wurden wir nahezu angeschrien:

»Wenn Ihnen etwas nicht passt, dann nehmen Sie Ihre Tochter und bringen Sie sie woanders hin! Ich habe keine Lust mehr, jedes Mal mit Ihnen über dieses Thema zu sprechen!«.

Wir schlugen in unserer Naivität auch noch vor, dass wir unsere Tochter auch immer abholen und zu einem ambulanten Psychologen bringen würden. Das verschärfte die Situation noch mehr.

»Wir verwahren hier nicht nur, sondern wir machen auch Therapie.«

Damit hatten wir die Pistole auf der Brust. Wir wussten, dass es keine Alternative gab, hatten uns schon überall schlau gemacht. Uns wurde vorgeworfen, wir seien aggressiv und anstrengend, der Arzt fühle sich von uns unter Druck gesetzt.

Es fiel auch noch der Satz: *»Ein Dritter kommt nicht ins Haus!.«*

Der Arzt sagte dann:

»Sie sind mit der Behandlung unzufrieden und wir haben keine Lust mehr, jede Woche mit Ihnen über die Behandlungsmethoden zu diskutieren. Sie fangen immer wieder damit an!«

Zur damaligen Zeit hatten wir nicht jede Woche ein Gespräch. Beim Gespräch davor war es überwiegend nur darum gegangen, wie es mir gehe. Das ist auch eine Möglichkeit der Ablenkung.

In den Behandlungsunterlagen las ich später, wir seien nicht »auslenkbar« gewesen! Es wurde uns vorgeworfen, dass die Behandlung auch deshalb nicht funktionieren würde, weil wir kein Vertrauen in die Behandlungsmethoden hätten. Es war nicht zu überhören, dass sich der Arzt verletzt und angegriffen fühlte. Wir hätten unsere Tochter ja zuvor von heute auf morgen in eine andere Klinik verlegen lassen. Sie hätten ja schon viele Elterngespräche geführt, aber wir seien besonders anstrengend. Muss sich eine Klinik nicht am Behandlungserfolg messen lassen?

Verletzung zog sich wie ein roter Faden durch Marinas Leben. Zuerst das Mobbing und die Ausgrenzung in der Schule, dann ging das Ausgrenzen in der Klinik weiter und der Druck wurde immer höher. Marina sagte mir, die geschlossene Station mache sie kaputt, sie könne aber nicht nach Hause, weil es zu gefährlich sei. Wir hatten unserer Tochter immer wieder gesagt, dass wir immer für sie da sind und sie nach Hause holen, sobald sie sich dazu in der Lage sieht. In jenem Arztgespräch im Dezember sagten wir auch, dass wir kein Vertrauen mehr hätten. Noch einmal merkte ich an, dass ich das Isolieren nicht nachvollziehen könne.

Unsere Tochter hatte uns mehrmals gesagt, dass, wenn sie alleine ist, erst recht die Gedanken um Selbstverletzung und Selbsttötung kreisen.

Dass wir das Behandlungskonzept kritisierten wurde uns als aggressives Verhalten ausgelegt.

Niemand in unserem Verwandten-, Bekannten- oder Freundeskreis empfindet uns als aggressiv. Die Klinik empfand uns als »Störer«. Ich erzählte in dieser Besprechung, dass eine Freundin von mir, die Ärztin ist, mir gesagt hatte, dass ein Antidepressivum innerhalb von zwei, drei Wochen seine Wirkung zeigen sollte. Marina nahm zu diesem Zeitpunkt Mirtazapin seit fast drei Monaten ohne irgendeine positive Veränderung. Im Gegenteil, die Suizidabsichten hatten sich manifestiert. Darauf hinzuweisen wurde wieder als Kritik aufgefasst. Marina hatte mir die Wirkung dieses Antidepressivums wie folgt beschrieben:

»Man hat so ein Gefühl, als würde man gerade an einem heißen Sommertag vom Mittagsschlaf aufwachen und fühlt sich noch benommen. So fühle ich mich den ganzen Tag.«
Der Arzt meinte dann in dieser Besprechung, vielleicht sollte man das Medikament umstellen und nannte mir den Namen »Seroquel«, ein Neuroleptikum. Wir sollten uns das einmal anschauen. Dann

kam die »therapeutische Wohngruppe« zur Sprache. Die Ärzte sagten, sie hätten von unserer Tochter den »Auftrag«, mit uns über die therapeutische Wohngemeinschaft zu sprechen. Es ging in der Klinik immer um das Wort »Auftrag«. »Welchen ›Auftrag‹ haben Sie an uns?«, hieß es. Doch dann wurde dieser nie ernst genommen.

Unsere Tochter hatte uns schon gesagt, dass uns die Ärzte darauf ansprechen würden. Sie selbst wüsste gar nicht, warum man mit ihr darüber sprechen würde, sie wolle dort nicht hin, könne aber den Druck der Ärzte hierzu nicht aushalten. Wir sollten ihnen sagen, dass wir es nicht wollen und sie auch nicht. Wenn es ihr gut gehen würde, wolle sie nach Hause, sie könne sich auch ein Internat vorstellen. Das war in ihren Gedanken, nachdem sich eine Freundin unserer Tochter ein Internat für Hochbegabte angesehen und davon geschwärmt hatte. Wir sagten den Ärzten, dass doch jetzt nicht der richtige Zeitpunkt sei, an eine therapeutische Wohngemeinschaft zu denken. Unsere Tochter sei suizidal, zuerst müsse man doch an eine offene Station denken. Ein Arzt meinte, sie müsse ja irgendwann zurück ins richtige Leben. Wir erklärten unsere Angst, dass sie es in einer Wohngemeinschaft leicht hätte, sich selbst zu verletzen oder zu töten, außerdem sei sie in keiner Weise schulfähig. Wenn es Marina besser ginge, wolle sie nach Hause und zu einem gegebenen Zeitpunkt vielleicht in ein Internat. Ein Arzt meinte in diesem Gespräch, unsere Tochter würde auch fernsehen, basteln und er würde sie auch lachen hören. Ja, sie nahm an diesen Aktivitäten teil, um nicht allein zu sein. Oft hatte sie zu uns gesagt, es sei dieses verzweifelte Lachen, wenn es einem so schlecht geht. Der Arzt meinte noch, unsere Tochter würde nur »inszenieren«. Gleichzeitig sagte er aber, die Frage nach der Zukunft würde sie komplett überfordern. Das wiederum war richtig. Ein längeres Gespräch mit ihr sei gar nicht möglich. Wieso wurde mit ihr dann die therapeutische Wohngemeinschaft besprochen? Der Musiktherapeut, so der Arzt, sei im Übrigen der Beste dieser Stadt und unsere Tochter bekäme mit dreimal einer Stunde pro Woche die beste Therapie auf der ganzen Station.

Richtig ist, dass der Musiktherapeut für unsere Tochter sehr gut war. Dass bei 7 × 24 Stunden eine Therapie von drei Stunden in der Woche die »beste Therapie auf der ganzen Station« war, ist schon sehr traurig. Wir wären bereit gewesen, aus eigener Tasche eine zusätzliche psychologische Therapie zu begleichen. Einen Psychologen vom Hause bekamen wir nicht. Vielleicht gab es auch keinen, der dazu geeignet gewesen wäre, denn Psychologen machen dort wohl eher nur Testungen. Ein Psychologe oder Psychotherapeut von außen kam für die Klinik gar nicht in Frage, denn wie jener Arzt gesagt hatte, »ein Dritter kommt mir nicht ins Haus!«

Ich hatte in dieser Besprechung auch gesagt, dass unsere Tochter gar nicht in eine therapeutische Wohngemeinschaft will. Das wurde vom Arzt so ausgelegt, dass unsere Tochter uns ja nur manipulieren möchte. Marina hatte uns erzählt, sie habe den Ärzten gesagt, sie würde sich die Wohngemeinschaft anschauen, weil sie sie nicht in Ruhe gelassen hätten. In Wirklichkeit wolle sie aber nie dorthin. Ihr war bewusst, dass hierfür Schulfähigkeit vorausgesetzt wurde. Sie aber hatte Suizidgedanken! Wäre sie stabil, wäre sie nicht in der Klinik. Am Ende der Besprechung war der Arzt sichtbar von uns genervt. Hoffentlich müsste unsere Tochter nicht darunter leiden.

In mir steckte viel Angst, ich durfte nicht sagen, was ich mir dachte. Ich durfte nicht sagen, welche Behandlung wir uns für unser Kind wünschten. Ein Arzt sagte in dieser Besprechung auch, man könne nie ausschließen, dass sich unsere Tochter irgendwann umbringen würde. Nach diesem Gespräch bekamen wir nie wieder diesen Arzt zu Gesicht. Wir wurden gemieden.

Nun rief ich die Psychologin aus der Erziehungsberatung an und sagte ihr, dass es jetzt nicht sinnvoll sei, zu einem Gespräch in die Klinik mitzukommen mit dem Ziel, dass unsere Tochter psychologische Betreuung bekäme. Ich teilte ihr den Inhalt des Gespräches mit und dass man uns die Pistole auf die Brust gesetzt hatte. Ab diesem Zeitpunkt wussten wir, dass wir in der Klinik nichts mehr von einem

Psychologen erwähnen durften. Der Arzt fühlte sich angegriffen. Man hatte mir erklärt, dass schließlich alle in der Klinik Therapeuten seien, auch einige Erzieher hätten eine Zusatzausbildung. Obwohl sich Marinas Zustand immer mehr verschlechterte, war die Klinik nicht bereit, hier über ihr übliches Konzept hinauszugehen. Ein Arzt, der leider nichts zu entscheiden hatte, sagte unserer Tochter: »*Wir müssten mehr für dich tun, aber ich weiß nicht was.*« Und so ging es Marina immer schlechter, die Spirale drehte sich immer weiter nach unten.

Ein paar Tage später, als wir unsere Tochter besuchten, sagte sie uns, dass es ihr so gut gehen könnte, wenn sie gesund wäre. Sie könnte ein richtig cooles Leben führen. In eine therapeutische Wohngemeinschaft möchte sie auf gar keinen Fall. Wenn sie wieder schulfähig wäre, Bücher lesen und fernsehen könnte, könne sie sich ein Leben in einem Internat ganz gut vorstellen, umgeben von Jugendlichen. Ja, sie könne sich dieses Leben so gut vorstellen, aber es gehe ihr so schlecht und alles sei so weit weg, dass sie das ganz traurig mache. Sie wünsche sich so sehr, dass es ihr besser gehen würde, und sie fing an zu weinen, hatte Zuckungen, die sie als »*unterdrückte Gefühle*« beschrieb. Sie sagte, sie könnte heulen und schreien.

Nach der Besuchszeit holte sie eine Betreuerin ab und ich wusste, dass sie ihre Traurigkeit und ihre Aggression auf der Station nicht herauslassen durfte. Ich hoffte, dass nicht wieder ein Beruhigungsmittel die Lösung sein würde. Ich wollte einem Betreuer erklären, warum unsere Tochter jetzt so traurig war und bekam nur zur Antwort: »*Das kann sie morgen dem Arzt erzählen.*« Ich fühlte mich, als ob ich hinausgeschmissen werden würde und ich musste unsere Tochter, obwohl es ihr so schlecht ging, alleine lassen bei Menschen, denen ich nicht mehr vertraute. Bei unserem nächsten Besuch fragte ich sie, wie der Abend weitergegangen war. Sie sagte, sie konnte sich zurückziehen und beruhigen und habe kein Beruhigungsmittel genommen. Die Frage, brauchst du »*Bedarf*«, also ein Beruhigungsmittel, ist Standard.

Sie erzählte, dass sie zuvor zweimal das Beruhigungsmittel Dipiperon bekommen habe, worauf sie aber gar nicht mehr einschlafen konnte. Deswegen wolle sie das nicht mehr nehmen. Tavor sei besser gewesen, davon bekomme man ein »*gutes Gefühl*«. Tavor macht süchtig, und Dipiperon hat als Nebenwirkung unter anderem Schlaflosigkeit!

Wir erfuhren von Marina zum ersten Mal, wie auf dieser Station die Arztvisite ablief. Insgesamt stehen sieben Erwachsene, Ärzte und Betreuer, einem Jugendlichen gegenüber. Marina sagte, dass ihr das »*einen totalen Stress*« mache und zwar den ganzen Vormittag bevor sie an die Reihe komme und auch während der Sitzung. Ein Jugendlicher nach dem anderen wird hereingerufen. Sie beschrieb das so: »*Alleine gegen sieben!*«
Ich kann nachvollziehen, wie ausgeliefert sich die Jugendlichen gefühlt haben müssen. Marina erzählte, dass auch die anderen Jugendlichen Angst vor der Visite hätten.

Man muss sich das einmal vorstellen:
Man ist schwer depressiv, wird in eine Runde von Erwachsenen gerufen und soll sich hier öffnen. Das ist doch unmöglich, kein Erwachsener könnte mit so einer Situation umgehen. Das ist anstrengender als jedes Bewerbungsgespräch, für mich grenzt es an ein Tribunal.

Nach der Visite sei sie, wie viele andere auch, total fertig. An diesem Tag sagte sie uns auch, dass sie nun auch selbst mit den Ärzten sprechen würde, denn sie wolle keinesfalls in eine therapeutische Wohngemeinschaft. Wenn sie wieder in die Schule gehen könne, wolle sie nach Hause zu ihren Eltern und dann vielleicht auf ein Internat. Auch die Schule, auf die sie ursprünglich wechseln wollte, war noch im Gespräch.

Marina erzählte, dass ihre Probleme mit der Einsamkeit bis in die Grundschulzeit zurückgingen, ihre Einsamkeit ziehe sich durch ihr

Leben. Einsamkeit bedeute für sie nicht, immer allein zu sein, und das war sie auch nicht. Einsamkeit bedeute für sie, dass sie keine Gleichgesinnten auf ihrer geistigen Ebene hatte. Folgende Aufzeichnung hatte ich bei ihr gefunden: *»Ich bin einsam in der Schule. Ich bin einsam in meinem Geist.«* Hier mache ich unserem Schulsystem Vorwürfe. Alle werden »gleich« behandelt. Die schlechten Schüler werden gefördert, für gute Schüler gibt es nichts. Sie stören nicht, sie fallen nicht auf, um sie braucht man sich nicht zu kümmern. Aber das ist falsch.

Wir fragten Marina, ob sie am Heiligen Abend nicht doch für ein paar Stunden nach Hause kommen möchte. Sie sagte, es würde nicht gehen. Sie habe suizidale Gedanken, sie könnte vor ein Auto laufen, möchte aber keine Knochenbrüche. Wir sprachen über Higgs-Partikel und über Börsengeschäfte. Auch das war möglich.

Kurz vor Weihnachten hatten wir ein Arztgespräch. Ein Arzt, den unsere Tochter gerne mochte, erzählte auch, dass er unserer Tochter gesagt hatte, dass sie ihre Sache gut mache. Das war das erste Mal, dass sich ein Arzt so einfühlsam Marina gegenüber gezeigt hatte. Bei all den anderen hieß es nur abfällig: *»Du willst nicht gesund werden! Du willst nur Aufmerksamkeit!«* etc.
Dann wurde die Änderung der Medikation angesprochen. Vorgeschlagen wurde Seroquel, Wirkstoff Quetiapin. Es handelt sich um ein atypisches Neuroleptikum. Angesichts der langen Zeit, drei Monate, während der unsere Tochter Mirtazapin nahm und keine Besserung eintrat, sollte ein Medikamentenwechsel erfolgen. Ich konnte es kaum glauben, denn ich hatte das schon mehrfach angesprochen und immer nur die Antwort bekommen: *»Wir bleiben bei Mirtazapin.«*

Angesprochen wurde auch die Verlängerung der stationären Unterbringung. Der Unterbringungsbeschluss würde Anfang Februar ablaufen. Die Richterin sei im Januar in Urlaub und wolle jetzt das Gutachten der Klinik haben. Die Ärzte dachten einen Zeitrahmen von einem halben Jahr an, wobei eine Aufhebung jederzeit möglich sei, wenn eine Besserung eintreten würde. Von der angedachten Länge waren wir nicht angetan, aber dazu später mehr.

Mit Marina sprachen wir über Seroquel. Aus Gesprächen mit anderen Jugendlichen wusste sie von diesem Beruhigungsmittel. Wenn bei den anderen nichts mehr half, wurde auf Seroquel umgestellt. Sie war aber bereit, es auszuprobieren. Wir unterschrieben das Aufklärungsblatt: Seroquel beginnt mit 25 mg, wird dann gesteigert auf 50 bis 150 oder 200 mg. Später erfuhren wir, dass bei Marina auf 300 mg gesteigert worden war, obwohl wir dies nie unterschrieben hatten. Wir sprachen dann auch über die Verlängerung der Unterbringung um sechs Monate. Obwohl dieser Zeitrahmen jederzeit aufgehoben werden konnte, war es für sie sehr bedrückend. Sie sagte auch, das würde ihr »schlechtestes Weihnachten« in ihrem Leben werden. Ich fragte, was sie sich von uns zu Weihnachten wünsche, sie wollte einen MP3-Player. Und ich fragte, ob sie außer den drei Stunden Musiktherapie noch etwas anderes habe. Sie antwortete, das Zukunftsprojekt »therapeutische Wohngemeinschaft«. Sie habe aber schon gesagt, dass sie nicht in eine therapeutische Wohngemeinschaft möchte, lieber auf eine offene Station. Nach diesem Gespräch mit unserer Tochter suchte ich nochmals den Arzt auf und bat dringend darum, keine Verlängerung um sechs Monate zu beantragen, sondern nur um drei. Ich sagte ihm, dass es unserer Tochter bei dieser Vorstellung sehr schlecht gehe und dass es aus psychologischen Gründen doch nicht gut sei, eine so lange Zeit zu beantragen. Die kurze Antwort war, es würde »nicht anders gehen«. Das stimmte natürlich nicht. Die Klinik muss nur bei jeder Verlängerung ein Gutachten für das Gericht schreiben und das heißt, sie müssen arbeiten, wenn eine weitere Verlängerung beantragt wird. Und das sollte vermieden werden.

Am Heiligen Abend bekamen wir eine zweistündige Besuchszeit. Ist es nicht unglaublich, dass man an Weihnachten wie ein Bittsteller fragen muss, ob man als Eltern denn nicht anstatt einer Stunde zwei

Stunden bei seinem Kind bleiben darf? Warum darf man nicht den ganzen Nachmittag bleiben? Unsere Tochter sah an diesem Tag besonders schlecht aus. Ihre Haut war extrem blass. Sie war sehr, sehr traurig. Wir brachten ihr Geschenke und Karten von Freunden mit. Marina hatte uns als Weihnachtsgeschenk folgenden Brief geschrieben:

»Es ist menschlich, die Dinge, die man hatte, erst dann richtig schätzen zu lernen, wenn man sie nicht mehr hat. Leider ist es dann oft schon zu spät. Und wenn ich mich von euch fernhalte, tue ich es, um euch zu schützen. Nicht, weil ich euch nicht mag. Eure Marina«

Wir sagten ihr immer wieder, sie brauche uns nicht zu schützen. Sie solle all ihre Kraft auf sich konzentrieren. Wir sind ihre Eltern und wollen es aushalten, dass sie uns belasten darf. Nach zwei Stunden kam eine Betreuerin mit der Bemerkung, die Besuchszeit sei jetzt abgelaufen und unsere Tochter solle jetzt mithelfen, das Abendessen vorzubereiten. Ich frage mich immer noch, wieso es nicht möglich ist, dass an diesem Abend die Eltern bei ihren Kindern in der Klinik bleiben dürfen. Ärzte waren ja sowieso keine mehr anwesend.

Zwei Tage später besuchten wir sie wieder. Ich brachte ihr einen Ring und einen Armreif mit, die sie sich gewünscht hatte. Sie wirkte etwas besser als vor zwei Tagen, aber insgesamt machte sie einen schlechten Eindruck auf mich. Sie sagte, es ginge um ihre Gefühle und keiner könne sie verstehen. Sie sagte: *»Die Klinik ist darauf nie eingegangen.«* Marina war sehr matt, auch körperlich völlig am Ende. Ende Oktober, Anfang November waren wir das letzte Mal mit ihr an der frischen Luft spazieren gewesen. Seit zwei Monaten hatte sie keinerlei Bewegung, keine frische Luft. Der Musiktherapeut war über Weihnachten in Urlaub, insofern fand nichts statt. Und es kam noch schlimmer.

Einen Tag nach den Weihnachtsfeiertagen bekam ich einen Anruf aus der Klinik. Marina hatte ihre Medikamente über einen längeren Zeitrahmen gesammelt, Genaueres war unklar. Einen Tag vor Weihnachten hatte sie alle auf einmal eingenommen. Es sei aber medizinisch nicht tragisch, weil das Medikament an der Luft seine Wirkung verliere. Jetzt wusste ich, warum es ihr am Heiligen Abend so schlecht gegangen war und warum sie so schlecht ausgesehen hatte! Marina erzählte uns, dass sie die Medikamente circa zwei Wochen lang gesammelt hatte, sie wollte sich aus Verzweiflung vergiften. Es ging ihr die ganze Nacht sehr schlecht. Sie fühlte sich fiebrig und es war ihr schwindlig, als sie auf die Toilette gehen musste. Keiner hatte aber etwas bemerkt. Sie selbst hatte es dann dem Arzt erzählt.

Zwei Tage später wurde es noch schrecklicher. Wir wurden darüber informiert, dass unsere Tochter Nahrung und Flüssigkeit verweigerte. Wenn das so weitergehe, müsse man sie künstlich ernähren. Am nächsten Tag wurden wir informiert, dass eine Nasensonde gelegt worden war. Am Nachmittag erfuhren wir, dass Marina die Nasensonde entfernt habe. Am nächsten Tag würde man ihr wieder eine legen, notfalls müsste man sie fixieren. Wir hatten dann eine Besprechung mit zwei Ärzten. Nun sprachen wir nochmals unsere Bitte aus, unserer Tochter doch eine psychologische Therapie zu geben. Ein Arzt erwähnte einen Namen, das könne aber keinesfalls parallel zur Musiktherapie geschehen. Es konnte aber nichts festgelegt werden, das müsse an höherer Stelle entschieden werden. Ich sprach nochmals Marinas verdrängte Gefühle an. Ich sagte, in unserer Tochter würde es wie in einem Vulkan brodeln, der kurz vor dem Ausbruch steht. Ein Arzt bestätigte dies sogar. Dann erfuhren wir, dass eine psychologische Therapie nicht angeboten werden könne.

Nach diesem Gespräch besuchten wir Marina und baten sie zu trinken und zu essen. Sie sagte, sie könne einfach nicht mehr. Das gehe einfach alles schon zu lange. Wir versuchten ihr zu erklären, dass sie eine schwere depressive Episode habe, die vorübergehen würde, doch sie glaubte nicht mehr daran. Sie sagte, sie bekäme jetzt dreimal am Tag Tavor und am Tag zuvor zusätzlich als Bedarf Dipiperon. Sie würde aber gar nichts mehr spüren. Es wurde auch mit Seroquel begonnen gegen den inneren Druck. Von diesem inneren Druck

sprach unsere Tochter schon seit Monaten, doch das wurde in der Klinik nie ernst genommen. Marina sagte auch, die zweieinhalb Wochen in der anderen Klinik seien jetzt auch so richtig hochgekommen. Sie habe sich mit anderen Jugendlichen unterhalten, die ebenfalls in dieser Klinik gewesen waren. Sie habe erfahren, dass auch diese, die dort nicht so mitgemacht hatten, wie es sich die Stationsmitarbeiter vorgestellt hatten, entlassen worden waren. Zur beantragten sechsmonatigen Verlängerung sagte sie: *»Bei keinem anderen Jugendlichen wurde jemals so ein langer Zeitraum beantragt. So sehen mich die Ärzte.«*
Zu uns sagte sie:
»Ich weiß doch, dass ihr weint, wenn ihr hier rausgeht. Wieso steckt ihr so viel Kraft in mich?«
Warum? Weil wir sie lieben.

Wir hatten vereinbart, dass wir Marina am Silvesternachmittag besuchen. Einen Tag davor erhielten wir am Vormittag einen Anruf von der Station. Man würde Marina aus Sicherheitsgründen auf die andere Station verlegen, also auf die Station, auf der sie am Anfang gewesen war. Die Klinik habe eine Fürsorgepflicht und auf der derzeitigen Station gebe es Besteck, Porzellan, Glas. Man könne von unserer Tochter jetzt keine Absprachefähigkeit erwarten. Aus einem Grund fand ich die Verlegung schade. Es gab auf dieser Station einen Arzt, zu dem Marina und wir Vertrauen hatten. Unsere Tochter sollte nach der Mittagsübergabe verlegt werden. Gesagt hatte man es ihr noch nicht. Wir riefen am Nachmittag auf der neuen Station an und bestätigten hier einen Besuchstermin für Silvesternachmittag.

Gegen 18.00 Uhr wurden wir angerufen, dass ärztlicherseits festgelegt worden war, dass wir Marina an Silvester nicht besuchen dürften. Wir könnten aber jeden Tag anrufen. Eine Begründung hierfür bekamen wir nicht. Am Silvestertag wollten wir unsere Tochter telefonisch sprechen. Wir bekamen zur Antwort, es müsse erst ein Arzt gefragt werden, ob wir mit ihr sprechen dürften. Später rief uns der diensthabende Arzt an und sagte, er müsse erst seinen Vorgesetzten sprechen, dann würde man uns wieder anrufen. Er sei aber heute mehrmals bei Marina gewesen, es gehe ihr nicht gut. Bis 20.30 Uhr erfolgte kein Rückruf.

Über den Empfang in der Klinik baten wir telefonisch darum, mit dem diensthabenden Arzt zu sprechen. Es hieß, dieser sei nicht mehr im Hause. Wir verlangten einen anwesenden Arzt. Er begründete die Entscheidung, dass wir nicht mit unserer Tochter sprechen durften, damit, dass es »*reizarm*« sein sollte, auch weil Silvester sei. Er sei aber nicht der zuständige Arzt.

Wir konnten es nicht fassen, dass man nichts von seinem Kind erfährt, dass Besuchstermine abgesagt werden und keine Rückrufe erfolgen. Jeder kann sich denken, welch schreckliches Silvester wir hatten. Kann man so etwas »Elternarbeit« nennen?

Marina erzählte uns später, dass man ihr gar nicht gesagt hatte, dass sie verlegt werden würde. Sie solle mitkommen zu einer Untersuchung, hieß es, und als sie vor der Station waren, sagten sie: »*Du bist jetzt da.*« Drei Tage nach der Verlegung erfuhren wir den Namen des neuen Arztes. Eine Fixierung war nicht notwendig gewesen, da Marina die künstliche Ernährung über sich hatte ergehen lassen. Heute, am 2. Januar, habe sie etwas gegessen. Sie müsse zweimal am Tag etwas essen, das sei auch die Voraussetzung um zum Musiktherapeuten und zu den anderen Jugendlichen gehen zu dürfen. Das Verstärkersystem! Dieser Information entnahm ich, dass sie wieder einmal isoliert worden war.

Am nächsten Tag sollte die Richterin wegen der Verlängerung der Unterbringung in die Klinik kommen. Es gehe auch um eine Sondierung und eine eventuelle Fixierung. Anzumerken ist, dass die Eltern niemals bei der richterlichen Anhörung dabei sind. Es wird ihnen nie mitgeteilt, wann genau diese stattfindet, man will sie nicht dabei haben. Wir sagten, dass wir unsere Tochter besuchen möchten. Der Arzt antwortete: »*Ihre Tochter muss sich Ihren Besuch verdienen!*« Wir waren fassungslos. Das Bestrafen und Belohnen hörte nie auf. Wollte die Klinik unsere Tochter vollends zerstören? Marina war verzweifelt, hatte bisher noch keine Psychotherapie bekommen, die auf die Ursachen ihrer Depression hätte eingehen können und sie wollte nicht mehr leben. Dann wurde sie ein paar Tage zwangsernährt und als Strafe für ihr Verhalten musste sie alleine im Zimmer bleiben und durfte keinen Kontakt zu uns haben.

Als Vergünstigungen auf der geschlossenen Station gelten die Gruppenzeiten, gemeinsame Mahlzeiten, Besuche und Telefonate. Strafen, die jedoch nicht explizit als solche genannt werden sind der Time-Out-Raum, der Wachraum, die Zimmerzeit, alleine essen, keine Ergo-, Kunst- oder Musiktherapie, also Isolation.

Bei unserem nächsten Arzttermin zwei Tage später wurde vorgeschlagen, unsere Tochter solle auch noch Cipralex nehmen, ein Antidepressivum, das die gleichen Wirkstoffe enthält wie Fluoxetin, das unsere Tochter aber nicht vertragen hatte. Wir brachten unsere Bedenken vor, aber nein, Cipralex sei anders. Wir erfuhren, dass Marina sechs Tage lang im Time-Out-Raum gewesen war. Betreuer hatten sie beaufsichtigt, weil man nicht wusste, ob sie sich die Nasensonde ziehen würde. Die Richterin war da gewesen, die Verfahrenspflegerin nicht. Da Marina heute Nahrung und Medikamente genommen hatte, durfte sie zum Musiktherapeuten.
Sie bekam nun 15 mg Mirtazapin, dreimal am Tag Tavor und viermal Seroquel. Ab dem nächsten Tag sollte anstelle von Mirtazapin Cipralex verabreicht werden. Auf unsere Frage, wie die Behandlung weitergehen solle, ging es nur um Medikation. Musiktherapie werde beibehalten, wenn unsere Tochter sich an die Abmachungen halten würde. Unser vorsichtiges Anfragen wegen einer psychotherapeutischen Betreuung wurde sofort zur Seite geschoben.

Was die »Abmachungen« betrifft: Wie oft hatte ich auf den Stationen angerufen und gefragt, wie es Marina gehe und in der Regel bekam ich die Standardantwort: »*Ganz ordentlich, sie hält sich an die Regeln.*« Kam ich zwei Stunden später zu Besuch, sah ich, wie schlecht es ihr ging. Es drehte sich alles immer nur um die Einhaltung von Regeln, um das Funktionieren, niemals darum, was sie fühlte und wie es ihr wirklich ging.

Nach den sechs Tagen im Time-Out-Raum wurde Marina in den Wachraum verlegt, sie war dort alleine. Ich konnte in Erfahrung bringen, dass sie am Tag nur eine halbe Stunde Gruppenzeit hatte. Der Arzt meinte, sie habe ja heute ohnehin eine Stunde beim Musiktherapeuten gehabt, und es sei die Richterin da gewesen. Marina wurde dann für ca. 15 Minuten dazu geholt. Ich war erschüttert, wie schlecht sie aussah. Sie war total erschöpft, wirkte wie angetrunken und war zittrig. Das Zittern hatte bei Marina angefangen mit Beginn der Medikation. Auch die unkontrollierten Bewegungen der Beine, Füße, Arme und Hände erfolgten ab Beginn der Medikation.

Der Arzt fragte unsere Tochter, ob sie möchte, dass wir sie weiter besuchen. Marina sagte Ja.
Der Arzt sagte: »*Voraussetzung ist aber, dass du isst und trinkst.*« Da war es wieder, das berühmte »*es sich verdienen müssen*«. Er brachte uns zur Tür und sagte, es sei bestimmt nicht schön im Time-Out-Raum. Oh ja, das wussten wir selbst. Welch ein Zynismus! Den MP3-Player hatte man ihr abgenommen, es könne ja schlechte Musik darauf sein. Wir betonten, dass wir selbst die Musik aufgenommen hätten und beteuerten, dass nichts Schlimmes, z. B. Rechtsextremes, dabei sei. Der Musiktherapeut gab Marina eine CD und wollte nachfragen, ob sie nicht doch ihren MP3-Player haben dürfe. Nein, sie durfte nicht.

Als mich in der Woche zuvor ein Arzt angesprochen hatte, was unserer Tochter denn Hoffnung machen könnte, hatte ich geantwortet: »*Sie ist immer gerne zum Klettern gegangen.*« In der Klinik gibt es eine Kletterwand. Der Arzt sagte, man könne daran denken, wenn es ihr besser gehe. Marina war in der Klinik nie beim Klettern. Das hatte sie sich eben nicht »*verdient*«!
Ihre Sportschuhe waren umsonst in der Klinik.

Ein paar Tage später, als wir wieder bei unserer Tochter waren, sagte uns ein Betreuer, jetzt könne man mit ihr arbeiten. Man würde sie jetzt aus dem Einzelzimmer holen, weil man bemerkt hätte, dass ihr das Alleinsein nicht guttäte. Welch Einsicht!

Marina erzählte uns, dass sie in den letzten Tagen morgens einmal sehr geschrien hatte, weil es ihr so schlecht ging. Bei unserem nächsten Besuch sagte man uns, es wäre für uns nur eine halbe Stunde vorgesehen. Wir waren überrascht, denn eine Stunde war die Regel. Es gab hierfür auch keine Begründung. Marina sagte, sie sei innerlich sehr unruhig. Diese Unruhe nehme zu. Sie habe Angst, dass es ihr wieder schlechter gehen würde, wenn Tavor abgesetzt werde. Tavor solle sie für drei Wochen bekommen, weil es über einen längeren Zeitraum süchtig macht. Die Medikamente bekomme sie gemörsert; dreimal am Tag Tavor, viermal Seroquel und einmal Cipralex. Ich fragte sie, ob sie etwas wie Übelkeit, Schwindel etc. bemerke. Sie sagte, ihr sei oft schlecht und schwindlig. Sie könne nicht mehr beurteilen, ob dies ihr Basiszustand sei oder ob es von den Medikamenten komme.

Ich konnte in Erfahrung bringen, dass unsere Tochter nun elf Tage nach Verlegung auf diese Station dreimal am Tag je eine Stunde Gruppenzeit bekam, dazu kam das gemeinsame Essen. Bei einem weiteren Gespräch mit Marina sagte sie, sie wolle den Musiktherapeuten fragen, ob er bereit sei, fünfmal pro Woche mit ihr zu arbeiten, sie wolle sich ihm gegenüber öffnen. Sie traf auch immer wieder Jugendliche, die zuvor auf anderen Stationen mit ihr gewesen waren oder in der anderen Klinik. Sie wurden entlassen, waren aber weder stabil noch geheilt und kamen immer wieder zurück.

Zwei Wochen waren vergangen seit Aufnahme auf dieser Station. Wir waren wieder zu Besuch. Marina hatte eine Wunde neben einer Augenbraue. Sie erzählte, dass sie nachts das Fenster schließen wollte und irgendwie gegen das Fensterbrett gefallen sei. Sie war dann im Stationszimmer und sei dort vom Stuhl gefallen, also zwei

Stürze hintereinander. Der diensthabende Nachtarzt gab ihr dann eine Infusion. Sie sagte uns, sie habe dem Musiktherapeuten erklärt, was sie brauchen würde. Er sagte ihr, dass das, was sie beschreibe, eine Traumatherapie sei. Darüber müsse er erst nachdenken. Marina wollte ihr Trauma aufarbeiten, nochmals in die erlebten Situationen hineingehen, danach müsste sie aber auch aufgefangen werden, das heißt, er müsste sie dann auch in die Arme nehmen. Ob er das machen könne, wisse er aber nicht. Sie war darüber so enttäuscht und traurig, dass sie nach dem Gespräch mit dem Musiktherapeuten an die Fensterscheibe schlug. Ein Betreuer konnte sie aber beruhigen.

Der Musiktherapeut fragte Marina, ob sie eventuell eine Therapeutin haben möchte, die sich mit Traumatherapie auskenne. Sie wollte aber schon gerne mit ihm arbeiten. Einmal war eine Praktikantin bei Marinas Musiktherapie dabei, und das fand Marina ganz in Ordnung. Sie erzählte dem Musiktherapeuten, dass sie ihren negativen Gefühlen den Namen Katy gegeben habe. Wir hatten das den Ärzten schon lange vorher gesagt. Zwischenzeitlich wissen wir, dass man das Dissoziation nennt. Das Negative wird abgespalten, weil man es nicht mehr aushalten kann. Unsere Tochter sagte immer wieder, dass sie das ganze Leid, die Verzweiflung, die Isolierung nicht mehr ertragen könne. Ohne jemals ein Buch über Traumatherapie gelesen zu haben, konnte Marina dem Musiktherapeuten genau beschreiben, welche Therapie ihr guttun würde. Er sprach die Ärzte daraufhin an und sagte, dass für Marina eine Traumatherapie wichtig wäre. Aus den Behandlungsunterlagen geht auch hervor, dass er eine bestimmte Person hierfür benannt hatte. Dies wurde ärztlicherseits aber nicht zugelassen, obwohl wir wieder vorschlugen, die Mehrkosten zu übernehmen.

Der Zustand unserer Tochter verschlechterte sich weiter. Kurzfristig war ein Mädchen mit ihr zusammen im Wachraum. Man trennte sie, weil sie sich angeblich hochgeschaukelt hatten. Unsere Tochter empfand das als Bestrafung. Von einem Betreuer bekam ich die telefonische Auskunft, sie würde jetzt ihre Gruppenzeiten nicht mehr nutzen, jetzt müssten sie sie animieren, ihr Zimmer zu verlassen. Marina bliebe den ganzen Tag alleine im Zimmer. Ich fragte sie, was sie denn dort machen würde, und sie antwortete, sie jammere und weine vor sich hin. Ich vermutete, dass ihr der Musiktherapeut gesagt hatte, dass er keine Traumatherapie mit ihr machen könne oder machen dürfe. Darauf hatte sie so viel Hoffnung gesetzt.

Der Betreuer sagte mir, unsere Tochter würde sich zu sehr an einzelnen Personen orientieren. Ich fand das normal, weil man sich nicht gegenüber allen öffnen kann. Dann telefonierte ich noch mit dem Arzt. Ich erwähnte Marinas Abspaltung der Gefühle. Ja, das wisse er, es sei aber auch strittig, ob es eine Persönlichkeitsabspaltung überhaupt gebe. Zwischen den Zeilen glaubte ich zu hören, dass der Musiktherapeut nicht in der von unserer Tochter gewünschten Weise mit ihr arbeiten durfte. Ich sprach den Arzt darauf an, dass etwas gemacht werden müsse, um Marinas Trauma aufzuarbeiten. Nur abzuwarten würde nicht ausreichen. Der Arzt wich aus. Ganz nebenbei erfuhr ich, dass Ciprolex wieder abgesetzt worden war. Möglicherweise habe sich der Zustand unserer Tochter durch Ciprolex verschlechtert. Wir hatten vor der Verabreichung darauf hingewiesen, dass uns Monate zuvor gesagt worden war, unsere Tochter dürfe kein SSRI-Medikament mehr nehmen, sie habe auf Fluoxetin mit allen Nebenwirkungen reagiert. Unser Hinweis wurde ignoriert, man probierte Ciprolex trotzdem aus. Sie war ja in der Klinik, was konnte da schon passieren? Fluoxetin erhöhte Marinas Suizidphantasien.

Drei Tage später hatten wir wieder ein Arztgespräch. Ich fragte den Betreuer an der Tür, wie es unserer Tochter gehe. »*Nicht so gut*«, antwortete er. Ein Mädchen sei kurz bei ihr im Zimmer gewesen, aber wieder aus dem Wachraum genommen worden, weil beide »*nur Aufmerksamkeit wollten*«.
Für unsere Tochter, so der Betreuer, sei es besser allein zu sein.

Ich konnte es nicht mehr hören! Wieso sollte ein depressives krankes Kind »*nur Aufmerksamkeit*« wollen? Gebraucht hätte sie eine Therapie und keine Verwahrung. Wie kann es helfen, alleine zu sein, wenn man depressiv ist, Kontakt braucht und die Gedanken in Isolation nur noch mehr um Suizid kreisen?

Wir waren dann beim Arzt. Er wurde angerufen und er sagte, dass es unserer Tochter sehr schlecht gehe. Man gebe ihr ein Beruhigungsmittel. Tavor könne man schon einmal vier Wochen geben. Zuerst hieß es fünf Tage, dann drei Wochen und jetzt vier Wochen. Auf unsere Frage, wie es weitergehen solle, hieß es, der Musiktherapeut werde weiter mit unserer Tochter arbeiten, mehr als dreimal pro Woche eine Stunde lang gehe aber nicht. Wir baten um einen Termin mit dem Musiktherapeuten, den wir allerdings nie bekamen. Nur zufälligerweise trafen wir ihn auf dem Flur, doch da konnten wir nicht viel mit ihm sprechen. Ich glaube auch, dass es ihm nicht erlaubt war, mit uns zu sprechen.

Marina nahm nun wieder an den Gruppenzeiten teil. Zum Essen müsse man sie animieren wie ein kleines Kind. Sie habe sich am Kopf verletzt, wohl absichtlich angestoßen. Sie hatten uns an diesem Nachmittag nicht zu unserer Tochter gelassen, weil es ihr so schlecht ging. Ich hörte sie im Gang schreien und es ging mir durch Mark und Bein. Ich fing an zu weinen. Eine Betreuerin nahm mich in den Arm. Es waren bei Weitem nicht alle so nett. Ich befand mich in einem grauenvollen Zustand. Unserer Tochter ging es immer schlechter. Wir wussten, dass sie auf der geschlossenen Station keine adäquate Therapie bekommen würde, dort sollte sie ja zuerst einmal »*stabil*« werden. Aber was würde passieren, wenn sie die Stabilität nicht erreichen würde? Wohin sollte das führen?

Nach drei Wochen auf dieser Station bekamen wir am Samstagvormittag einen Anruf mit der Frage, ob wir am Wochenende kommen wollten. Man hielt es für besser, wir würden nicht kommen, denn unserer Tochter sei es das letzte Mal schlecht gegangen, als wir sie besuchen wollten. Ich sagte, dass wir sie das letzte Mal gar nicht gesehen hätten und gestern hätten wir den Termin für das Wochenende

vereinbart. Letztlich wurde es dann uns überlassen, ob wir kommen wollten oder nicht. An unserem Besuchstermin wurden wir von einem Betreuer in Empfang genommen. Uns wurde mitgeteilt, dass man unsere Tochter jetzt schreien und weinen lassen würde. Was den Musiktherapeuten betraf, so hieß es, er werde sagen, inwieweit er mit unserer Tochter arbeiten könne. Marina kam verschlafen zu uns, sie wurde nachmittags gegen 15 Uhr aufgeweckt. Im Gespräch mit uns meinte sie, die Schreiattacken würden dazu führen, dass sie vor Erschöpfung einschlafe, und am nächsten oder übernächsten Tag sei die nächste Krise da. Die Wochenenden seien am schlimmsten. Der Musiktherapeut sei nicht da, die Ärzte auch nicht. Sie wisse gar nicht, wie sie das Wochenende überleben solle. Es sei für sie gut, wenn sie am Nachmittag schlafe, dann vergehe die Zeit schneller. Heute Morgen sei sie bereits ab sechs Uhr wach gewesen. Eigentlich wollte sie am Freitag noch mit dem Arzt sprechen, dieser hatte aber keine Zeit. Sie sei schon süchtig nach Tavor. Sie litt unheimlich unter der Isolierung. Derzeit hatte sie drei Stunden am Tag Gruppenzeit. Marina sagte uns, sie möchte nicht, dass wir sie sähen, wenn sie so »austicke«. Letztendlich wollte sie uns wieder schonen. Wieder versicherten wir ihr, dass sie das nicht zu tun brauche, wir seien für sie da. Der Betreuer holte unsere Tochter nach einer Stunde. Ich sagte ihm, dass Marina sehr unter der Isolation leiden würde, obwohl ihr das gar nicht recht war. Sie befürchtete, man würde ihr wieder vorwerfen, dass sie uns als Sprachrohr benutzen würde. Marina fing im Beisein des Betreuers an zu weinen und zu schreien. Dieser meinte, das würde ihr guttun. Unsere Tochter sagte: »*Woher wollen Sie das denn wissen? Jetzt tut es mir gar nicht gut!*«
Wieder einmal verließen wir Marina mit Tränen in den Augen.

Einen Tag darauf wurde mein Mann auf dem Handy angerufen. Marina gehe es gar nicht gut. Sie sei nicht mehr zu beruhigen gewesen, und man habe ihr Medikamente gegeben. Jetzt sei sie wieder ruhiger. Es war ein Sonntag. Auf der Station ist am Wochenende kein Arzt. Man rief deshalb den obersten Vorgesetzten zu Hause an. Marina bekam Neurocil, ein extrem sedierendes Medikament.

Während der Woche kam dieser Arzt zu unserer Tochter und sagte zu ihr: »*Ich wurde zu Hause angerufen und ich hatte Besuch. Mein Besuch hat mich gefragt, ob ich auf der Säuglingsstation arbeite, weil du so geschrien hast.*« Auf diese zynische und demütigende Aussage konnte Marina nichts mehr erwidern. Uns wurde dieser Vorfall von Seiten der Ärzte nie mitgeteilt.

Zwei Tage später hatten wir ein Telefonat mit dem Arzt. Es hatte ein Gespräch mit Marina gegeben. Sie habe sich vom ihm angegriffen gefühlt. Es sei bei ihr anders angekommen als gemeint. Nach diesem Gespräch habe sie geweint, man habe es aber in den Griff bekommen. Marina müsse lernen, mit ihren Gefühlen umzugehen. Dass bei unserer Tochter verdrängte Gefühle hochkamen, mit denen sie nicht umgehen konnte, sagten wir den Ärzten seit August des vorigen Jahres, und jetzt war Januar. Um mit ihren Gefühlen angemessen umgehen zu können, hätte sie dringend Hilfe gebraucht. Ich bat darum, mit dem Musiktherapeuten sprechen zu dürfen, doch dazu kam es nicht. Es wurde mir mitgeteilt, wir sollten jetzt nur noch kommen, wenn ein Arzt auf der Station wäre, also nicht mehr am Wochenende. Ich erfuhr, dass Tavor ausgeschlichen und stattdessen Dipiperon gegeben werden sollte. Von Dipiperon war Marina nicht überzeugt. Das hatte sie bereits als »*Bedarf*« erhalten. Sollten Nebenwirkungen auftreten, würde man es absetzen. Ich sprach wieder einmal die Zimmerzeiten an, also die Isolierung. Mir wurde gesagt, es werde auf der Station nicht so wahrgenommen, dass dies für unsere Tochter schlecht sei. Man wolle es für sie »*reizfrei*«. Das ist auch so ein verharmlosender Begriff auf der geschlossenen Station. Reizfrei bedeutet alleine in einem Raum mit einem Bett und einem Stuhl, möglicherweise auch nur mit einer Matratze. Auf meine Frage, wie man sich diesen extrem schlechten Krankheitsverlauf erklären könne, meinte man, das könne es geben. Wir sollten vertrauen.

Da die Ärzte weder unsere Tochter noch uns jemals ernst genommen hatten, bat ich die Mitarbeiterin vom Jugendamt, mit der Klinik ein Gespräch zu führen. Eine Sozialpädagogin und eine Psychologin vereinbarten mit der Klinik einen Termin. Es wurde ihnen mitgeteilt, die Elternarbeit mit uns sei schwierig. Wir würden nicht wollen, dass Marina die Schule besucht. Unsere Tochter wolle ja gar nicht nach Hause. Beide sahen Marina kurz und hatten den Eindruck, dass sie sediert und nervös war und nahmen wahr, dass sie sehr schlecht aussah. Beide sprachen die beantragte sechsmonatige Verlängerung an. Man erklärte ihnen, es sei eine Frage der Arbeitsbelastung! Mir hatte man gesagt, es würde nicht anders gehen!

Die Frage nach der Zimmerzeit wurde ihnen nicht richtig beantwortet. Es wurde so dargestellt, dass sie nur Zimmerzeit habe, wenn sie »*agieren*« würde, was immer das auch sein mag. Dass unsere Tochter seit vier Wochen nur dreimal am Tag eine Stunde ihr Einzelzimmer, den Wachraum, verlassen durfte, wurde verschwiegen.

An einem Freitag Ende Januar bekam ich einen Anruf vom Arzt. Wir sollten am Wochenende nicht in die Klinik kommen. Sie befürchteten, Marina könne am Wochenende eine Attacke bekommen, also schreien, weinen und sich selbst schlagen. Ich sagte ihm, dass diese Attacken bisher meist zwischen 16 und 17 Uhr aufgetreten waren, auch wenn wir nicht da waren. Nur einmal waren wir zu dieser Zeit anwesend, hatten Marina aber nicht einmal gesehen, weil wir im Arztzimmer saßen. Zwischen den Zeilen hörte ich, dass sie einen Zusammenhang zwischen uns und Marinas Attacken vermuteten. Vor Monaten hatte man uns gesagt, wir seien wohl »*zu pflegeleichte Eltern*« und nun meinten sie, Marina würde es wegen uns so schlecht gehen. Ich wies nochmals darauf hin, dass die Isolation für Marina schlimm sei. Das wurde aber wieder nicht akzeptiert. Unsere Tochter würde die »*Reizarmut*« brauchen.

Ich wurde informiert, dass in ungefähr zwei Wochen ein gemeinsamer Termin mit den Mitarbeitern des Jugendamtes stattfinden sollte. Die Klinik stellte es in den Arztberichten später so dar, als ob sie von sich aus das Jugendamt miteinbezogen hätte. Das war aber mitnichten so. Ich hatte immer ein gutes Verhältnis zu den Mitarbeitern des

Jugendamtes und hatte sie um Unterstützung gebeten. Am Nachmittag rief der Arzt dann wieder bei mir an und sagte, wir hätten ein »*Kontaktverbot*« und dürften am Wochenende weder kommen noch anrufen. Ich fragte, ob unsere Tochter denn diese Woche eine Attacke gehabt habe. Ja, am Donnerstag, doch da waren wir gar nicht da. Der Arzt sagte, dass bei Selbstverletzungen eventuell eine Fixierung notwendig werde, bisher habe man dies aber vermeiden können. Ich sagte, wenn es dazu käme, möchten wir informiert werden. Wir wollten das wissen. Ich wollte auch immer wissen, welche Medikamente und welchen Bedarf man ihr gab.

Die Reaktion der Klinik war vorwurfsvoll: »*Sie wollen immer alles wissen!*«

Ist das nicht normal? Wir waren der Klinik zu engagiert.

Ende des Monats hatten wir wieder einen Arzttermin. Marina hatte nun immer am Nachmittag die Stunde beim Musiktherapeuten, um die schwierige Zeit zu überbrücken. Diesen Hinweis hatte ich den Ärzten gegeben, dass es Marina immer am Nachmittag besonders schlecht ging, vielleicht weil sie alleine und isoliert war?!

Die Medikation bestand damals aus Seroquel, Tavor, Dipiperon und bei Bedarf noch ein zusätzliches Medikament. Unsere Tochter sagte damals uns und den Ärzten, sie würde Dipiperon nicht gut vertragen. Die Antwort der Ärzte war: »*Wir wissen, was für dich gut ist.*«

Sie sagte den Klinikmitarbeitern, dass ihr die Isolierung nicht guttäte. Die Antwort war: »*Wir wissen, was für dich gut ist.*« Wir hörten auch den Satz: »*Die Erwachsenen haben die Verantwortung für dich übernommen.*« Gleichzeitig wurde ihr aber vorgeworfen, sie habe die Verantwortung abgegeben. Was für eine Doppelbotschaft! Sie sollte Verantwortung für sich übernehmen, wurde aber nicht ernst genommen.

Wie oft sagte sie uns: »*Keiner hört mir zu, wenn ich etwas sage.*« Und das glaubte ich ihr auf das Wort. Uns hörte ja auch keiner zu. »Aufmerksamkeit« wäre tatsächlich gut gewesen.

Nahezu alle Elterngespräche dienten nur dazu, den Schein zu wahren. Auf unsere Meinung legte man nicht den geringsten Wert. Wir waren Störenfriede! Am liebsten wäre es ihnen gewesen, wir wären gar nicht gekommen. Dann hätten sie tun und lassen können, was sie wollten ohne hinterfragt und kritisiert zu werden. Da wir für das Wochenende ein »*Kontaktverbot*« hatten, durften wir am Dienstag darauf antreten. Wie nahezu immer warteten wir mindestens 15 Minuten vor der Tür. Keiner der vereinbarten Arzttermine wurde pünktlich abgehalten. Manchmal warteten wir auch länger als 30 Minuten. Wir waren immer pünktlich und ich empfand das lange Warten als eine Respektlosigkeit. Eine Entschuldigung gab es in der Regel auch nicht. Wir mussten das mitmachen, wir waren abhängig.

Da der Arzt keine Zeit hatte, durften wir zunächst unsere Tochter sehen. Marina sagte: »*Bleibt stehen, ich möchte euch umarmen!*« Sie umarmte mich, ihren Vater, und dann standen wir zu dritt in einer Umarmung. Sie setzte sich dann zwischen uns, ließ sich die Hände drücken und streicheln. Es tat ihr so gut.

Sie sagte, dass es ihr total schlecht gehe, ihre Augen waren ganz rot. »*Ich bin vollkommen erschöpft und am Ende. Ich muss so viel aushalten.*«
»*Wir lieben dich so sehr, Marina.*« »*Ja, ich weiß.*«

Sie wollte, dass wir sie jetzt wieder öfter besuchen. Sie erzählte, dass sie jetzt während der Woche fast jeden Tag eine Stunde beim Musiktherapeuten sei. Das letzte Mal sei eine Praktikantin dabei gewesen. Marina habe vollstes Vertrauen zu ihm. An diesem Tag, es war ein Dienstag, hatten wir mit dem Arzt verabredet, dass man uns anrufen würde, ob wir am Donnerstag kommen dürften. Am Mittwoch hatten wir um 16.30 Uhr immer noch keinen Anruf erhalten. Ich rief auf der Station an. Wir bekamen einen Termin. Dann, kurz vor 17 Uhr, rief der Arzt an und teilte uns mit, dass wir pro Woche nur noch eine Stunde Besuchszeit hätten, entweder einmal eine Stunde oder zweimal eine halbe Stunde. Wir sagten dazu gar nichts mehr und kamen am Donnerstag. Diese Verkürzung der Besuchszeit war von oberster Stelle festgelegt worden.

Als wir unsere Tochter besuchten, umarmten wir sie und sie saß wie beim letzten Mal zwischen uns beiden, wir durften ihre Hände halten und sie streicheln. Ihr rechtes Bein zitterte enorm, es hüpfte geradezu auf und ab. Dieses stetige Zittern und die innere Unruhe waren durch die Medikamente gekommen. Marina sagte, dass sie traurig sei, es gehe ihr schlecht und die Tage würden so langsam vergehen. Sie sagte, ausgerechnet jetzt, wo sie uns so dringend brauchen würde, sei die Besuchszeit verkürzt worden. Wir sagten ihr, wir würden uns einfach für Sonntag anmelden. Und wir sagten ihr dann auch, dass die Ärzte wohl dachten, es gehe ihr so schlecht, wenn wir bei ihr sind. Sie sagte:»*Das hat überhaupt nichts mit euch zu tun.*« Der Betreuer gab uns eine Dreiviertelstunde Besuchszeit anstatt der genehmigten halben Stunde, weil es so offensichtlich war, dass Marina unser Besuch guttat.

Sie sagte:»*Ich wünsche mir so sehr, dass es mir besser geht, und ich will alles tun, um hier rauszukommen.*«
Sie sprach auch von den Entzugserscheinungen durch Tavor. Sie könne sich immer noch nicht konzentrieren, habe jeden Tag starke Kopfschmerzen und sei nicht in der Lage, sich etwas aufzuschreiben. Es war jetzt Anfang Februar. Im Januar hatte Marina in den Phasen ihrer Schreiattacken noch die Kraft gehabt, Gedichte zu schreiben, wunderschöne Gedichte.

Wie mit Marina vereinbart, besuchten wir sie wieder am Sonntag. Gleich zu Beginn unseres Besuches sagte sie, sie möchte uns etwas fragen. Sie sagte, sie möchte nach Hause, sei sich jetzt sicherer, dass es zu Hause gelingen könnte, sie wisse, dass wir für sie da seien und sie sei auch in der Lage, unsere Hilfe anzunehmen. Zuvor wollte sie uns ja nicht belasten. Es würde ihr besser gehen, wenn sie wisse, dass wir kommen und wenn wir da seien. Sie weinte viel. Zwei Tage zuvor hatte sie den Ärzten gesagt, dass es ihr guttue, wenn wir da seien und dass sie möchte, dass wir öfter kommen. Die Ärzte lehnten ihren Wunsch ab. Es sei nur eine Stunde Besuchszeit pro Woche beschlossen worden. Sollte das ein Kampf gegen uns sein?

Marina wollte nur noch nach Hause, heraus aus der Klinik. Hier könne ihr keiner helfen. Niemand würde sie in die Arme nehmen. Der Musiktherapeut dürfe das auch nicht. Wir sagten ihr, wenn sie nach Hause käme, wäre in der ersten Zeit immer einer von uns beiden bei ihr. Am Anfang möchten wir auch, dass einer mit ihr in einem Raum schläft. Sie war zu diesem Zeitpunkt alleine im Wachraum. Sie sagte, sie sei mit allem einverstanden, sie wolle nur weg von diesem schrecklichen Ort. Wir versprachen ihr alles zu unternehmen, um ihr zu helfen und sie nach Hause zu holen. Wir vereinbarten einen Termin für den nächsten Mittwoch.

Der Betreuer, der uns die Ausgangstür aufsperrte, sagte, unsere Tochter sehe heute richtig entspannt aus. Wir sagten ihm, dass Marina unser Besuch gutgetan habe und dass sie uns jetzt eigentlich täglich brauchen würde. Obwohl nur eine halbe Stunde Besuchszeit vorgesehen war, ließ man uns an diesem Tag eine Stunde bei unserer Tochter. Der Betreuer hatte bemerkt, wie wichtig es für unsere Tochter war.

Ich informierte dann auch das Jugendamt, dass unsere Tochter den Wunsch geäußert hatte, nach Hause zu kommen. Ich möchte dem Jugendamt an dieser Stelle auch dafür danken, dass sich die Mitarbeiterin für unsere Tochter einsetzte und dem Gericht mitteilte, dass eine Verlängerung des Aufenthaltes um drei Monate ausreichend sei. Sechs Monate erschienen auch dem Jugendamt viel zu lange. Die Mitarbeiterin vom Jugendamt sagte uns auch zu, uns ambulant zu unterstützen.

Am Mittwoch hatten wir dann die Besprechung mit dem Arzt. Wir fragten, ob unsere Tochter bereits mit ihm gesprochen hätte. Ja, Marina habe mit ihm gesprochen, doch wir erfuhren nicht, worüber. Zuerst mussten wir erzählen, wohl zur Kontrolle, ob es deckungsgleich war mit der Aussage unserer Tochter. Wir bekamen dann noch den Vorwurf, dass wir am Sonntag bei Marina zu Besuch gewesen waren. Es sei unserer Tochter doch ausdrücklich am Freitag gesagt worden, dass sie am Wochenende keinen Besuch haben dürfe. Die Betreuer hätten das nicht bemerkt. Wir sagten, dass wir den Besuchstermin bereits am Donnerstag hatten eintragen lassen. Und wir sagten, dass unsere Tochter die Klinik so schnell wie möglich verlassen möchte. Der Arzt nannte einen Zeitraum von ca. vier Wochen, ich dachte an höchstens zwei bis drei Wochen und mein Mann dachte an ein bis zwei Wochen. Der Arzt zählte uns die Voraussetzungen für eine Entlassung auf: Marina muss aus dem Wachraum verlegt werden, bei den Toiletten- und Badgängen muss die Anmeldung entfallen. Es müssen Ausgänge erfolgt sein, die Medikamente müssen eigenständig genommen werden, der Kontakt zu Freunden muss hergestellt werden und Marina muss in die Klinikschule gehen. Tavor muss komplett ausgeschlichen sein.

Dann wurde unsere Tochter hereingeholt. Die Mitteilung, dass es noch drei bis vier Wochen dauern könnte, machte sie zutiefst traurig. Sie war den Tränen nahe. Die Voraussetzungen wurden ihr vorgetragen und sie sagte, es solle alles so schnell wie möglich gehen. Wir sagten, dass wir unbedingt wieder öfter kommen wollten, weil es unserer Tochter guttäte. Es wurde uns zugesagt, dies zu überdenken, weil die Situation jetzt eine andere sei. Dann waren wir mit Marina alleine. Sie war verzweifelt und weinte. Sie konnte sich nicht vorstellen, noch weitere drei bis vier Wochen ausharren zu müssen. Sie hatte Angst, wieder »*auszuticken*« und dann nicht entlassen zu werden. Bei den Betreuern zu weinen würde nicht gut ankommen und schreien schon gleich gar nicht. Sie hatte gedacht, in zwei Tagen zu Hause zu sein. Sie weinte viel, ihre beiden Beine zitterten und sie sagte, sie wolle hier raus, einen Schlussstrich unter die Klinik ziehen. Sie wollte einen Neuanfang. Sie hoffte, dass sie so bald wie möglich in das Vierbettzimmer verlegt werden würde und dass sie am Wochenende zumindest für ein paar Stunden nach Hause kommen könnte. Wir sprachen ihr Mut zu, nahmen sie in den Arm und streichelten sie.

Marina hatte dem Arzt gesagt, dass sie nach Hause wolle. Zuerst hieß es, dass sei nicht möglich. Nach Rücksprache mit einem weiteren Arzt hatte der Arzt dann anders gesprochen. Sie sagte, zu Hause würde es ihr besser gehen, da hätte sie unsere Nähe und wir könnten sie auffangen. Wir sagten ihr, zu Hause könne sie weinen und schreien so viel sie mag. Ich sagte ihr, sie könnte schon einen Wunschzettel schreiben, was sie zum Essen möchte. Auch wenn ihr zur Zeit gar nicht nach Essen war, fand sie das süß und sagte, das würde ihr guttun. Wir konnten Marina während unseres Besuches so weit beruhigen, dass sie nicht mehr weinen musste. Nach diesem Besuch bei unserer Tochter fühlten wir uns richtig schlecht. Die Klinik machte uns fertig. Bei allen Bedenken, die wir hatten, wenn wir Marina nach Hause holten, hatten wir mehr Angst, dass unsere Tochter in der Klinik zugrunde ging.

Zwei Tage später telefonierte ich mit dem Arzt. Mit unserer Tochter wurden folgende Schritte besprochen worden: Die Tabletten werden nicht mehr gemörsert, nach dem Abendessen hat sie keine Zimmerzeit mehr, an diesem Tag hatte sie Ausgang mit einem Mitarbeiter innerhalb des Hauses, am Wochenende wird sie Ausgang mit einem Mitarbeiter außer Haus haben, dann soll ein Ausgang mit uns erfolgen. Ich meldete mich für den nächsten Dienstag an. Am selben Tag besuchten wir unsere Tochter. Sie umarmte uns und wollte wissen, warum wir sie nicht mit nach Hause nehmen könnten. Wir sagten ihr, dass es nicht so einfach sei. Warum denn nicht? Ihr würde es zu Hause viel besser gehen, sie hielte diese Situation hier nicht mehr aus. Noch immer sei sie alleine im Wachzimmer. Im anderen Wachzimmer seien sie zu dritt, ein neues Mädchen würde auf der Matratze schlafen. In der kommenden Woche sollte sie aus dem Wachzimmer verlegt werden, wohin wusste sie noch nicht. Sie meinte, das was wirklich zählen würde, seien wir, bei uns könne sie weinen und schreien. In der Klinik dürfe sie das nicht, sie würde dann sofort Beruhigungsmittel bekommen und sie habe Angst, dass man sie nicht entlassen werde. Bei uns kam sie dann etwas zur Ruhe. Mein Mann massierte sie und ich hielt ihre Hände. Sie hörte auf, mit den Beinen zu zittern und wurde ruhiger. Sie sagte, es würde ihr guttun, wenn wir zumindest am Wochenende jeden Tag kommen könnten. Ich sagte, dass ich fragen würde. Unsere Tochter erzählte, dass eine »*geordnete Entlassung*« erfolgen sollte und wir wussten, dass sich das über vier Wochen hinziehen würde. Wir wussten aber auch, dass für unsere Tochter jeder Tag in der Klinik eine einzige Qual war. Sie sagte, bei uns würde es ihr besser gehen. Es wäre für sie auch leichter zu essen und zu trinken, wenn sie zu Hause wäre. Wir könnten sie stützen und sie in die Arme nehmen. Das würde in der Klinik keiner machen. Marina sagte uns wieder, Dipiperon würde ihr nicht guttun. Das hatte auch ich an den Arzt weitergegeben, und er hatte mich mit zynischem Unterton gefragt: »*Was würden Sie denn geben?*« Die Nebenwirkungen von Dipiperon sind unter anderem Depression und Kopfschmerzen.

Nach einer Stunde kam der Betreuer. Da mein Mann unsere Tochter gerade massierte, fragte ich, ob wir noch ein bisschen Zeit haben könnten. Die Antwort war: »*Die Stunde ist vorbei.*« Ich fragte ihn dann, ob wir ausnahmsweise an diesem Wochenende zweimal kommen dürften, weil es unserer Tochter guttäte. Das konnte er nicht alleine entscheiden und es wurde der Arzt hinzugeholt. Zuerst hieß es, eigentlich nicht, das sei »*zu viel*« für unsere Tochter, wir dürften sie nicht überfordern. Wir sagten im Beisein unserer Tochter, dass sie sich das wünschen und es ihr guttun würde. Der Arzt sagte, wir hätten das Sorgerecht, aus therapeutischer Sicht würde er aber sagen, dass es ausreiche, wenn wir erst in zwei Tagen wiederkommen würden. Es sei sowieso zu viel, wenn wir jeden zweiten Tag kämen! Ich bettelte und bat darum, Marina am Samstag und am Sonntag für gerade einmal je eine Stunde besuchen zu dürfen. Dann erhielten wir die Erlaubnis »*entgegen ärztlichem Rat*«!
Mein Mann fragte den Arzt, was wir machen könnten, damit unsere Tochter möglichst bald entlassen werden würde. Wir würden auch alles unterschreiben. Der Arzt sagte, solange sie nicht suizidal sei, könnten wir sie aus der Klinik nehmen, sie möchten aber ihr Behandlungskonzept gehen. Dann ließ er sich entlocken, dass unsere Toch-

ter eventuell beurlaubt werden könnte. Mein Mann und ich hatten das Gefühl, dass jeder weitere Kliniktag unserer Tochter schaden würde. Jetzt hatte sich ein Zeitfenster geöffnet, in dem sie sich zutraute, nach Hause zu kommen. Sie sagte es uns immer wieder: »*Jeder Tag in der Klinik ist eine Qual. Der Tag ist unendlich lang, was soll ich hier?*«

Der Betreuer, der uns hinausließ, meinte, man solle Marina nicht so schnell entlassen. Er fügte hinzu: »*Wir sind die Erwachsenen.*« Was unsere Tochter fühlte, sagte oder wünschte, interessierte niemanden. Dieser Betreuer sagte auch, man könne sie nicht am Freitag entlassen und am Montag solle sie in die Schule gehen. Ich antwortete, wir würden deshalb im ambulanten Bereich mit dem Jugendamt zusammenarbeiten. Er fragte, ob ich einen guten Kontakt zum Jugendamt hätte. Als ich es bejahte, meinte er: »*Da haben Sie aber Glück, wir haben mit dem Jugendamt nicht so gute Erfahrungen.*«

Damals war uns natürlich vollkommen klar, dass unsere Tochter schulunfähig war. Der Druck der Klinik, die sie wieder zum Schulunterricht zwingen wollte, war schon wieder spürbar. Die Erfahrung, dass die Klinik unsere Tochter und uns nicht ernst nahm, machte mich hilflos und wütend zugleich. Wie sollten wir noch vertrauen, wenn die Klinik davon überzeugt war, dass Isolation, Reizarmut und wenig Besuch der Eltern gut für sie sei und man sie zum Schulunterricht zwingen müsse? Unsere Tochter sagte uns immer wieder, sie sei im Dezember »*voll suizidal*« gewesen und die Klinik wollte sie in diesem Zeitraum davon überzeugen, dass sie nicht zurück zu ihren Eltern, sondern in die therapeutische Wohngemeinschaft der Klinik gehen sollte.

Marina stand unter voller Medikation und hatte gleichzeitig Entzugserscheinungen von Tavor. Sie war vollkommen erschöpft, musste sich permanent an die Klinikregeln halten, durfte bloß keine Schwäche zeigen, sonst gab es weitere Medikamente. Sie sah wirklich schrecklich aus, jeder musste ihr die Medikation ansehen.

Nun kam das Wochenende, an dem wir unsere Tochter zweimal besuchen durften. Mein Mann rief am Samstagvormittag in der Klinik an und fragte, ob wir den vereinbarten Termin von 16 Uhr auf 14.30 Uhr verschieben könnten. Telefonisch wurde ihm mitgeteilt, das gehe in Ordnung. Wir kamen um 14.30 Uhr. Fünf Minuten später kam der Stationsleiter und rügte uns, weil wir am Wochenende zweimal eingetragen seien. Das würde gegen die Stationsregeln verstoßen. Wir trugen vor, dass wir dies mit dem Arzt vereinbart hätten. Das dürfe aber nicht sein, sagte er, weil das in den Kompetenzbereich des Betreuerteams falle.

Ich sagte ihm, wir wollten unsere Tochter jetzt öfter sehen, weil sie entlassen werden solle und wir für Dienstag einen Ausgangstermin vereinbart hätten. Dann wurde uns mitgeteilt, man könne eventuell den Ausgangstermin von Dienstag auf Sonntag vorverlegen. Damit wären die Stationsregeln wieder eingehalten.

Endlich kam unsere Tochter. Sie wirkte müde, umarmte uns und sagte, heute könnte sie nicht weinen. Wir fragten sie, was sie denn heute gemacht habe. Sie antwortete: »*herumsitzen*«. Es sei so gut, dass wir da seien. Sie könne das alles nur noch aushalten, weil sie wisse, dass es nicht mehr lange dauern würde. Der Ausgang mit einem Mitarbeiter der Station solle erst morgen sein, heute hatte keiner Zeit. Marina sagte wieder, der Tag vergehe nicht. Am Abend gehe sie gegen 20 Uhr schlafen, um den sinnlosen Tag zu beenden. Sie hoffte, am Montag in das Vierbettzimmer zu kommen, es würde sie aber nicht überraschen, wenn sie in das Einzelzimmer käme. Am Wochenende dürfe sie erst um neun Uhr aufstehen. Wenn sie gegen fünf oder sechs Uhr aufwache, sei sie also schon einmal drei bis vier Stunden alleine im Zimmer, nachts sowieso. Während der regulären Zimmerzeiten sei sie auch alleine. Dieses Alleinsein mache sie fertig. Mein Mann massierte sie, sie wirkte dabei entspannt. Sie freue sich schon sehr auf zu Hause. Wir versicherten ihr, dass wir alles tun würden, damit sie bald nach Hause kommen könne. Das baute sie auf.

Als wir gingen wurde uns mitgeteilt, man würde uns am nächsten Tag anrufen, ob der Ausgang am Sonntag klappen würde. Man meinte, wegen des Fehlers des Arztes würden wir am nächsten Tag Ausgang mit unserer Tochter bekommen. Wir hatten Marina schon vorgewarnt, dass es am Sonntag möglicherweise nicht funktionieren könnte. Dann würden wir am Montag wiederkommen. Der Betreuer legte uns dann nochmals die Regeln dar. Ein Arzt hätte keine Kompetenz, in die Besuchsregelung einzugreifen. Es gehe auch nicht darum, ob ein freier Besuchsraum vorhanden sei, es gehe schlicht nur um die Regeln. Ich sagte: »*Belassen wir es einfach dabei.*« Es machte keinen Sinn mehr zu erklären, dass man eine Regel auch einmal aussetzen könne, wenn unsere Tochter unseren Besuch so dringend brauche.

Es gab auch Zeiten, zu denen wir unsere Tochter bis zu zehn Tagen nicht sehen durften. Da wurden die Besuchsregeln dann einfach einseitig zu unseren Lasten abgeändert.

Für mich schon überraschend wurden wir tatsächlich am Sonntagmorgen gegen neun Uhr angerufen. Zwischen 16.30 und 17.30 Uhr hätten wir eine Stunde Ausgang. Wir holten Marina ab. Sie war ganz blass und zittrig. Sie war jetzt dreieinhalb Monate nicht mehr an der frischen Luft gewesen. Sie wollte, dass wir nach Hause fuhren. Wir waren knapp 40 Minuten zu Hause und saßen zu dritt im Wohnzimmer auf dem Sofa. Unsere Tochter genoss es, trank ein bisschen Wasser. Sie ließ sich von ihrem Vater massieren und erzählte, dass sie am Vormittag mit einem Betreuer eine Runde um die Klinik gegangen war. In unserem Beisein wurde sie ruhiger. Die Rückkehr in die Klinik war unproblematisch. Ich dachte schon, sie würde nicht mehr freiwillig zurückkehren. Wir sagten ihr, dass wir sie zu Hause gut umsorgen würden.

Es stand die Hoffnung auf eine baldige Entlassung im Raum.

Am nächsten Tag hatte ich eine Besprechung mit der Sozialpädagogin vom Jugendamt und der Psychologin der Erziehungsberatung. Sie wollten uns im ambulanten Bereich weiterhelfen. Ich rief in der

Klinik an und fragte, ob wir am Dienstag mit unserer Tochter zwei Stunden Ausgang hätten. Dies wurde bestätigt. Wir wollten mit Marina während des Ausgangs einen Termin mit den beiden Damen machen. Ich bat die Sozialpädagogin, selbst in der Klinik anzurufen um mitzuteilen, dass wir mit unserer Tochter zu ihr gehen würden. Hätte ich angerufen, hätte ich wahrscheinlich eine Absage erhalten. Die Klinik wollte nicht, dass wir mit unserer Tochter einen Termin mit der Sozialpädagogin und der Psychologin wahrnehmen. Beide wollten mit unserer Tochter alleine sprechen und zwar außerhalb der Station. Wir waren damit einverstanden. Die Klinik war nicht bereit, die beiden mit Marina in der Klinik außerhalb der Station sprechen zu lassen. Sie könnten das an einem anderen Tag machen. Unsere Tochter sagte, sie wäre bereit zu einem Treffen außerhalb der Klinik.

Schließlich ließ die Klinik ein kurzfristiges Treffen weder außerhalb noch innerhalb der Klinik zu. Ich hatte das Gefühl, dass es der Klinik nicht passte, dass wir eine sehr gute Beziehung zum Jugendamt hatten. Wir fuhren dann mit unserer Tochter nach Hause. Hier war sie entspannt. Sie fragte nochmals, wann sie endlich ganz nach Hause kommen könne. Eigentlich wollte sie in zwei Tagen mit nach Hause, gleich nach der Besprechung, die wir an diesem Tag auf der Station zusammen mit dem Jugendamt hatten. Marina sagte uns, sie habe mit dem Arzt gesprochen und gefragt, ob sie entlassen werden könne. Es wurde ihr gesagt, sie sei nicht suizidal, wir hätten also das Recht, sie entgegen ärztlichem Rat nach Hause zu holen. Unsere Tochter wollte das unbedingt. Sie wiederholte, dass jeder Tag in der Klinik für sie eine einzige Qual sei. Sie war zwar tags zuvor aus dem Wachraum in ein Zweibettzimmer verlegt worden, das andere Mädchen wurde aber am Nachmittag entlassen, so dass sie wieder allein war. Marina wollte sich gar nicht mehr über die Isolation aufregen. Heute Nacht habe sie auf jeden Fall schlecht geschlafen. Meistens würde sie gegen sieben Uhr aufstehen, um 7.45 Uhr sei das Frühstück und dann käme ein langer, einsamer Vormittag. Allein die Anwesenheit in der Klinik verspanne sie. Sie wolle nur noch nach Hause. Sie war sich hundertprozentig sicher, dass sie es zu Hause schaffen würde. Ich fragte sie, wie sie sich zu Hause beschäftigen wolle. Sie sagte, sie wolle einfach nur »*runterkommen*«, sich entspannen, ihre Erlebnisse aufschreiben. Sie wollte zu Hause auch essen und trinken. Sie flehte uns an, bat uns, sie so schnell wie möglich aus der Klinik zu nehmen. Wir versprachen es. Wir mussten es tun, wir mussten ihr unser Vertrauen schenken. Wir wollten ihr ihre Menschenwürde zurückgeben. Als wir unsere Tochter in die Klinik zurückbrachten, fing sie an zu zittern, sobald wir die Eingangshalle betraten.

Mitte Februar hatten wir in der Klinik eine Besprechung mit den Ärzten, Vertretern des Jugendamtes und der Psychologin. Der Termin war vereinbart für zehn Uhr. Um 10.15 Uhr wurden wir informiert, dass jetzt erst einmal ein Raum organisiert werden müsse. Ein Arzt kam als Vertreter, unvorbereitet und nicht informiert. Er ließ sich zunächst von einem anderen Arzt informieren. Es wurde vorgetragen, dass unsere Tochter nicht suizidal sei und keine Selbstverletzungen vorliegen würden. Zunächst sagte der Arzt, unsere Tochter könne mit unserer Unterschrift aus der Klinik entlassen werden. Dies »*mit Handkuss*«, weil die Station ohnehin überbelegt sei. Wäre es sein Kind, würde er es wahrscheinlich auch nach Hause holen. Unsere Tochter sei derzeit stabil, man wisse aber nicht, ob es kippen könne. Wir trugen vor, dass es das erste Mal sei, dass unsere Tochter den Wunsch geäußert habe, nach Hause zu kommen. Aus der anderen Klinik sei sie damals von den Ärzten entlassen worden, nicht auf unseren oder ihren Wunsch hin. Die Situation sei nun eine andere. Der Arzt wandte ein, Marina sei noch keinen Tag in die Klinikschule gegangen. Wir wussten genau, dass sie dazu nicht in der Lage war. Die Klinik würde sie und uns damit wieder unter Druck setzen. Wir wurden gefragt, was wir denn mit unserer Tochter zu Hause machen wollten. Wir sagten, zunächst einmal kleine Schritte, z. B. an die frische Luft gehen, Freunde zu Besuch kommen lassen und natürlich eine Psychotherapie beginnen. Also sozusagen eine Art Reha. So konnte man das auch nennen. Letztlich hörte ich zwischen den Zeilen, dass die Klinik unsere Tochter erst entlassen wollte, wenn sie schulfähig sei. Eine Schulfähigkeit würde sie aber in der Klinik niemals schaffen. Sie hatte bis jetzt keine Therapie erhalten, die sich mit den Ursachen ihrer Depression befasst hätte, weder auf der offenen Station und schon gleich gar nicht auf der geschlossenen. Wir wussten auch, dass sich daran nichts ändern würde. Man würde Marina weiterhin unter Druck setzen.

Dann wurde unsere Tochter dazu gerufen. Ich bat sie, sich neben mich und meinen Mann zu setzen. Sie sagte, sie wolle nach Hause. Marina wurde gefragt, was sie denn zu Hause machen möchte. Sie sagte, sie wolle ihre Geschichte aufschreiben. Es ging dann um den Ausgang. Unsere Tochter könne heute oder morgen vier Stunden haben. Ich fragte, ob sie am Wochenende beurlaubt werden könnte. Nein, das ginge nicht, sie könnte aber am Samstag oder Sonntag acht Stunden Ausgang haben. Meine Frage, ob sie denn am Freitag acht Stunden Ausgang und am Wochenende Urlaub haben könnte, wurde damit abgetan, man würde hier nicht mit uns schachern. Während der Woche würde es höchstens vier Stunden Ausgang geben. Dann wurde eine weitere Besprechung für den darauffolgenden Dienstag festgelegt. Mein Mann sagte, dass wir unsere Tochter dann an diesem Tag mitnehmen wollten.

Am Abend sprachen mein Mann und ich über dieses Treffen. Zum einen hieß es, wir könnten unsere Tochter mitnehmen, wenn wir unterschreiben. Dann hieß es, eine Entlassung müsste mit den anderen Ärzten abgesprochen werden. Dann wurde uns noch sehr unfreundlich mitgeteilt, dass für den Fall, dass wir unsere Tochter aus der Klinik nehmen, sie nicht im ambulanten Bereich aufgenommen werden würde, wir keine Krankschreibung von der Klinik bekämen und wir mit einem Bußgeld rechnen könnten, wenn unsere Tochter nicht in die Schule gehen würde. Das sei dann unser Problem. Ich fragte dann noch, warum unsere Tochter alleine in einem Zweibettzimmer sei, wenn die Station überbelegt sei. Die Antwort war, es seien so schwierige Patienten, da könne man Marina nicht dazulegen. Zuvor hatte man immer gesagt, unsere Tochter sei so schwierig und anderen Patienten nicht zuzumuten. Völlig offen und ohne Ergebnis endete diese Besprechung.

Wir durften Marina gleich mitnehmen. Wir fuhren zu dritt nach Hause. Unsere Tochter aß eine kleine Portion Nudeln mit Tomatensoße, trank Wasser und aß am Nachmittag eine Mousse au Chocolat. Ich fragte sie, ob sie das Essen vertragen hätte, weil ihr in letzter Zeit in der Klinik sehr oft übel geworden war. Sie sagte ja. Mein Mann fuhr um 12.30 Uhr ins Büro.

Wir setzten uns dann auf das Wohnzimmersofa, redeten und hörten Musik. Sie genoss die Nähe zu mir. Sie sagte, sie sei froh, dass sie noch leben würde. Gestern sei es ihr in der Klinik ganz schlecht gegangen. Die Zeit würde nicht vergehen. Sie spüre den Entzug von Tavor. Sie hätte ein unangenehmes Gefühl im Bauch, dieses kenne sie erst, seit sie Tavor ausschleiche. Vor drei Tagen habe sie Tavor das letzte Mal bekommen. Sie hatte das Medikament also sechs Wochen lang bekommen! Auf der offenen Station hatte man uns gesagt, das gibt man höchstens fünf Tage. Marina sagte, der Entzug fühle sich wie Leiden an. Ich massierte sie, drückte sie, sagte ihr, sie solle schreien, und das gelang ihr ein bisschen. Ich ermunterte sie, gegen das Sofa zu boxen. Danach ging es ihr wieder ein bisschen besser.

Sie erzählte zum wiederholten Male, dass der Druck in der ersten Woche in der anderen Klinik für sie unerträglich war. Seitdem könnte sie überhaupt keinen Druck mehr aushalten. Das habe sie erst richtig bemerkt, als sie wieder in der Ausgangsklinik war. Nach dem Suizidversuch zu Hause sei sie zunächst entspannt gewesen, in der Klinik sei die Spannung dann aber enorm gestiegen. Sie sei jetzt nicht in der Lage, auf eine offene Station zu gehen, denn da müsste sie in die Schule gehen, und das könne sie nicht. Sie müsse sich jetzt zuerst einmal entspannen. Marina sagte, in der Klinik würden sie ihr immer Druck machen. Jeder Tag länger in der Klinik sei schrecklich. Mit einem schlechten Gefühl im Bauch brachte ich sie zurück in die Klinik. Sie sagte, die vier Stunden zu Hause hätten ihr gutgetan.

Marina hatte noch erzählt, dass an diesem Tag ein Mädchen aus dem Vierbettzimmer entlassen worden sei. Sie wolle gerne dort einziehen. Als wir in der Klinik zurück waren, fragte ich, ob Marina in das Vierbettzimmer umziehen dürfe.

Die Antwort war: »*Wenn sie bald entlassen wird, muss sie nicht mehr umziehen, und die Ruhe tut ihr doch gut.*« Ich war sprachlos. Seit fast einem halben Jahr sagten wir, dass Marina unter der Isolation enorm leiden würde. Warum führte man eigentlich mit uns Gespräche, wenn unsere Meinung doch gar nicht zählte?

Mein Mann und ich kamen an diesem Abend überein, dass wir unsere Tochter so schnell wie möglich aus der Klinik holen würden. Am nächsten Morgen rief er in der Klinik an und sagte, dass wir unsere Tochter unverzüglich nach Hause holen möchten. Das musste erst an allen Stellen besprochen werden. Am Nachmittag kam der Anruf, dass wir unsere Tochter am Montagnachmittag holen könnten. Sie seien damit einverstanden, natürlich gegen ärztlichen Rat und mit unserer Unterschrift. Ich fragte, ob sie uns einen niedergelassenen Arzt für Psychiatrie nennen könnten, damit Marina außerhalb der Klinik weiter betreut sein würde. Nein, das würden sie nicht machen, weil wir unsere Tochter gegen ärztlichen Rat aus der Klinik nehmen würden. Ich fragte, ob wir denn wenigstens die Medikamente für eine Woche bekämen. Ja, man würde uns ein Rezept mitgeben. Gott sei Dank hatten wir die Hilfe der Psychologin. Sie vermittelte uns eine freundliche Ärztin für Psychiatrie. Ich informierte dann das Jugendamt, dass wir unsere Tochter am Montag aus der Klinik holen würden.

Am Samstag hatte unsere Tochter acht Stunden Ausgang. Wir holten sie gegen zehn Uhr ab. Sie wusste bereits, dass sie am Montag um 14.30 Uhr entlassen werden würde. Im Auto auf dem Nachhauseweg standen meiner Tochter vor Freude und Glück die Tränen in den Augen. Zu Hause angekommen, setzten wir uns auf das Sofa und redeten. Marina sagte immer wieder, dass sie sich so auf zu Hause freue, dass sie nur zu Hause gesund werden könne. Ihre Hoffnung war sehr groß. Sie wisse, dass sie zur ambulanten Therapie gehen müsse. Heute gehe es ihr besser und sie meinte, die Entzugserscheinungen seien jetzt vorbei. Sie erzählte, dass sie am Donnerstagabend, nachdem ich sie zurückgebracht hatte, doch in das Vierbettzimmer umgezogen sei. Sie habe die Betreuer gefragt und man habe es ihr gestattet, fünf Minuten nachdem man mir das Gegenteil gesagt hatte. Sie sagte, es täte ihr gut, dass sie nicht mehr alleine im Zimmer sei. Zwei Mädchen würde man am Montagvormittag entlassen und sie am Montagnachmittag. Am Vormittag solle noch ein Gespräch mit dem Musiktherapeuten stattfinden, dann würde sie packen. Die letzten zwei Tage würde sie noch durchhalten, vor allem weil sie wisse, dass der Entlassungstermin feststehe. Sie klagte über Bauchschmerzen. Ich machte ihr eine Wärmflasche und dann hatte sie Stuhlgang. Marina erzählte, dass sie in den letzten sechs Wochen nur einmal Stuhlgang hatte. Ich recherchierte und fand heraus, dass Verstopfung eine Nebenwirkung der Medikamente ist. Das hatte ihr aber keiner gesagt. Auch ihre Periode blieb aus, ebenfalls eine Nebenwirkung.

Zum Mittagessen hatte sie sich eine frisch zubereitete Gemüsesuppe gewünscht. Sie aß ein Stückchen Breze dazu und trank Wasser. Bis vor Weihnachten hatte Marina mit Leidenschaft Apfelsaftschorle getrunken. Das sollte nie wieder sein, sie trank jetzt nur noch Wasser. Wir waren froh, dass sie überhaupt etwas trank. Zum Abendessen aß sie einen Gurkensalat und eine ganze Breze. Brezen gab es in der Klinik grundsätzlich nicht. Ihre Medikamente nahm sie nach dem Mittagessen und nach dem Abendessen bei uns zu Hause. Da merkten wir es zum ersten Mal. Als sie nach dem Mittagessen ihre Medikamente genommen hatte, wurde sie sofort müde und musste sich auf das Sofa setzen. Später gingen wir ein bisschen spazieren. Das war Marinas erster Spaziergang nach ca. dreieinhalb Monaten auf dieser Station. Bereits nach zehn Minuten war sie vollkommen erschöpft. Wir mussten uns auf eine Parkbank setzen und dann nach Hause zurückgehen. Marina legte sich sofort hin und schlief ungefähr eine halbe Stunde. Danach ging es ihr wieder besser.

Wir stellten fest, dass sie überhaupt keine Energie mehr hatte. Ihre Muskeln mussten erst wieder aufgebaut werden. Auf der offenen Station konnte sie sich noch frei bewegen. Auf der geschlossenen Station ab dem 21. August hatte sie noch ein bisschen Bewegung, es gab dort eine Tischtennisplatte. Als sie Anfang November kurz zu Hause war und zuvor bei den drei Ausgängen waren wir mit ihr spazieren. Danach hatte sie weder Bewegung noch frische Luft. So sah sie auch aus. Extrem blass und kraftlos. Man kann sich das gar nicht vorstellen. Man hatte das Gefühl, sie könne jeden Moment stürzen. Sie ging Hand in Hand mit uns. Sie sagte, die Last würde erst von ihren Schultern fallen, wenn wir sie am Montag abholen würden und sie wisse, dass sie dort nie wieder hin müsse. Ich merkte, wie starr sie wurde, als sie wieder in die Klinik zurück und auf die Station musste.

Am Montag gegen 14.30 Uhr standen wir vor der Station. Wir warteten über eine halbe Stunde. Dann wurde uns mitgeteilt, dass das Rezept noch nicht ausgestellt sei, der Drucker sei kaputt. Endlich durften wir die Station betreten. Wir mussten noch unterschreiben, dass wir unsere Tochter auf eigene Verantwortung mit nach Hause nehmen. Am Entlassungstag hatten wir am Abend ein Gespräch mit der Psychologin. Marina durfte ihre Erlebnisse erzählen. Sie weinte und sagte, so ein Gespräch habe sie in der Klinik nie gehabt.

Im Arztbericht lasen wir: »*Verdacht auf inadäquate intrafamiliäre Kommunikation*«. Ich frage mich, wie sie zu dieser Einschätzung kamen. Laut Arztbericht bestanden keine körperliche Symptomatik und kein Anhalt für Konzentrationsstörungen. Doch genau darunter litt sie. Marina hatte ständige Kopfschmerzen und Konzentrationsstörungen. Aber das war ja, wie sie es in der Klinik nannten, wieder nur »*subjektiv*«.

Weiter hieß es im Arztbericht: »*Die Eltern erschienen regelmäßig zu Elterngesprächen und waren besorgt und bemüht um ihre Tochter. Die Eltern zeigten sich wiederholt unzufrieden mit unseren Vorgehensweisen und kritisierten wiederholt unser Vorgehen, insbesondere die Zimmerzeiten. Trotz Unzufriedenheit mit einigen Punkten*

der Behandlung bei uns sahen die Eltern die geschlossen-stationäre
Behandlung bei uns als alternativlos bei bestehender Eigengefähr-
dung an ... Den Schulbesuch verweigerten sowohl Marina als auch
die Eltern nachdrücklich.«

Was soll ich dazu sagen? Unsere Tochter hatte darunter gelitten,
nicht schulfähig zu sein. Das war ja der Grund, warum sie überhaupt
auf die offene Station gegangen war. Wir hatten unsere Tochter damals aus der schulischen Drucksituation herausgenommen, doch die
Klinik setzte Marina gleich wieder unter Schuldruck, bis zu ihrem
totalen Zusammenbruch.

Zu Hause

Ich hatte in der Arbeit abgesprochen, auf unbestimmte Zeit unbe-
zahlten Urlaub zu nehmen. Unsere Situation war ja völlig offen.
Meiner Vorgesetzten bin ich für ihr Entgegenkommen sehr dankbar.
Die erste Nacht mit Marina zu Hause war sehr schön. Sie hatte ein
großes Bedürfnis mit uns zu sprechen und suchte unsere Nähe nach
all der Isolation in der Klinik. Am Tag darauf, es war ein sonniger
Wintertag, schlug ich vor, einen kleinen Ausflug zu machen. Es tat
uns sehr gut, doch Marina war körperlich vollkommen erschöpft. Es
war gerade einmal möglich, mit ihr fünf Minuten zu Fuß zu gehen,
dann konnte sie nicht mehr. Wir saßen in der Wintersonne und Marina genoss es. Als wir nach Hause fuhren fragte ich sie, wie es ihr
nun gehe, und sie antwortete: »*An die Freiheit gewöhnt man sich*
schnell, an das Eingesperrtsein nie.«

Wir achteten sehr darauf, dass Marina regelmäßig gesund aß und
ausreichend trank. Es funktionierte gut. Sie war so dankbar, dass wir
für sie da waren. Es war für uns erschreckend zu sehen, wie schlecht
es ihr körperlich und seelisch ging. Als sie erstmals in die Klinik
kam, ging es ihr sehr viel besser. Einen Tag vor der Aufnahme in die
offene Station war sie mit ihrer Freundin beim Klettern und jetzt

konnte sie keine fünf Minuten gehen, ohne erschöpft zu sein. Ich war von Anfang an skeptisch, was die Medikation anging. Jetzt, da Marina zu Hause war, konnte man die Auswirkungen genau sehen: sediert und vollkommen erschöpft. Sie wirkte oft wie ferngesteuert. Ihre Konzentrationsstörungen und ihre Kopfschmerzen waren stärker als je zuvor und sie sagte immer, sie könne keine Informationen aushalten, z. B. Radiohören oder Fernsehen. Wir erkannten, wie unruhig sie das machte, sie zitterte dann vermehrt. Gut tat ihr es aber, Musik zu hören.

In den darauffolgenden Tagen gingen wir mit ihr zum Osteopathen, da ihr auch körperlich alles wehtat. Sie hatte in der Klinik keinerlei Bewegung. Dort schlief sie nachts oft wie ein Stein, ohne sich auch nur einmal umzudrehen, so dass sie am Morgen körperliche Schmerzen hatte. Auch das war eine Nebenwirkung der sedierenden Medikamente. Die Osteopathie tat Marina gut. Der Osteopath empfahl auch Vitamin D, da Marina über Monate nicht an der frischen Luft gewesen war. Sie war ganz blass und eingefallen. Wir gingen jeden Tag mit ihr an die frische Luft. Ein paar Minuten konnte sie gehen, dann setzten wir uns, wenn es das Wetter erlaubte, in die Sonne. Zu dieser Zeit ging sie wie ein Kleinkind an der Hand, so ängstlich war sie und so schwach. Immer bestand die Gefahr, dass sie stürzen könnte, wenn sie ohne Hilfe ging, was auch anfangs zu Hause passierte, wenn sie nachts zur Toilette ging.

Marinas Blick war starr. Nach Einnahme der Medikamente musste sie sich hinlegen. Zu dieser Zeit hatte sie weniger Kraft als eine Achtzigjährige. Die Klinikärzte meinten, sie könne bald wieder in die Schule gehen, doch jeder außerhalb der Klinik erkannte, wie fertig sie war.

Zu der Zeit, als Marina aus der Klinik entlassen wurde, waren Ferien, so dass wir auf die Termine bei der Ärztin für Kinder- und Jugendpsychiatrie und der Psychotherapeutin warten mussten. Mit der Ärztin hatten wir Glück. Sie war uns von der Psychologin der Erziehungsberatungsstelle empfohlen worden. Sie war sehr freundlich und das war etwas, was wir in der Klinik als Ausnahme erlebt hatten. Die Psychotherapeutin aber passte nicht zu Marina, sie war in ihrer Art zu distanziert. Marina brauchte jemanden, bei dem sie ihre Gefühle offen zeigen konnte, denn das war in der Klinik nicht möglich gewesen. Wir suchten also weiter. Es ist sehr schwierig, kurzfristig einen Termin bei einem Kinder- und Jugendpsychotherapeuten zu bekommen, es gibt zu wenige und sie sind, wie auch die Ärzte für Kinder- und Jugendpsychiatrie, gut ausgelastet.

In den ersten Tagen zu Hause erzählte Marina, dass sie in den letzten acht Wochen nur einmal Stuhlgang hatte, sie hatte daher starke Schmerzen. Auch ihre Periode blieb aus. Man hatte weder Marina noch uns über diese Nebenwirkungen der Psychopharmaka aufgeklärt. Nur mit Abführmitteln gelang es, Marinas Verdauung wieder in Gang zu bringen und das dauerte viele Wochen. Marina konnte essen, doch es fiel ihr schwer zu trinken. Morgens und abends kontrollierten wir ihren Blutdruck, denn ihr war oft schwindlig. Marinas Blutdruck war immer sehr niedrig, auch eine Nebenwirkung der Medikamente. Insgesamt war sie sehr müde, insbesondere nach der Abendmedikation. Sie musste sich früh am Abend schlafen legen und schlief nachts ungefähr zehn Stunden. Am Morgen stürzte sie oft aufgrund des Schwindels. Ein Beruhigungsmittel wurde ausgeschlichen, und es war deutlich erkennbar, dass es ihr daraufhin besser ging.

Wir sprachen viel über ihren Klinikaufenthalt, über ihre Verzweiflung, dass sie dort keine Hilfe erhalten hatte. Sie weinte, sie schrie, dass man dort so »*gemein*« war und sie so hilflos ausgeliefert war. Wir versuchten, sie ganz sanft in das Leben zurückzubringen. Marina bekam Besuch von ihrer Freundin, doch dies strengte sie sehr an, denn mit den Themen Schule, Internetspiele etc. konnte sie nur noch wenig anfangen. Es ging ihr sehr schlecht, und der Umstand, dass ihr das normale Leben verwehrt war, machte sie noch trauriger. Wir gingen in ihre Lieblingslokale. Marina war vor ihrem Klinikaufenthalt eine Genuss-Esserin gewesen, sie hatte immer Hunger gehabt und es hatte ihr geschmeckt. Sie hatte auch immer ausreichend getrunken, vor allem Apfelsaftschorle. Jetzt musste man sie zum Essen animieren und sie trank nur noch Wasser. Immerhin, sie aß und trank, und sie und wir waren darüber froh. Die Aufenthalte im Lokal waren immer kurz, denn es war für sie anstrengend, obwohl sie es gut fand, dass wir etwas unternahmen.

Nach einer Woche zu Hause fing Marina an, Briefe an Freunde zu schreiben und zwar mit der Hand. Zu dieser Zeit war sie nicht in der Lage, am PC zu schreiben. Dann ging es ihr wieder schlechter. Die Suizidgedanken kamen wieder. Sie sprach über ihre Persönlichkeitsanteile, über Marina, die Schauspielerin, und Katy. Sie sagte, sie wolle leben. Wegen dieser Dissoziation hatten wir immer wieder in der Klinik vorgesprochen, ergebnislos.

Danach ging es Marina schwankend. Wir konnten einen Friseurtermin vereinbaren und wir waren Schuhe kaufen. Wie gewohnt saßen wir in der Sonne und die Spaziergänge konnten auf circa zehn Minuten ausgedehnt werden. Doch Marina sagte, sie könne nichts wirklich genießen. Sie hatte Angst, dass niemand ihr wirklich helfen könne. Ihr Gesichtsausdruck war dann voller Schmerz und sie zitterte stark. Dieses Zittern, vor allem der Beine, hatte sie seit der Einnahme der Medikamente.

Wir bekamen dann einen Termin bei einer anderen Psychotherapeutin. Auch sie war sehr distanziert und ich ahnte sofort, dass sie wohl nicht die Richtige für Marina war. So war es auch. Marinas Enttäuschung stieg und sie wurde hoffnungslos. Nach dreieinhalb Wochen zu Hause verweigerte Marina das Trinken, dann aß sie kein Obst und keine Suppe mehr. Wir redeten ihr gut zu, erklärten ihr, dass wir sie wieder in die Klinik bringen müssten, wenn sie nichts trinken würde. Sie sagte, sie wisse es, könne aber nicht anders. Nachdem sie fünf Tage nichts getrunken hatte und ihr Puls sehr gestiegen war, sahen wir keine andere Möglichkeit mehr, als sie gegen ihren Willen in die Klinik zu bringen. Es war schrecklich, denn wir ahnten, was dort auf

Marina und uns erneut zukommen würde. Wir wussten, welch unmenschliches Verhalten sie wieder würde aushalten müssen.

Es kam noch schlimmer, als sie und wir uns gedacht hatten. Vier Wochen nach der Entlassung aus der Klinik mussten wir sie dorthin zurückbringen. Auf dem Weg zum Auto musste sie mein Mann mit all seiner Kraft tragen und teilweise trugen wir sie zu zweit. Wir wollten unbedingt vermeiden, dass sie von der Polizei in die Klinik eingewiesen wurde. Als wir sie endlich im Auto hatten, setzte sich mein Mann zu ihr auf den Rücksitz und ich musste fahren. Vor lauter Aufregung starb mir mehrmals der Motor ab. Unsere Ärztin und mein Mann hatten telefonisch in der Klinik unser Kommen angekündigt. Als wir angekommen waren, hieß es, wir müssten noch warten. So warteten wir circa eine Stunde. Es war kalt und Marina fror. Als wir sie dann endlich vom Auto auf die Station tragen sollten, mobilisierte sie ihre allerletzten Reserven. Sie hielt sich so fest, so dass es extrem schwierig war, sie überhaupt aus dem Auto herauszubekommen. Eine Passantin half uns, Marina auf die Station zu tragen. Auf dem Weg dorthin schrie und weinte sie und es zerriss uns das Herz, sie so zu sehen. Wir waren so hilflos, es war schrecklich. Ein Arzt schob Marina mit Gewalt eine 2,5 mg Tavor-Tablette in den Mund mit der Bemerkung: »*Ich helfe dir dabei!*« Es war ein absoluter Albtraum. Als wir die Klinik verließen, fühlte ich mich furchtbar schlecht.

Als ich am nächsten Morgen gegen halb zwölf immer noch keinen Anruf aus der Klinik erhalten hatte, rief ich an und konnte einen Betreuer sprechen. Ich bat um einen Rückruf bis 15.00 Uhr, der nicht erfolgte. Erst am nächsten Morgen wurde ich angerufen: Marina trank nicht und verweigerte das Essen. Man plane eine Fixierung und würde mich am Nachmittag informieren. Momentan dürften wir unsere Tochter nicht besuchen. Erst am nächsten Morgen erhielt ich einen Anruf und man sagte mir, dass Marina fixiert worden sei und Sondennahrung bekomme. Sie habe Tavor ausgespuckt, und dann habe man ihr Neurocil gegeben, damit sie die Sondierung leichter ertragen könne. Ich sollte um 14.30 Uhr anrufen. Zur vereinbarten Zeit konne ich den Arzt aber nicht erreichen, und so gab ich meine Handynummer durch. Wieder erfolgte kein Rückruf. Wir hatten unsere Einwilligung für Neurocil nicht gegeben. Dem Gericht hatten wir erklärt, dass wir mit einer notwendigen Magensonde und einer notwendigen Fixierung zum Zwecke der Flüssigkeits- und Nahrungsaufnahme einverstanden seien, doch man hatte Marina von Mittwochnachmittag bis Freitagnachmittag dauerfixiert.

Am Freitagvormittag rief ich auf der Station an und es wurde mir mitgeteilt, dass Marina noch fixiert sei, am Donnerstag sei sie von zwei Mitarbeiterinnen gebadet worden und für die Toilettengänge habe man sie defixiert.

Mit einer Dauerfixierung hatten wir nicht gerechnet. Sie hinterließ bei Marina massive Ängste.

Den Unterlagen konnte ich entnehmen, dass Marina Neurocil gespritzt wurde. Marina hatte sich gegen die Fixierung gewehrt, sie weinte und schrie, versuchte, sich aus der Fixierung zu lösen, wand sich in den Gurten. In der ersten Nacht wurden die Gurte zum Schlafen gelockert und hierüber wurde der Dienstarzt informiert. Marina war sediert und schlief. Am nächsten Morgen war sie noch immer sehr benommen und fragte, wie lange sie noch fixiert sein müsse. Nach dem begleiteten Toilettengang zeigte sie sich absprachefähig und legt sich danach zurück in die Fixierung. Marinas Beine waren vorerst frei, doch als sie begann, an den Fußgurten zu ziehen, erfolgte die 5-Punkt-Fixierung, das heißt, sie wurde auch am Bauch fixiert und konnte sich überhaupt nicht mehr bewegen. Im Protokoll ist zu lesen:

»Die Patientin ist am Nachmittag des zweiten Tages der Fixierung nicht absprachefähig zur Defixierung wegen Körperhygiene … Motivierung durch PED (Erzieher) mit Defixierung für Baden. Patientin putzt selbstständig die Zähne, lässt sich waschen (Haare auch) und lässt sich freiwillig wieder in die Fixierung legen. Über Nacht werden die Füße defixiert.«

Am ersten Morgen nach der Defixierung rief mein Mann auf der Station an. Er durfte nicht mit Marina sprechen. Sie musste allein im Zimmer sein, bekam keinen Gruppenkontakt. Es sollte »*unangenehm sein*« für sie. Man sagte, sie würde nichts trinken, aber etwas essen.

Wir waren schockiert und konnten es nicht fassen: Eine verzweifelte Fünfzehnjährige, die nicht mehr leben will, wird drei Tage dauerfixiert, und danach isoliert. Wir nennen das Bestrafung.

Am Dienstag, acht Tage, nachdem wir Marina in die Klinik gebracht hatten, bekamen wir ein Arztgespräch und durften Marina das erste Mal besuchen. In diesem Gespräch erfuhren wir, dass Marina schon seit vier Tagen allein im Wachraum war. Sie durfte auch nicht zum Essen aus dem Zimmer. Man hatte an diesem Tag mit ihr einen Stufenplan besprochen. Marina würde die Ruhe gut tun und wir sollten auch nur eine halbe Stunde bei ihr bleiben. Wie immer wurden wir aufgefordert, die gleiche Strategie wie die Klinik zu verfolgen. Das bedeutete, wir sollten mit den Zimmerzeiten, der Isolation, einverstanden sein und nicht mit Marina darüber sprechen. Nach den Ferien sollten wir damit einverstanden sein, dass Marina am Unterricht teilnimmt, man dürfe nicht so viel Rücksicht auf sie nehmen. Wir sollten vielmehr auf uns als Ehepaar schauen! Dieses Mal hörten wir alles nur an und sagten nichts mehr, denn wir wussten, dass unsere Meinung nicht zählte und wir Marina mit unserer Kritik nur schaden würden. Wir durften dann mit Marina in den Klinikgarten und blieben die längst mögliche Besuchszeit, eine Stunde, obwohl uns empfohlen worden war, aus »*pädagogischen Gründen*« nur eine halbe Stunde zu bleiben. Wir nahmen unsere Tochter in die Arme und sie erzählte uns, dass sie vier Tage lang das Zimmer nicht verlassen durfte. Sie hatte auch Toiletten- und Badbegleitung gehabt, um jeden Kontakt zu anderen Jugendlichen zu vermeiden. Marina sprach auch über den Stufenplan, den sie kurz vor unserem Besuch bekommen hatte. Vier Tage waren »*Dienst nach Vorschrift*« mit Ausnahme unseres heutigen Besuches. Also keine Gruppenzeit, keine Mahlzeiten in der Gruppe, keine Telefonate oder Besuche, begleiteter Bad- und Toilettengang. Wir fragten sie, ob sie sich von uns am Wochenende Besuch gewünscht hätte und sie sagte ja. Die Klinik hatte uns aber am Freitagabend telefonisch mitgeteilt, Marina wolle am Wochenende »*ihre Ruhe haben*«.

Weiter sah der Plan dann vom nächsten Tag bis Freitag vor:

Gruppenzeit morgens	9.00 – 10.00 Uhr
Gruppenzeit Nachmittag	15.00 – 16.00 Uhr
Mahlzeiten	im Zimmer
Telefonate	möglich nach den Regeln
Besuche	möglich nach den Regeln
Badgang	An- und Abmelden
Toilettengang	An- und Abmelden

Danach gab es folgende »Stufen«:

2. Stufe:

Gruppenzeit morgens	9.00 – 11.00 Uhr
Gruppenzeit Nachmittag	15.00 – 17.00 Uhr
Mahlzeiten	Mittagessen in der Gruppe, alle anderen im Zimmer
Badgang	An- und Abmelden
Toilettegang	An- und Abmelden
Telefonate	möglich nach den Regeln
Besuche	möglich nach den Regeln

3. Stufe

Gruppenzeit morgen	9.00 – 11.00 Uhr
Gruppenzeit Nachmittag	15.00 – 17.00 Uhr
Mahlzeiten	alle in der Gruppe
Badgang	An- und Abmelden
Toilettengang	An- und Abmelden
Telefonate	möglich nach den Regeln
Besuche	möglich nach den Regeln

Dieser Stufenplan wurde Marina ausgehändigt und liegt als Anlage den Arztprotokollen bei. Die Botschaft lautet: Du hast dich nicht ordentlich verhalten, wir werden dich also erziehen, bis du machst, was wir von dir wollen, ansonsten gehen die Bestrafungen immer weiter. Unsere Tochter war verzweifelt, sie wollte diese Isolation nicht akzeptieren, hatte aber keine Chance. Am liebsten hätte sie das Essen am Abend verweigert, weil sie alleine im Zimmer essen musste. In der Gruppe würde sie essen. Marina wusste aber, würde sie das Essen verweigern, dürfte sie am nächsten Tag wieder nicht aus dem Zimmer. Marina bat uns, sie so schnell wie möglich wieder mit nach Hause zu nehmen. Die Behandlung sei jetzt noch schlimmer als beim vorherigen Aufenthalt. Sie wollte, dass wir sie so oft wie möglich besuchen, das sei auch die einzige Möglichkeit, um aus ihrer Isolation herauszukommen.

Sie hatte in die Klinik eine Liste mit Adressen von ehemaligen Mitpatienten mitgenommen, doch man hatte sie ihr stillschweigend weggenommen. Der Kontakt zwischen den Mitpatienten war unerwünscht. Als wir Marina am nächsten Tag besuchten, sagte sie uns, sie habe am Abend zuvor nichts gegessen und sie habe der Betreuerin gesagt, sie würde essen, wenn sie es in der Gruppe dürfte, weil sie es nicht in Ordnung finden würde, alleine essen zu müssen. Daraufhin warf ihr die Betreuerin vor, Marina würde sie »unter Druck setzen«. Am nächsten Tag habe sie dann wieder gegessen, aus Angst, man würde ihr auch noch die kurze Gruppenzeit von zweimal einer Stunde am Tag entziehen und unsere Besuche verbieten. Sie bat uns erneut, alles zu tun, um nach Hause kommen zu können.

Ich informierte das Jugendamt über den Sachstand. Die ambulante Unterstützung war bereits in Vorbereitung. Die Klinik hatte signalisiert, dass Marina nach Hause gehen könne, wenn sie sich von Suizidabsichten distanziere. Einen Tag vor Marinas Entlassung aus der Klinik bekam ich jedoch einen Anruf von Marinas Verfahrensbeiständin. Das Gesetz sieht ein Verfahren bei einer gerichtlich angeordneten Zwangsunterbringung vor. Die Verfahrensbeiständin warf mir vor, dass es schlecht sei, unsere Tochter aus der Klinik zu nehmen und dass wir das Behandlungskonzept der Klinik nicht unterstützen würden, das würde sich auf Marina übertragen. Unsere Tochter würde uns und die Ärzte »*manipulieren*«. Wir könnten sie nicht in die Klinik bringen und gleichzeitig der Meinung sein, man würde Marina dort schlecht behandeln. Wenn die Klinik für Marina keinen Psychologen heranziehe, würde man schon wissen, warum. Wir könnten der Klinik doch nicht vorschreiben, welche Behandlung sie durchführen solle. Wenn Marina isoliert werde, so gehöre das eben zur Therapie. Wir seien mit nichts zufrieden. Kurzum, wir seien schuld, wenn Marinas Zustand sich verschlechtern würde. Wenn wir uns unserer Verantwortung nicht bewusst seien, bestehe die Möglichkeit, einen Ergänzungspfleger für die Gesundheitsvorsorge für Marina zu bestellen. Wenn wir die Behandlung vereiteln würden, könne sich bei Marina eine Schizophrenie entwickeln. Da sei es doch besser, wenn sie jetzt für zwei Jahre in der Klinik bliebe.

Marina hatte mit ihrer Verfahrensbeiständin, die doch ihre Rechte vertreten sollte, nie ein Gespräch unter vier Augen. Alles wurde mit den Ärzten besprochen und Marina dann nur mitgeteilt. Auch wir, die Eltern, hatten nie ein persönliches Gespräch mit ihr. Einen Tag vor ihrer Bestellung rief sie uns an und dann hörten wir bis zu diesem Telefonat nichts mehr von ihr.

Die Kosten für Verfahrensbeistände trägt der Staat, also der Steuerzahler. Ich habe mich mit Rechtsanwälten über die Stellung der Verfahrensbeistände unterhalten, die im psychiatrischen Klinikbereich tätig sind. Mir wurde gesagt, es sei doch nachvollziehbar, dass Verfahrensbeistände alles so machen, wie es die Klinik vorträgt und der Richter es hören will, schließlich leben sie davon. Wieso sollte ein Verfahrensbeistand mit der Klinik in Konflikt kommen wollen? Ja, genauso ist es. Eine Person, die unsere Tochter überhaupt nicht kennt, gibt eine Ferndiagnose ab, ist nur da, wenn es um Zwangsmaßnahmen geht und weiß ansonsten von nichts.

Einen Tag vor Marinas Entlassung hatten wir, die Mitarbeiterin vom Jugendamt, die Psychologin der Erziehungsberatungsstelle und die Pädagogin, die uns ambulant unterstützen sollte, einen gemeinsamen Termin in der Klinik. Der Arzt sagte, Marina wolle entlassen werden, sie habe mit ihm gesprochen. Sie wolle ein ganz normales Leben führen, sie würde jetzt wieder freiwillig essen. Wir sollten uns als Ziel setzen, dass sie in ca. sechs Wochen wieder in die Schule geht. Wir sagten dazu gar nichts, denn wir wussten genau, dass Marina für einen Schulbesuch viel zu schwach war, sie wäre ja nicht einmal in der Lage gewesen, bis zur U-Bahn zu gehen. Geplant war für die nächste Zeit, dass ich nur einen Tag in der Woche arbeite und mein Mann an diesen Tagen Urlaub nimmt oder zu Hause arbeitet. Die Klinik meinte dazu nur, es sei inadäquat, eine 16-Jährige dauernd zu betreuen. Klar, mit einem gesunden Kind macht man das nicht. Aber jetzt sollten wir Marina, die in der Klinik ständig im Wachraum sein musste, gleich nach der Entlassung alleine lassen.

Während Marinas erneutem Klinikaufenthalt hatte ich Kontakt zu einer Psychotherapeutin aufgenommen, jetzt waren aber Ferien und so mussten wir zwei Wochen auf den ersten Termin warten. Als ich Marina aus der Klinik abholte, war sie vollkommen erschöpft und hatte starke negative Gefühle. Wir machten jeden Tag kleine Ausflüge, gingen zum Osteopathen, kochten frisch für sie, hörten viel Musik.

Marina durchlebte jetzt zu Hause ihre Gefühlswelt. Sie wand sich vor Schmerzen und schrie: »*Warum habt ihr mich eingesperrt? Wieso habt ihr mich isoliert? Ihr solltet mir helfen.*«

Vor Erschöpfung schlief sie danach ein. Sie sagte, es sei nur Schmerz in ihr, sie habe ständig damit zu kämpfen, diesen Schmerz unten zu halten. Die Probleme, die sie in der Schule gehabt habe, hätten die Größe einer Streichholzschachtel, die Probleme, die sie in der Klinik dazu bekommen habe, hätten die Größe eines riesigen Kopfkissens. Sie war immer sehr müde, wenn sie zu müde war, um ein paar Minuten zu Fuß zu gehen oder wenn das Wetter sehr schlecht und kalt war, fuhren wir mit ihr hinaus aus der Stadt in die Natur. Es tat ihr immer gut, die Landschaften beim Autofahren zu sehen. In der Klinik hatte sie keinerlei Ausgang oder Bewegung gehabt, ihre Muskeln mussten langsam wieder aufgebaut werden. Sie sah wirklich elend aus. Ihre Lebensenergie lief auf Sparflamme. Von ihren verschiedenen Persönlichkeitsanteilen sprach sie kaum noch.

Im Arztbericht heißt es dazu:
»...Aufmerksamkeitsspanne und Konzentrationsfähigkeit erscheinen leicht reduziert, des Weiteren findet sich kein Hinweis auf eine Störung der Merkfähigkeit oder der Gedächtnisleistung. Das formale Denken erscheint zeitweise eingeengt auf das von ihr bezeichnete »zweite Ich«, im Verlauf diesbezüglich zunehmend auslenkbar, es besteht kein Anhalt für wahnhaftes Erleben, Halluzinationen oder Ich-Störungen.«

Dann hatten wir den ersten Termin bei der neuen Therapeutin. Sie telefonierte mit der Klinik und meinte dann, der Arzt dort habe ihr gesagt, Marina sei noch nicht so weit, um eine ambulante Therapie zu machen. Wir suchten weiter. Marina entschied sich dann, zu ihrer allerersten Therapeutin zu gehen, bei der sie ca. drei Wochen gewesen war, bevor sie auf die offene Station der Klinik ging. Marinas Zustand war schwankend. Es gelang ihr gut, mit Hilfe ihres Vaters ihre sie belastenden Gefühle herauszulassen. Dies war für sie sehr schmerzhaft, sie weinte viel und schrie. Es ging hierbei um die Verarbeitung der schrecklichen Erlebnisse in der Klinik.

Zwei Wochen nach der Entlassung bekamen wir die ambulante sozialpädagogische Unterstützung. Marinas und somit auch unsere Geschichte bis zu diesem Zeitpunkt hatte die Sozialpädagogen sehr erschüttert. Sie halfen uns ein paar Stunden in der Woche und gaben uns Eltern emotionale Kraft. Marina äußerte den Wunsch, in eine Selbsthilfegruppe zu gehen. Wir mussten bald feststellen, dass es für Jugendliche keine gibt. Es wurde diskutiert, ob Marina mit Hilfe der Sozialpädagogen selbst eine Selbsthilfegruppe gründen wollte. Marina hatte einen ansprechenden Flyer entwickelt, der verbreitet werden sollte. Es waren dann allerdings wieder Ferien und es verzögerte sich. Marina verlor dann ihre Kraft, hier weiter zu arbeiten. Wir fanden dann eine Mädchengruppe, leider nur eine Stunde in der Woche, in einer Tagesklinik. Dorthin ging sie gerne, musste aber die Erfahrung machen, dass die Gruppe immer wieder ausfiel oder sie teilweise die einzige Teilnehmerin war. Marina fragte ihre Therapeutin, ob sie in die Gruppentherapie kommen könne. Die Therapeutin sagte ihr jedoch, wenn sie in die Gruppentherapie gehe, müsse sie sich zuerst bei ihrer Kollegin vorstellen, mit der sie zusammen die Gruppe betreue, und sie könne dann auch nicht mehr in die Einzeltherapie kommen. Beides zusammen gehe nicht. Marina stellt sich der Kollegin vor. Vorläufig ging sie noch in die Einzeltherapie und in die Mädchengruppe, die leider unregelmäßig und in den Ferien gar nicht stattfand.

Körperlich ging es Marina besser. Wir konnten die Spaziergänge auf ein bis zwei Stunden ausdehnen. Sie konnte zeitweise sogar ein bisschen joggen. In ihr Gesicht war Farbe zurückgekehrt und sie aß gut. Sie kaufte sich neue Kleidung und suchte sich eine neue Zimmereinrichtung aus. Sie entrümpelte ihre alten Sachen, die teilweise noch aus der Kindergartenzeit stammten, begann ein bisschen fernzusehen und konnte sich am PC beschäftigen. Marina hatte, so schien es, Hoffnung auf Besserung. Sie wollte nur ein ganz normales Leben.

Wir suchten ihr dann eine Traumatherapeutin. Das ist nicht einfach, denn für Kinder und Jugendliche gibt es kaum welche. Wie oft fragten uns Therapeuten allen Ernstes, ob Marina denn in der Schule und in der Klinik tatsächlich ein Trauma erlitten hätte? Es ist sehr schade, dass wir erst so spät eine Traumatherapeutin fanden, von der Marina sagte, sie würde ihr zuhören und sie könne sie verstehen. Wir stellten uns auch noch in einer psychosomatisch arbeitenden Klinik vor. Die Wartezeit betrug aber viele Wochen; und als man Marina dort hätte aufnehmen können, lebte sie schon nicht mehr.

Auf Empfehlung der uns betreuenden Sozialpädagogen hatten wir Marina auch noch zu einer EMDR-Therapie angemeldet. Hierfür mussten wir drei Monate warten. Die Behandlung sollte am Wohnort des Therapeuten sein. Marina war bereit, dort hinzugehen, aber der Vorstellungstermin, bei dem sie sehr offen war, verlief nicht so gut. Der Therapeut sagte ihr: *»Du musst es natürlich selbst wollen, vielleicht bist du noch nicht so weit, du musst vielleicht noch Ressourcen sammeln. Entscheide du, ob du es willst.«*

Ich denke, das hat sie überfordert und ihr das notwendige Vertrauen genommen. Letztendlich hatte sie wieder die enttäuschende Erfahrung gemacht, dass ihr niemand helfen konnte.

Irgendwann verlor Marina jegliche Hoffnung, sie konnte und wollte nicht mehr leben. Man hatte sie in der Klinik vollends gebrochen. Sie musste uns etwas vorspielen, denn sie wusste, dass wir sie nicht sterben lassen könnten. Für sie war klar, dass der Tod besser ist als ein weiterer Klinikaufenthalt. Immer wieder hatte sie gesagt: »Sie haben mir dort meine Menschenwürde genommen.«

In ihrem Abschiedsbrief an uns schrieb sie:
»Ich habe viel gemacht, es hat nicht gereicht, ihr habt viel gemacht, es hat nicht gereicht.«

Sie entschuldigte sich bei uns und sie dankte allen, die ihr geholfen haben, aber manchen Personen konnte sie nicht verzeihen.
Marina hat uns als ihren letzten Willen hinterlassen, ihre Geschichte möge veröffentlicht werden, um anderen Menschen zu helfen, dass ihnen nicht das gleiche Schicksal widerfährt. Für unsere Tochter gibt es keine Hilfe mehr, aber es war ihre und es ist unsere Hoffnung, dass sich, angestoßen durch die Veröffentlichung dieses Buches, eine Diskussion über die psychiatrische Behandlung Jugendlicher (und auch Erwachsener) ergibt und Verbesserungen möglich werden.